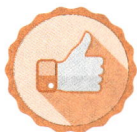

养好脾胃
才健康

主编 / 孟静岩　应森林　李晓康

中国健康传媒集团

中国医药科技出版社

内 容 提 要

本书为中医"养生治未病"科普书，分为七篇，多以故事形式开头，说理和实践并重的模式展开叙述，分别谈到了脾胃病的常见病因、基本理论、体质调养、常用药物、按摩手法等，使广大读者懂得调养脾胃是养生保健和治疗疾病的关键。适合广大中医爱好者、临床医生或医学生，以及脾胃病或相关疾病患者参阅。

图书在版编目（CIP）数据

养好脾胃才健康 / 孟静岩，应森林，李晓康主编 . — 北京：中国医药科技出版社，2024.6

ISBN 978-7-5067-9575-3

Ⅰ．①养… Ⅱ．①孟… ②应… ③李… Ⅲ．①健脾—养生（中医）②益胃—养生（中医） Ⅳ．① R256.3

中国版本图书馆 CIP 数据核字（2017）第 217857 号

美术编辑　陈君杞
版式设计　也　在

出版　**中国健康传媒集团** | 中国医药科技出版社
地址　北京市海淀区文慧园北路甲 22 号
邮编　100082
电话　发行：010-62227427　邮购：010-62236938
网址　www.cmstp.com
规格　710×1000 mm ¹/₁₆
印张　20
字数　285 千字
版次　2024 年 6 月第 1 版
印次　2024 年 6 月第 1 次印刷
印刷　河北环京美印刷有限公司
经销　全国各地新华书店
书号　ISBN 978-7-5067-9575-3
定价　**59.00 元**

获取新书信息、投稿、为图书纠错，请扫码联系我们。

编 委 会

主　审　王彩霞

主　编　孟静岩　应森林　李晓康

副主编　王　邈　杨　帆

编　者　（以姓氏笔画为序）

　　　　王　韶　王　邈　孔宪斌　刘雷蕾

　　　　许峰巍　孙晓霞　李　莉　李晓康

　　　　杨　帆　杨振弢　应森林　孟静岩

　　　　崔利娜　崔佳莹

插　图　杨振弢

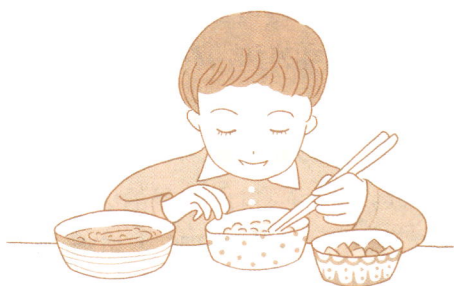

关于健康与养生，不论古今，无论区域，均是芸芸众生所热衷的话题。提高生命质量、延长寿命的愿望数千年来促使人们在日常生活中不断进行实践和探索，并积累了丰富的理论和经验。在浩如烟海的古医籍中，有关生命的理解以及对健康养生的认知，至今对现代人仍然有较好的指导意义。如北宋时期的《太平广记·彭祖》论述了养生的重要性："人生于世，但养之得宜，可至百岁。不及此者，皆伤之也。"人应当顺应自然，按四时气候变化摄生，如《灵枢·本神》说："故智者之养生也，必顺四时而适寒暑，和喜怒而安居处，节阴阳而调刚柔，如是则僻邪不至，长生久视。"唐代药王孙思邈认为饮食养生是防治疾病的重要手段，提出了"若能用食平疴，释情遣疾者，可谓良工"。总之，安乐之道，惟善保养者得之。

中医学是中华民族不断适应自然，与疾病搏斗而逐渐形成的一门传统医学，它以无数先贤的宝贵经验为基础，经反复实践、不断总结，形成了自己独特的理论和方法。脾胃学说是中医理论中重要的一部分，在疾病的预防及治疗中发挥了重要作用，得到了历代医家的重视。金代著名医家李东垣认为脾胃乃后天之本、气血生化之源，提出了"内伤脾胃，百病由生"的观点，形成了独树一帜的"脾胃论"。李东垣强调脾胃在人身的重要作用，提出"元气之充足，皆由脾胃之气无所伤，而后能滋养元气"，认为人身之元气、谷气、营气、卫气等莫不由胃气所化，因此"胃虚则五脏、六腑、十二经、十五络、四肢皆不得营运之气，而百病生焉"。在治疗中，李东垣善于补脾健胃，运用补脾、升阳、益气、益胃等方法，治疗各种脾胃疾病，在疾病预防方面亦重视脾胃的作用。在 21 世纪的今天，传统中医药仍发挥着重要作用，尤其是一些宝贵的养生理念和方法，对防病治病依然具有较高的指导价值。

中医经典书籍《黄帝内经》中有句名言："圣人不治已病治未病"，意思是说最高明的医生给人治病，不是等到疾病发生或发展明显的时候才去治疗，而是在还没有出现症状或病情没有加重的时候，就积极把疾病消灭在萌芽中。养生保健关键是注重脾胃的调养，保护后天之本，气血生化有源，则人体元气充足，机体抗病能力增强，真正做到不得病或少得病，即所谓"四季脾旺不受邪"，从而改善生活质量，达到延年益寿的目的。

医学行业是一个专业性很强的领域，出于对自身和亲友健康的关心，许多人会自行钻研医学知识，特别是对传统中医学有研究兴趣。此外，有许多慢性病难以治愈，需要病人遵守"三分治七分养"的箴言，注重养成良好的生活方式，了解一些养生知识，懂得一定的保健技巧，从而事半功倍，得以更好地预防和治疗疾病。

医学科普书籍作为一道桥梁，语言通俗，易学易用，日益受到大众，尤其是慢性病患者的热切关注。作为专业工作者，余深感向大众普及中医养生保健，尤其是后天之本——脾胃相关知识的必要性，为帮助大众掌握一些养护脾胃的方法，力争做到不得病、少生病，我们特组织天津中医药大学的专家、教师和研究生一起编写了《养好脾胃才健康》这本既普及中医理论，又有养生保健方法的通俗实用的中医科普书籍。

本书分为六篇，每篇从不同的角度谈脾胃与健康的关系和养护脾胃的方法，所列问题都是普通患者和中医爱好者非常关心的问题。

好书就像好朋友，本书深入浅出，通俗易懂，希望本书能使读者开卷有益。

孟静岩

2024 年 1 月

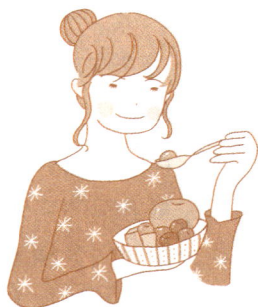

编写说明

　　本书获得国家重点基础研究发展计划（973计划）中医基础理论研究专项资助，为"脾主运化、统血"等脾脏象理论的继承创新研究 – 古代文献"脾主运化、统血"等脾脏象理论研究课题的阶段性成果。作为一部主要从调养脾胃入手，进行养生保健知识传授的中医科普书籍，本书的主旨有二：一是与喜欢中医的朋友分享知识心得；二是和脾胃不好的朋友谈谈调养方法。

　　脾和胃在中医学中受到高度重视，被称为"后天之本""气血生化之源"，脾与胃具有纳运相合、升降相因、燥湿相济的密切关系，它们在生理上相互联系，病理上也相互影响。各种原因导致的脾失健运，最终可形成各种各样的病变，因此从调养脾胃入手，预防、保健和治疗各种疾病是古今医家都遵循和实践的基础，对临床具有重要的指导意义，特别是在当今社会，中医学的"治未病"理念已经逐步被人们所接受，从治未病理念出发，做好自身的养生保健，提高生活品质，延长寿命，有着非常广阔的市场需求，人们对健康的认识和维护健康手段的需求日益强烈，这就要求我们中医工作者要急大众之所需，将我们的研究成果及时转化到人们日常生活中去。

　　本书图文并茂，在规范讲解常用药物、针灸、食疗和按摩方法的同时，多以故事形式开头，说理和实践并重的模式展开叙述，从调养脾胃论述开始，做到了深入浅出，活学活用，有宏观的道，有细致的理，更有可用的方法，从而使广大读者懂得调养脾胃是养生保健和治疗疾病的关键。

　　本书共分为六篇，其中第一篇"脾胃因何病　饮食起居情"由王韶、孔宪斌编写；第二篇"脾胃理论多　自学有收获"由李晓康编写；第三篇"用望闻问切　查异常信号"由李莉、刘雷蕾编写；第四篇"体质有不同　调理靠脾胃"由王邈、孙晓霞、许峰巍、崔利娜编写；第五篇"用药选名方　重在调脾胃"由崔佳莹、应森林、王邈编写；第六篇"病从脾胃医　症由本上治"由杨帆、孟静岩、李莉、杨振弢编写；书中插图由杨振弢画，附录介绍了"药王"孙思邈论饮食宜忌，以及制作了 90 种脾胃病常用中药一览表和 44 种治疗脾胃病的中成药一览表，供读者参考应用。全书框架的确定、全书内容的修改、定稿由主编孟静岩、应森林、李晓康完成，全书的学术审定由主审王彩霞完成。本书可作为广大中医爱好者、临床医生或医学生，以及患有脾胃病或与脾胃相关疾病的患者，作为养生治未病的指导性书籍阅读参考。

　　由于我们的水平有限，加之编写时间较短，难免存在很多不足，敬请广大读者提出宝贵意见。

编者

2024 年 1 月 17 日

目录

contents

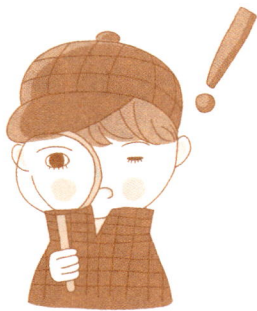

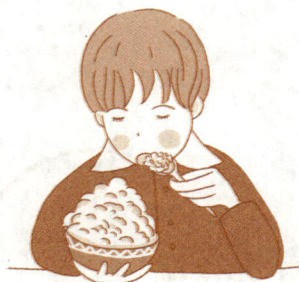

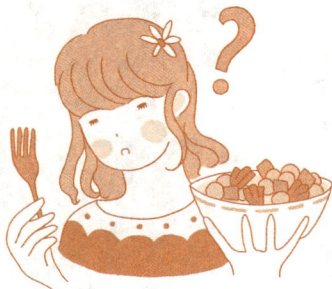

第三篇　用望闻问切查异常信号

肾
肝胆　脾胃　肝胆
心肺

第四篇 体质有不同 调理靠脾胃

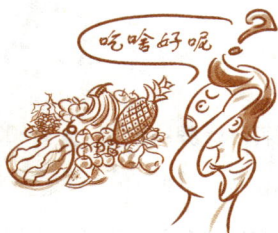

第一章 气虚体质

第二章 阳虚体质

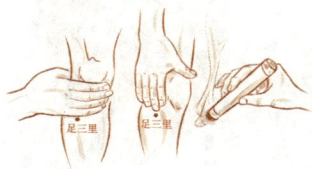

第三章　阴虚体质

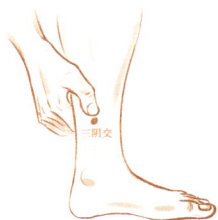

第四章　痰湿体质

第五章　湿热体质

第六章　血瘀体质

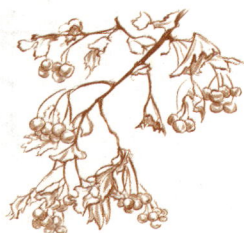

第五篇　用药选名方　重在调脾胃

第六篇　病从脾胃医　症由本上治

附
录

第一篇

脾胃因何病
饮食起居情

健康的身体和安乐的心情是每个人最宝贵的财富，人人都希望健康长寿。在中医经典医籍《黄帝内经》第一篇《素问·上古天真论篇》就提到，人如果能懂得养生之道，就可以"尽终其天年，度百岁乃去"。实际上，有个别老寿星甚至能活到110多岁。但遗憾的是，能长久保持良好的身体和精神状态，阅历百年人间沧桑的人少之又少，这主要是由各种疾病或意外所导致。供人使用的汽车尚需定期保养，我们的身体也需要自己精心养护，毕竟，"身体是革命的本钱"。首先，我们需要对疾病的原因有一定认识，从而进行针对性防护。

疾病是由各种先、后天不良因素作用于人体，引起人体内各种物质和功能处于异常状态，这会导致人难以适应外界自然环境，或者不能正常维持社会工作与人际关系。对于中国人而言，"病从口入"以及"早吃好，午吃饱，晚上吃少"等是老生之谈，但在医院门诊中，脾胃不好的人越来越多。知易行难，能一直重视科学养生，坚持按照医生的忠告去做的人不多，尤其是年轻人，往往自恃身体好，想吃什么就吃什么，殊不知有些疾病是日积月累形成的，而且在得病之后，也有"病人不忌口，医生跑断腿"的情况。当然，患病的原因不止乱吃乱喝，生活作息不规律、情绪不良等都可以导致人体脾胃出现问题。所以，想要保持长期的健康与快乐，就要有一定的自我约束，要有科学的生活方式，避免各种不良因素对脾胃的伤害。

对于引起疾病的原因，咱们老百姓都能说上一些，但多数都只是一知半解，远远不够用，或者有了教训之后才能深刻认识，虽说"亡羊补牢"不算太晚，但代价可不小。为此，在您打开这本书的时候，我们首先就和您来谈谈脾胃病的病因，在这一篇中，我们分3章来谈谈有哪些常见的不良因素会伤害人们的脾胃，让人体危机四伏，甚至导致一些疑难杂病。其实与脾胃病有关的病因大体上可归为3个"不"：饮食不当、起居不慎和情绪不良。

第一章

病从口入无虚言，
饮食细节莫大意

腑以通为用，食有度为宜

🩺 吃得太多麻烦多

近年来，随着我国人民生活水平不断提高，饮食结构改变，饮食健康问题也越来越多见，尤其是许多人面对美味佳肴，掌握不好适合身体需要的"度"，结果给自己的胃肠添了"堵"。未消化的食物不仅不能提供营养，反而形成垃圾，影响身体健康。许多小孩因吃得过多过饱而出现食积问题，这样的孩子往往会表现出食欲不振、口臭、肚子胀、腹痛、大便干燥、睡眠不安和手脚心发热等症状，甚至发热。

小儿饮食失宜，损伤脾胃，食积日久，影响脸色和皮肤是小事，还会造成小儿营养不良，影响生长发育。中医治疗食积常会用老百姓都熟悉的保和丸、山楂丸、健胃消食片等消食通腑药，以恢复脾胃的功能。

可别小看"通"这个字，远古时期，黄河水泛滥，鲧、禹父子二人受命于尧、舜二帝，负责治理水患。面对滔滔洪水，大禹从鲧治水的失败中吸取教训，改变"堵"的办法，对洪水进行以"通"为主的疏导，最后治理终于取得了成功。

🐚 胃肠通降很重要

古人认为人体六腑的畅通很重要。《抱朴子》中就有句名言："欲得长生，肠中常清；欲得不死，肠中无滓。"人体需要消食通腑来恢复脾胃功能，避免垃圾、毒素在体内沉积。

中医有句名言："六腑以通为用"。六腑指的是胃、胆、小肠、大肠、膀胱和三焦。中医现存最早的经典著作《黄帝内经》分为《素问》和《灵枢》两部分，其中在《素问·五脏别论篇》中指出："五脏者，藏精气而不泻也，故满而不能实。六腑者，传化物而不藏，故实而不能满也。"这段话的意思是肝、心、脾、肺、肾能够贮藏精、血等重要的精微物质，藏得多了就"满"。"实"是针对六腑来说的，六腑是空腔性器官，他们的主要功能是接受食物，消化食物，排泄糟粕。例如，胃里面有食物填充在内的时候就是"实"。在消化过程中，胃肠能暂时充实，但不可长久将食物或糟粕贮存起来，所以不能"满"。

胃作为六腑之一，是食物从口腔经食管进入消化系统进行消化的初始环节。胃能容纳较多的食物，因此有"水谷之海"之称，胃进行初步消化，中医称之为"胃主腐熟水谷"，接下来在脾的运化下，小肠吸收精微物质，而后将残渣传送给大肠，大肠吸收残渣中的一部分水分后形成粪便，排出体外，膀胱也需要适时排出废液，这个过程即为"通降"。完整的消化吸收过程需要不断地受纳、运化和传导，进行有节律的虚实交替过程，这就要求胃气必须始终保持通畅的状态。"通"意味着胃气调畅，这有助于小肠进一步消化吸收，有利于大肠排泄糟粕，有利于气血津液的产生。

由于六腑是负责传化食物的，所以在治疗胃肠阻滞不通的疾病时，又有"六腑以通为补"的治疗理论，这是指在胃肠，乃至整个消化系统疾病的治疗中，经常需要采用"通"法，祛除病因或病理产物，使六腑恢复原有的通利无壅滞的动态平衡状态。换言之，就是无痰饮、食积、瘀血等病理产物阻滞，脾胃就能很好地将食物转化为气血津液，输布灌溉脏腑百脉，身体自然也就健康，这虽然不是吃补药，但胜似吃补药！因此，中医治疗食积常会用老百姓都熟悉的保和丸、山楂丸、健胃消食片等消食通腑药，以恢复脾胃的功能。

西医学分析胃肠不通

西医学如何分析胃肠不通的问题呢？我们来举 2 个例子。

胃潴留 胃潴留也叫胃排空延迟，是指胃内容物积贮而未及时排空，表现为呕吐宿食，空腹时腹部有振水声。慢性患者则可有营养不良和体重减轻，长期呕吐者因胃酸和钾、钠离子大量丢失，可引起碱中毒，并致手足抽搐。

便秘 便秘可使腹部胀满，恶心，厌食，食而无味，是典型的腑气不通表现。大便长期积于肠道，有毒物质被重新吸收入体内，使内分泌系统功能异常，从而导致肥胖、痤疮、面部色素沉着、皮疹等症。长期便秘可使肠道细菌发酵，产生有毒物质，刺激肠黏膜上皮细胞，导致异型增生，形成大肠病变。心脑血管疾病患者的便秘问题也很受医生重视，疏通胃肠有利于这些疾病的好转。

中医治疗中的"通"法

在"六腑以通为补"的中医理论指导下，治疗胃脘痛、腹胀、便秘等病症时，一般采用行气润下、攻下等"通"法，使六腑恢复顺畅状态，这虽然是"攻"法，但攻下之后有利于气血津液生成，就好像是"补"了一样。尤其是在保守治疗急腹症时，有时可以做到"通则不痛"。

同时，"六腑以通为补"还意味着对于六腑病症，不能随便滥用补药，尤其是难以消化、容易滞留的药物，即中医所说"滋腻"之品，如熟地黄、阿胶等，即使需要补，也必须在用补药的同时适当添加一些健脾行气药物，免得在补养的同时妨碍六腑的通畅。

总之，就好像城市里的交通必须确保通畅，人体内的消化通道也必须通畅，在治疗小儿食积、成人急腹症以及各种慢性胃肠疾病中，"通"法都具有现实指导意义。中西医结合保守治疗急性胆囊炎、阑尾炎、急性胰腺炎等急腹症时，运用通腑泻下法疗效明显，能使一部分患者免受手术之苦。

营养缺不得，禁食要适度

🍃 "禁食"不是最好的减肥之法

当今社会，减肥瘦身是很多人奉行的追求美的方式，尤其是女性，她们不敢多吃，甚至以不吃主食而达到减肥目的。我曾在门诊遇到一位40多岁的时尚女性，因为便秘而就诊。她说因为担心人到中年体型发胖，就早上喝一杯豆浆或牛奶，中午吃菜、水果，喝一些汤，晚上不吃饭，每天保持5000步以上的运动。坚持1年多后，饭量降下来了，体重也减轻了，自我感觉良好，可是大便不正常，量少，排出不畅，3~4天1次。她平时还怕冷，冬天手脚冰凉。

过度节食还会引起食欲不振，饱胀感，腹部凉，头晕，恶心，低血糖，日久甚至会导致胃下垂或神经性厌食症。只有脾胃正常运化食物，生命才能正常维持，机体才有能量工作，因此限食一定要合理，不要过犹不及。

人是铁，饭是钢

中医学认为气血是推动和维持人体生命活动的物质基础，气血产生于食物消化和吸收的精微物质，如果一直食量少，脾胃处于半"失业"状态，气血产生不足，人就没有精神，不能正常工作、学习。主食的摄入有助于脾胃、大肠功能正常运转，同时也会促进其他脏腑的运转。人为限制饮食，就好像正在成长的年轻人遇到了饥荒，最后导致身体虚弱无力。

有些人在饥饿时胃部隐痛，反酸，有灼热样嘈杂感，而稍微吃一些东西之后，这些症状就会马上缓解。其实，这种饥饿性疼痛是溃疡病的典型症状，如不及时治疗，将会越来越严重。

"禁食疗法"不能随便用

小孩最常见的病就是食积，症状轻的情况下，医生建议吃点健胃消食片或者减少进食量就可以了，急性胃肠炎有时也需要限食1~2天才能慢慢恢复。短暂禁食，实行"饥饿疗法"，可以用于部分消化不良患者，饮食不洁所致腹泻，通过限食疗法减轻胃肠负担，恢复胃肠功能，此外，短暂禁食还可治疗一些功能性胃肠病。

国内外经常有人介绍一种"禁食疗法"，这种疗法是指在有限的时间内，在保证人体正常生命活动和工作需要的前提下，除了可以适量饮水，进食少量蔬菜汁、果汁、低糖物质和少许蛋白质之外，禁止摄入其他食物，依靠体内的能量储备来保障生命活动的需要，并通过人体的自身修复和自我平衡功能治疗某些疾病的一种方法。然而，当人停止进食，身体的代谢方式就会发生变化，如储存的肝糖原转化为葡萄糖，或者燃烧脂肪，甚至分解蛋白质组织来保障生命活动，对于身体健康是不利的，故禁食要有一定限度，要在专业人士指导下进行，不能随便应用。

适合"富贵病"的限食疗法

这里所说的"限食疗法"是指依靠低热量餐食来保证人体每天必需的营养。日常饮食中，脾胃同时承担运化水谷和运化水湿的工作，吃得多了，脾胃受损，不能运化水湿，就容易导致胸痹、肥胖等病症。限食疗法通过减轻脾胃负担，恢复脾胃功能，使脾胃运化水湿，则体内蓄积的痰湿会相应减少。

有研究显示，在医生或营养师指导下，适当限食对亚健康状态患者的血糖、血脂、血压均有明显改善作用，可以提高人体对药物的反应性。

水果当饭吃会损伤脾胃

有一年冬天，一个读高一的女孩，因不想吃饭而被妈妈、小姨带来就诊。一看女孩没精打采，说话声音小，面色黄暗，无光泽，舌胖大，苔白腻。仔细问她近期是否吃了不干净的食物，是否压力过大，回答都没有。母亲说这孩子爱美，怕变得胖乎乎的，所以平时饭量就不大，最近不知道什么原因就不想吃饭了。后来她妈妈又说女孩每天都吃水果，也喜欢吃蛋糕、泡芙等小甜点。原来问题就出在这儿，因为在冬天，即使在有暖气的条件下吃冷的水果也是容易伤脾阳的，加上蛋糕等甜品不易消化，造成脾虚湿困，无力运化食物而出现食欲减退、腹部胀满等症。

有些人在采用"限食疗法"时，以吃水果为主，认为吃水果对身体有益，而实际上吃水果也是有讲究的，要因人而异。如患胃溃疡的人不宜吃过酸和过甜的水果，因为水果的酸味协同胃酸增强对溃疡面的刺激，加重溃疡。脾胃虚弱者不适合吃梨、西瓜等寒性水果，食多会伤脾阳；胃寒体虚的人不宜过多食香蕉，尤其不宜空腹吃香蕉，易致反酸、胃胀、腹泻。因此，吃水果要因人而异，吃得适宜、适量尤为重要。

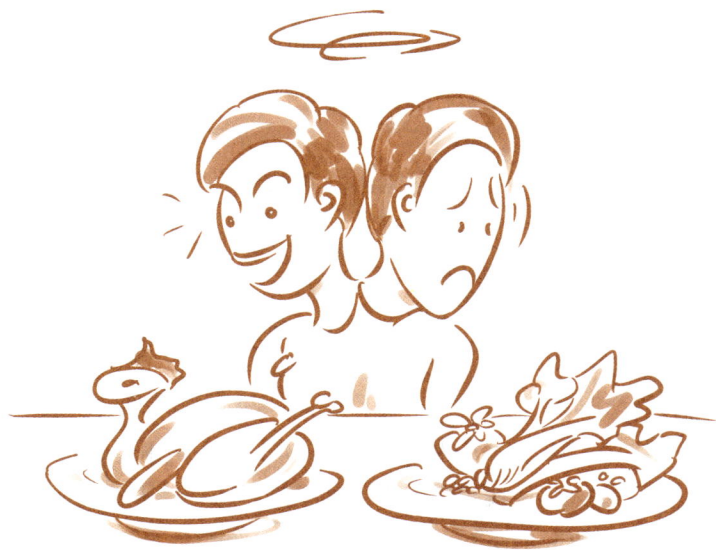

五味若偏嗜，五脏失均衡

五味对应入五脏

中医五行学说指出，五味对应五脏。五味是指酸、苦、甘、辛（辣）、咸五种食物味道。《素问·宣明五气篇》中说："五味所入，酸入肝，辛入肺，苦入心，咸入肾，甘入脾。"

酸　酸味食物如山楂、乌梅等，具有收敛、固涩的作用，能制肝火，补肝阴。

辛 辛味食物如姜、蒜、辣椒等，擅长发散风寒，行气止痛，有宣泄肺气作用。

苦 苦味食物如苦瓜、莲子心等，能清热泻火，健脾开胃。

咸 咸味食物如海带、海藻等，能滋养肾精，软坚散结。

甘 甘味食物如蜂蜜、大枣等，能补养气血，调和脾胃。

平日我们喜欢吃色香味美的食物，不会在意食物是否适合自己的身体，只注重食物的口感，因个人偏好而伤害了身体。比如很多人喜欢吃辣，尤其四川、湖南等地的人往往喜欢特辣的饭菜，"辣妹子从小不怕辣"，这种味道的偏好与南方潮湿的天气有关，吃辣可以除湿，长久以来，这些地区的人的体质适应了辣椒的辛燥之性，这属于地域生活习惯，表面上是偏嗜，但因不致病，就没有问题。而北方就不同了，除了夏季湿气重些，大多数时间比较干燥，如果南方人到北方后继续过多食辣，日久会致胃肠积热，损伤胃中津液，使火热内生，出现牙痛、便秘等症。

🍲 五味所伤各不同

凡事都要有度，五味入五脏，五味均衡才能补益机体，如果偏嗜某一味会损害其他脏腑功能。《素问·五脏生成篇》中说："是故多食咸，则脉凝泣而变色；多食苦，则皮槁而毛拔；多食辛，则筋急而爪枯；多食酸，则肉胝胎而唇揭；多食甘，则骨痛而发落。此五味之所伤也。"这一段话不太容易理解，意思是某种味道的东西吃多了，会依据五行相克的原理损害相关脏腑所主管的"五体"和"五华"。

《彭祖摄生养性论》中说得更直接简单一些："五味不得偏耽，酸多伤脾，苦多伤肺，辛多伤肝，甘多伤肾，咸多伤心。"这与西医学观点也相符合，如高血压与摄入盐过多有关，每摄入 1g 食盐，就需要多摄入 111g 水，以保持稳定渗透压，因此吃含盐量高的食物会导致血管中的水分增加，血管壁所受压力随之增大，诱发高血压。华北地区的人口味重，饮食中含盐量高，高血压发生率也随之升高。食盐过多还能增加支气管平滑肌的反应性，诱发哮喘；食盐过多，胃内组织的渗透压高，对胃黏膜会造成直接损害；食盐过量还会加重糖尿病。因此，世界卫生组织建议成年人每日盐的摄入量在 6g 左右，这对人体最为适宜。

下面以"咸多伤心""甘多伤肾"为例解释说明。

咸多伤心　过食咸味有很多伤害。咸入肾，冬天适当吃一些咸味食物如海带、紫菜、海鲜等可以增强肾气，但量变导致质变，过食咸味食物会引起肾气偏胜，肾气胜就会克制心脉。由于心主推动血液运行，咸味食物食入过多，不利于血液运行，血液运行不畅表现在外部就是人的脸色变暗。

甘多伤肾　适当进食甘味食物，可以起到补益脾气的作用。甘味五行属土，肾属水，偏嗜甘味食物，脾土太过，就会克制肾水，使肾阴阳失调。中医学认为肾藏精，主骨，其华在发，因此过食甜味食物，就会使头发失去光泽，导致脱落，同时，还可出现耳鸣、耳聋、腰膝酸软等肾精亏虚的症状。

五味均衡才是饮食王道

大自然中，万物有序地相生、相克，古代医学家们也强调，除非气候或体质特殊，否则一般应保持五味均衡，营养均衡，这样才不会影响脾胃和其他脏腑正常工作，身体才会健康，头发润泽，脸色红润。

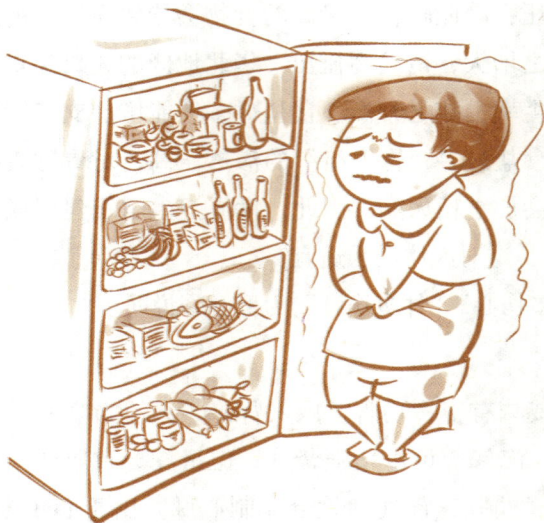

食品的冰箱，细菌的"温床"

🍴 冰箱不是"保鲜箱"

很多人认为，食物一旦放进冰箱，就等于穿了一件"保护服"，而实际上，食物的营养和鲜味会在存放过程中慢慢消退，冰箱并不是"保鲜箱"。绿叶蔬菜也只能保存 3 天左右，其他蔬菜最好 1 周内吃完，避免营养流失。冰箱中绿叶菜和苹果放在一起，叶子会很快变黄、变烂；果汁开封后放回冰箱，即使瓶盖已拧紧，1 周内也会损失一半维生素 C。

一些蔬菜，如黄瓜和青椒等最好不要放进冰箱里，容易冻伤，会变软变味；火腿放入冰箱里，其中水分结冰，脂肪析出，肉结块或松散，导致肉质变味，极易腐败；香蕉、芒果和榴莲放冰箱会加速其发黑腐烂；苹果、西瓜则可以短期保存于冰箱，延长保质期。大部分人用保鲜膜或保鲜袋保鲜食品，但是它们的耐用性和密封性较差，不能避免食物串味。高品质保鲜盒透湿度低，可以较长时间保鲜，是不错的选择。

因此，家庭中的食物最好做到随吃随买，从身体健康的角度出发，不建议"囤积"食物。在储存食物时，应注意各种不同食物的储存要求，如储存温度、时间以及保质期等，一旦食物出现异味、质地发黏，就不要再食用。此外，冰箱的冷冻室和冷藏室需要定期清洁，推荐每半个月用干净抹布清洁擦拭内壁一次。新鲜蔬菜最好在 2 天内烹饪上桌，生、熟食品要分开存放，尽量将所有食品独立分装，避免相互污染；没吃完放在冰箱里的饭菜，取出后一定要烧熟煮透后再吃。

冰箱与急性胃肠炎的关系

冰箱保存食物常用冷藏温度是 4~8℃，在这种环境下，绝大多数细菌生长速度会放慢，但有些细菌却嗜冷，如耶尔森菌、李斯特菌等在这种温度下反而能迅速增长繁殖，如果食用感染了这类细菌的食品，就会引起胃肠道疾病。冷冻箱内温度在 –18℃左右，一般细菌都会被抑制或杀死，所以具有更好的保鲜作用。但冷冻并不等于能完全杀菌，仍有些抗冻能力较强的细菌会存活下来，所以，从另一个角度来说，冰箱如果不经常消毒，就会成为一些细菌的"温床"。

据研究，随着冰箱使用率提高，炎症性肠病的发生率也有所升高，原因是放进冰箱里的食物，虽然可能并没有变质，但很多细菌会在此生长，它们不是常见的致病菌，而是条件性细菌和毒性很低的细菌，有些人可能吃了腹泻，有些人吃了却没事，但无论有没有明显的症状，这些细菌都会破坏肠道菌群平衡，导致肠道黏膜发生改变，出现炎症。

另外，冰箱内食物杂乱堆放会引起细菌交叉污染，吃了这些食物会引起急性胃肠炎。每年都有不少成人和儿童因为食用从冰箱中直接取出的食物而发生腹泻、呕吐、发热等中毒症状。如大肠杆菌是冰箱里易滋生的细菌，如果不慎食用，就会侵入胃肠，引起腹痛、腹泻。

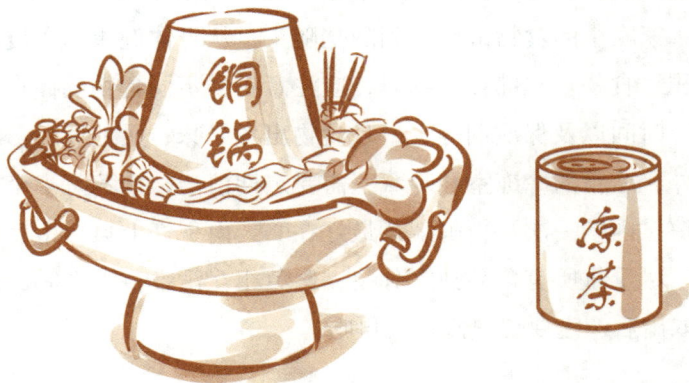

火锅伴冷饮，双重伤胃肠

食辣宜有度，不可烫着吃

中国各地的火锅滋味纷呈，可谓是百锅千味，著名的如四川的"麻辣火锅"，麻辣醇香，名扬天下，广东的"海鲜火锅""钙骨火锅"，食而不腻，味美无穷，北京的"羊肉涮锅"，风味别致，吊人胃口，此外，杭州的"三鲜火锅"、湖北的"野味火锅"、东北的"白肉火锅"、重庆的"鸳鸯火锅"、上海的"什锦火锅"等，也别具风味，诱人馋涎，堪称寒冬里的"席上春风"，为食客们所津津乐道。

火锅锅底里一般会放辣椒、花椒、大蒜、桂皮、八角、小茴香等一系列辛辣配料。辛味作为五味之一，能散，能行，有发散风寒、行气活血、温中健胃等作用，食用后有辛爽的感觉，但是由于过度刺激，会使脾胃功能失调，内生燥热湿邪，出现"上火"之证。

辛味伤阴，而胃喜润恶燥，所以过食辛味会使胃火上炎，出现咽喉肿痛、牙龈肿痛、口唇燥裂、口腔溃疡、腹痛、腹泻等症状。不少人吃火锅时爱以牛肉、羊肉、狗肉等高热量食物为主，这些食物多偏温性，以羊肉为例，羊肉补血壮阳，属于大热之品，因而吃羊肉后人会周身暖和，但是如果内热较盛的人吃了羊肉，就会有上火的迹象。

对于潮湿的西南地区来讲，多吃辣椒可帮助祛除体内寒湿，而北方家中有暖气，比较干燥，建议多选择清汤类的火锅。尽管每个人对辣的耐受度不同，但是为肠胃着想，又麻又辣的火锅还是少吃为妙，实在想吃，也尽量将调料调至微辣。涮火锅的顺序也有讲究，最好吃前先喝小半杯新鲜果汁，接着吃蔬菜，然后是肉，这样才可以合理利用食物的营养，减轻胃肠负担，达到健康饮食的目的，吃完火锅后最好适量补充温开水和少量水果。

此外，许多人吃菜喜欢又麻又辣又烫，似乎只有这样才有"爽"的感觉。事实上，火锅温度高，食物烫熟即吃的话，很容易烫伤口腔、食管和胃黏膜，再加上麻辣等刺激，容易诱发食管和胃的炎症和溃疡，所以吃火锅的时候最好将烫熟后的食材放在碗里待稍微凉一些再吃。

🍲 火锅配冷饮，胃要"闹脾气"

一口麻辣火锅一口冰凉啤酒，这是许多人喜欢的火锅吃法，美其名曰"中和"。的确，吃辣的火锅后，吃点冰凉的东西可以起到解辣降温的作用，殊不知这样"极热"和"极寒"的食物交替食用，会给我们的胃肠带来很多伤害。

吃火锅，如果马上喝冷饮，胃内温度骤然降低，胃壁肌肉马上从扩张状态转变为收缩状态，血流不畅，平滑肌弹性丧失，规律性收缩被打乱，就会引起胃蠕动障碍。也有营养学家认为，冷饮到胃里，一些脂肪就可能凝固成块，人体脂肪酶和胆汁无法将这些硬块脂肪高效混合成均匀的乳糜状态，会使人体消化力明显下降。

中医学认为人体应保持阴阳平衡，极热或者极寒都会使脾胃阴阳失调，脾胃功能失常，日久则会发生器质性病变。如果本身消化功能就不够强健，再加上吃麻辣火锅、喝冷饮，最容易导致消化不良，引起胃胀、胃痛、腹胀、腹泻等不良后果，所以吃火锅时喝冷饮易患胃肠炎。建议大家吃完火锅后可以适量补充温开水。

抽烟又喝酒，花钱又伤胃

吸烟还能损伤胃

许多消化科医生都跟患者强调不能抽烟喝酒，好多人疑问，吸烟影响呼吸，但与胃有什么关系呢？

中医学认为烟草的性质燥热，不但容易伤肺阴，还能伤胃阴，胃阴不足，胃的受纳腐熟功能就会逐渐减退，不利于营养物质的消化与吸收，身体正气日渐不足，无法抵抗外邪的入侵而引发各种疾病，因此，李东垣在《脾胃论》中说："内伤脾胃，百病由生"，就是这个道理。

有些人认为"吸烟有助于保持身材苗条"，因为烟草中的尼古丁具有抑制食欲的作用，烟草对舌头上的味蕾有一定的破坏作用，所以吃东西的时候品尝不出食物的味道而逐渐消瘦，但用这种方式减肥是不可取的。

从西医学来看，过度吸烟易得慢性胃炎或胃溃疡，因为烟草中的尼古丁使胃酸分泌增加，而过多的胃酸会刺激胃黏膜，打破胃内酸碱平衡，破坏胃内屏障作用，导致幽门括约肌功能紊乱，引起胆汁反流，损害食管、胃黏膜，还会引起胃部血管收缩，使血液供应障碍，胃黏膜抵御能力下降而形成胃病；患有慢性胃病的人，往往因为大量吸烟而导致胃病复发或者加重胃病，所以服药期间需要戒烟。

酒的利与弊

　　酒是生活中的重要饮品，饮酒、敬酒不仅能烘托出吃饭的气氛，更能拉近人与人之间的距离。我国是世界上酿酒最早的国家之一，也产生了丰富的酒文化。同时，酒还有许多药用价值，其不单有疏通经络、祛寒活血等重要功效，还能够作为一种有机溶剂，将中药不溶于水的成分进行溶解，使药物迅速被吸收利用而发挥药效，如藿香正气水，为什么不用水而用乙醇（酒的主要成分），正是因为乙醇能溶解藿香等芳香性物质的挥发油成分，使其更好地发挥药效。

　　中医学认为酒性温味辛，能活血散寒通络，在寒冷季节或者体力劳动后，喝上几口酒，既能御寒，又能解乏。但凡事都有利有弊，从传统中医学来看，白酒、黄酒等性质偏于温热，易于生痰积热，热盛体质的人饮酒后易诱发胃病，这类人本就脾气急躁，酒又性热，喝酒无异于"火上浇油"，加重原有的热盛症状，表现为恶心反酸、口干口臭、胃痛等。喝酒的人有时出现呕吐，就是因为酒后胃气损伤，胃的通降功能失常，胃气上逆而致。

　　痰湿体质的人饮酒更易损伤脾胃。肥胖人多为痰湿体质，表现为不欲饮水，痰多，易困倦，嗜睡，大便多黏腻不成形，苔白腻，舌边常常有齿痕，痰湿体质脾多虚弱，运化无力，如果饮酒过量，影响脾胃运化，会加重痰湿内阻，产生腹胀、腹泻、食欲不振等症状。

　　西医学研究表明，肝脏是代谢酒精的主要脏器，适当饮酒有助于新陈代谢，而长期大量饮酒对肝脏的损害很大。有研究显示，肝癌的发生与长期饮酒有直接关系，长期大量喝酒可引起血压升高、消化不良、胃肠道慢性炎症、脂肪肝、酒精性肝病，甚至导致消化系统肿瘤形成。

饮酒有助于睡眠吗？

多数人认为睡前饮酒有助于睡眠，这是真的吗？虽然酒对中枢神经系统有麻痹作用，可以降低大脑皮层的兴奋性，让人入睡，但酒后的睡眠与未饮酒的睡眠是完全不同的，酒后入睡大脑并未完全处于休息状态，因而醒来感到头胀头痛。中医学认为昼为阳，夜为阴，酒性温热，属阳，入睡时人体的阳气进入体内休息，这时人体以阴气为主导，夜间饮酒使阳盛而扰乱阴血，出现阴阳失衡，虽能入睡，但属于浅睡眠，不能得到真正的放松休息，从这一角度来看，饮酒不利于睡眠。

戒除烟酒更健康

抽烟伤胃，喝酒也伤胃，两者相加大大增加患胃肠病的概率。有些人会说："我老了，抽烟喝酒多年，现在戒太晚了"，的确，烟酒越早戒越好，但研究发现，无论嗜好了多少年，如果戒烟和戒酒成功，肺、肝和身体其他脏腑功能都会有明显改善。此外，一时难以戒除的话，可以学用一些生活小技巧，比如喝酒前先吃些护胃的食物，再喝酒时会大大降低酒对胃黏膜的刺激。戒酒戒烟不容易，但如果真的明白过量抽烟和饮酒的危害，就应知行合一，为了自己和家人的幸福生活，坚持不懈地远离烟酒。

用药应谨慎，小心伤肠胃

一些慢性病患者，由于长期服药，自认为是半个医生，出现不适时不着急去医院就医，而是套用以前开的药继续服用，有时候药物的不良反应会逐渐蓄积起来。特别是老年人，患有多种慢性病，同时吃着多种药物，而少有人咨询是否需要服这么多不同的药，药与药之间搭配是否有不良反应。我们下面就来谈谈一些西药对于胃肠的不良作用，希望大家引起注意。

🩺 滥服西药伤胃气

一位 60 岁的老太太，患糖尿病 10 年余，近期因为没有食欲而来看中医，第二次复诊时，她带了一个写有 9 种西药名称的单子来咨询：她这种情况是否需要吃那么多的药？她这两三年一直吃这些药，血糖和血压虽然得以控制，可食欲慢慢减退，最近没有饥饿感，每天大便 4~5 次，量少，黏腻不成形，乏力，无精神。这 9 种药中有降糖的，有降压的，有治腿痛的，虽然这些都可能是必需的，但是俗话说 "是药三分毒"，服了这么多年势必伤了胃气，肠道内菌群失衡，所以才会没有食欲，出现腹泻。类似情况患者还不少，因此有必要提醒大家了解一下哪些西药易伤害胃肠。

滥服西药最常见的不良反应就是胃肠道反应，这些药对胃黏膜有刺激作用，从而引起消化不良、恶心、呕吐、腹泻、胃及十二指肠溃疡出血、过敏等症状。我们总结容易伤害胃肠的几类药，有抗感冒药、抗生素、解热镇痛药、某些降血糖药、激素类药、泻下药等。

🩺 慎用解热镇痛类药物

西药中治疗感冒的解热镇痛药，常见的有阿司匹林、吲哚美辛（消炎痛）、布洛芬、双氯芬酸钠（扶他林）、水杨酸钠等，主要用于发热、头痛等症，其中对乙酰氨基酚片较为常用，因为其很少引起胃肠道反应。但也有一些解热镇痛药对胃肠黏膜有损伤，例如阿司匹林能破坏胃黏膜上皮细胞的脂蛋白层，扩大黏膜损害，使胃黏膜被胃蛋白酶消化，造成糜烂和出血，所以服药后多数人会有食后腹胀、消化功能差的感受。在中医看来，这些药具有寒凉之性，服用过多损伤脾阳，导致脾虚，运化不足，所以对有胃肠功能紊乱、胃或肠道溃疡病史、溃疡性结肠炎、克罗恩病以及肝功能不全的患者应尽可能不用这些药，如果不得不用，需要进行严密监测，用药期间，少数患者一旦出现消化性溃疡或胃肠道出血，应及时停药。需要注意的是，没有胃肠道疾病史或先兆症状的人也可能出现上述情况。

激素药见效快，但不良反应大

通常说的激素是肾上腺皮质激素类药物的简称，这类药有很强的抗炎作用，常见的有地塞米松、可的松、泼尼松等，但它们的不良反应也多，对于胃而言，会降低其腺体黏液分泌，削弱胃黏膜的屏障作用，促进胃酸和胃蛋白酶分泌，所以长期服用此类药物时，应配合服用一些抑酸药。

抗生素类药物滥用危害大

抗生素类药物又叫抗菌药，是一类用于抑制细菌生长或杀死细菌的药物，常见的有青霉素（如阿莫西林）、头孢霉素类等。许多人把消炎药和抗生素等同，殊不知这是一个错误的理解。人体发生炎症的病理改变为毛细血管扩张，白细胞增多，血浆等抗炎成分渗出到血管外，表现为红肿热痛，消炎药针对这些炎症反应起作用。胃肠道有庞大的肠道菌群，菌群之间相互作用以维持肠道代谢平衡，抗生素针对细菌起作用，无论是有害细菌还是有益细菌，都会被抑制甚至杀死，因此，大量使用抗生素会破坏肠道内环境，使肠道酸碱度失衡，出现便秘或者腹泻，有些患者服用抗生素会出现皮疹、荨麻疹等过敏反应，所以使用抗生素要多加注意，要在医生指导下规范应用。

长期用降糖药要注意

常见的降糖药有二甲双胍类、阿卡波糖（拜唐苹）、磺酰脲类〔格列吡嗪、格列齐特、格列本脲（优降糖）、格列喹酮（糖适平）〕等。治疗糖尿病的磺酰脲类降糖药能兴奋迷走神经，使胃酸分泌增多而引起胃黏膜损伤，易导致胃炎的发生。双胍类降糖药容易导致消化不良，严重时可能会导致酮尿和乳酸酸中毒。阿卡波糖是老年糖尿病患者首选药物，因糖类在小肠内分解及吸收障碍而在小肠内停留时间延长，肠道细菌酵解产气增多，用药后可引起腹胀、肛门排气增加，偶有腹泻、腹痛、吸收不良等不良反应，所以在服用的时候要从小剂量开始，必要时配合服用健脾胃中药。

小心泻药伤肠胃

泻下药通过强烈刺激肠壁蠕动而达到通便目的，短期内能有显著促进排便效果，长时间使用就可能造成胃肠功能紊乱，肠道内环境被破坏，双歧杆菌等有益菌群数量下降，肠道大量水分丢失，患者出现腹泻症状。从中医学来看，腹泻不仅使体内阴液丢失，而且损伤脾的升提作用，导致脾气虚。

由于许多药物都能对胃产生刺激，例如降压药、抗肿瘤药、含酒精的合剂等，但一般较少造成出血，其症状更多是胃肠道不适，所以在服西药的同时可搭配抑酸药或者胃黏膜保护药。日常生活中，服药的时间和剂型对肠胃的影响很大，除了抑酸药饭前服用外，一般西药尽量在饭后半小时内服，可以减少药物对胃黏膜的损伤；阿司匹林尽量选用肠溶片，以减少药物在胃内的分解。

当然，也有很多中药会损伤胃肠，尤其是清热泻火药，"苦寒伤胃"，需要权衡利弊，注意服用方法和服用剂量。

豪放吃得多，细菌关难过

🫁 少吃有滋味，多吃坏肠胃

一对小情侣挂号看病，女生说前几天拉肚子，现在却想泻又泻不出，腹部隐痛，有点恶心，呕不出东西。医生问她是否吃了什么不消化的食物？女生说"周六没吃饭，周五吃了麻辣烫"。后来才了解到，这对情侣周五下班后为了放松一下，所以好好吃了一顿，去小吃一条街先后吃了麻辣烫、烧烤、煎饼等，又喝了凉饮料，女孩吃得更杂一些，周五晚上没感觉不舒服，周六早上便腹痛泄泻，后来买了胃肠安丸，吃药后情况有所好转，但仍吃不下饭，腹部隐痛，伴有恶心。其实，这就是典型的吃不卫生食物造成的肠胃炎。

🫁 "不干不净，吃了没病"吗

夏季天气热，存放的食物很容易腐烂变质，有的人不注意，食用了不清洁或不新鲜的食物，有的人则是吃得过杂、过凉，一会喝冷饮，一会吃油腻的食物，或者将冰箱里的食物取出即食，很容易引起急性肠胃炎，出现胃痛、胃胀、呕吐和腹泻等症状。许多人都想尝尝卫生条件欠佳的路边摊小吃，美食的诱惑大于一切，结果时间一长就容易生病。希波克拉底曾经说过："让食物成为你的药物，而不要让药物成为你的食物。"所以，生活中还是要注意饮食卫生。

一般细菌、病毒都是从口中而入，"不干不净"的食物往往受有害物质的污染，吃了极容易致病。

人的健康原则是讲卫生，无病原菌感染，但不能过度讲究环境纯净。

人生活在充满各种微生物的自然环境中，大多数微生物是不致病的，只有极少数病原微生物会使人得病。病原微生物是否致病，还取决于人的抵抗力。人的抵抗力来源于人的免疫功能，当接受病原菌或其他微生物刺激时，机体会产生相应抗体，抵抗疾病。

老一辈的人常说"不干不净，吃了没病"，一是他们缺少相应的食品安全知识，二是由于他们当时的生活环境多是自然环境，病毒和细菌相对少。我们新一代的人不可迷信这一点，应信科学，爱干净，讲卫生，才能保持身体健康。况且现在环境污染严重，有毒农药使用加剧，食物也难免受到污染，所以"不干不净"的食品还是应该不吃，但也不要太刻意地去没完没了地清洗、消毒各种食物，到了洁癖的程度，这样并不好。生活中我们要注重饮食卫生，如饭前洗手，不吃生冷食物，不吃不洁瓜果，不吃腐败变质食品，路边饮食、零食拒入口，不购买"三无"食品，生、熟食分开处理，保持餐具与食器清洁等，选择安全的食品是把住"病从口入"的第一关。

食物乱搭配，容易伤脾胃

中国是有五千年饮食文化历史的国家，许多人注重食物色香味俱全。现今生活水平提高，北方的食材南方有，南方的水果北方也有，甚至国外的调味料、零食等中国各处也有。丰富的原材料可以搭配出不同类型、不同口味的美食，让人垂涎欲滴。然而，食物之间的搭配或者烹调方法是有讲究的，随便搭在一起的话，有时不但会减少营养价值，还可能使人出现呕吐、腹泻等胃肠不良反应，严重者会出现食物中毒。

在中医学中，中药材有寒、热、温、凉四性，药对配伍讲究相须、相使、相杀、相反、相畏，因此有了"十八反，十九畏"的配伍禁忌。同样，食物也有寒、热、温、凉之分，食物之间也有搭配不当之说。如果搭配不当，不仅没有营养，还会造成一些不良的后果。因此，如果注重自己的健康，还是需要了解一些饮食搭配相关知识的。以下列出一些食物搭配误区，可以对照查看生活中有没有类似不当搭配。

海鲜与啤酒同食

海鲜多含有嘌呤和苷酸两种成分，而啤酒中富含分解这两种成分的重要催化剂——维生素 B_1。如果吃海鲜时饮啤酒，会促使有害物质在体内结合，增加人体血液中尿酸含量，从而形成难排的尿路结石，还可能诱发痛风，严重者甚至出现痛风性肾病、痛风性关节炎等。

韭菜、菠菜与豆腐同食

豆腐中含有氯化镁、硫酸钙，而菠菜、韭菜中含有草酸，韭菜、菠菜与豆腐同食可生成草酸镁和草酸钙，这两种白色沉淀物不能被人体吸收，不仅影响人体吸收钙质，还使人易患结石症。另外，韭菜不可与菠菜同食，二者同食有滑肠作用，易引起腹泻。

火腿与乳酸饮料同食

三明治搭配酸奶当早餐的人要小心，三明治中的火腿、培根等和乳酸饮料（含有机酸）一起食用，容易致癌，因为香肠、火腿、腊肉等加工肉制品中会添加硝酸盐来防止食物腐败及肉毒杆菌生长，当硝酸盐碰上有机酸（乳酸、柠檬酸、酒石酸、苹果酸等）时，会转变为一种致癌物质亚硝胺，增加致癌风险。

胡萝卜与醋同食

很多人都喜欢吃胡萝卜，因为胡萝卜中富含的胡萝卜素能够防止皮肤粗糙，增强免疫功能，促进骨骼生长。食用胡萝卜时最好搭配油脂性食物，但不要放醋，生吃胡萝卜时加醋不会造成营养流失，而在炒胡萝卜的时候加入醋，一方面胡萝卜的木质纤维被高温破坏，胡萝卜素得以释放，另一方面，加入食醋，食醋所含醋酸会破坏胡萝卜素，让胡萝卜的营养丧失殆尽。

黄瓜、胡萝卜与辣椒、西红柿同食

黄瓜、胡萝卜中含有维生素 C 分解酶，而辣椒、西红柿富含维生素 C，如果一起食用，则辣椒、西红柿中的维生素 C 全被破坏，营养价值丢失，故不宜同食。

橘子与柠檬同食

橘子和柠檬虽有健脾消食的作用，但胃溃疡和胃酸过多者不宜将二者同时食用。橘子与柠檬中果酸含量高于一般水果，大量食用会促进胃酸分泌，使溃疡加重。尤其是柠檬，其酸性较强，pH 达 2.8 以下，尤其不要空腹食用，否则极易伤胃，导致胃黏膜受损。

牛奶与橘子同食

牛奶与橘子等酸性水果同食，或者是刚刚喝完牛奶就吃橘子，牛奶中的蛋白质会与橘子中的果酸相结合而凝固成块，影响消化吸收，引发腹胀、腹痛。

水果与海鲜同食

吃海鲜的同时，若再吃葡萄、山楂、石榴、柿子等水果，就会出现呕吐、腹胀、腹痛、腹泻等。因为这些水果中含有鞣酸，遇到海鲜中的蛋白质，会沉淀凝固，形成不容易消化的物质。人们吃海鲜后，应间隔2小时以上再吃这类水果。

白酒与胡萝卜同食

在喝酒时人们喜欢点一些味道清淡的爽口凉菜，一般凉菜中为了美观，也为了营养，都会加上一些胡萝卜，还有人直接吃胡萝卜丝来做下酒菜，殊不知这样做为自己的身体埋下了患肝病的隐患。因为胡萝卜中含有丰富的胡萝卜素，胡萝卜素和乙醇在一起会发生化学反应，产生毒素，伤害肝脏，引发肝病。因此，胡萝卜不宜做下酒菜，饮酒时也不要食用富含胡萝卜素的食物，特别是在饮用胡萝卜汁后不要马上饮酒，以免危害健康。

白酒与韭菜、牛肉同食

白酒味甘、辛、微苦，性大热，而韭菜性亦属辛温，能够壮阳活血，食韭菜加饮白酒，热中加火，久食动血，有出血倾向，尤为禁忌。喝白酒时也不宜吃牛肉，因为牛肉甘温，补气助火，白酒与牛肉搭配也如"火上浇油"，容易引起牙龈发炎。

白酒与可乐同饮

不少人喜欢饮白酒时用可乐解酒，当酒与可乐在人体混合时，会加快乙醇在全身代谢，并产生大量二氧化碳，对胃、肠、肝、肾等脏器均有严重危害，对心脑血管也有危害。

酒后喝浓茶

酒对心血管的刺激很大，而浓茶同样具有兴奋心脏的作用，酒后饮茶，使心脏受到双重刺激，兴奋性增强，负担加重。同时，酒后饮浓茶对肾脏也是不利的，茶碱有利尿作用，使酒后体内转化的乙醛未待完全分解便进入肾脏，对肾脏功能造成损害。

吃肉时喝浓茶

有些人喜欢在进食许多肉类、海鲜等高蛋白食物后，频饮浓茶，误以为饮用浓茶就可以去除高脂肪，有清心醒脑助消化的作用。其实恰恰相反，茶叶中的鞣酸与蛋白质相结合，会生成鞣酸蛋白质沉淀，使人的消化排泄功能受影响，大、小肠蠕动减慢，粪便在肠道滞留时间延长，造成便秘，也会增加有毒物质和致癌物质被人体吸收的风险。

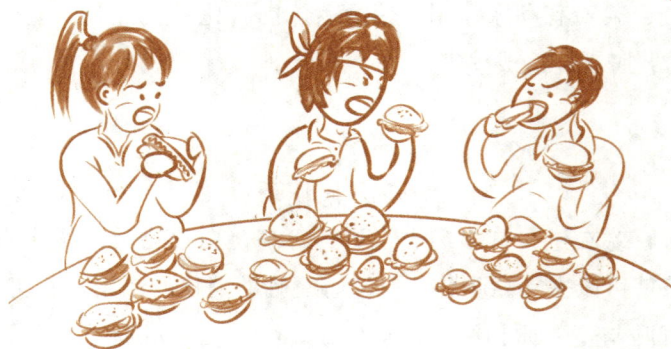

"大胃王"

"大胃王"赢了，脾和胃输了

🌀 "大胃王"比赛层出不穷

在美国 2006 年 7 月 4 日举行的国际吃热狗大赛中，24 岁的美国人乔伊·切斯特纳特击败 20 名选手蝉联冠军，他在 10 分钟内吞下 59 个热狗后，又在加时赛中以最快速度吃下 5 个热狗，成为响当当的"大胃王"，并获得巨额奖金。这种娱乐比赛不仅吸引人，也越来越红火。在我国，许多商家在促销的时候，也举办吃月饼大赛、吃粽子大赛、喝啤酒大赛等，涌现出了"月饼大胃王""粽子大胃王"等。

近期网络"吃播"现象曾经一度层出不穷，无厘头式的吃法越来越多，千奇百怪的新吉尼斯纪录不断诞生。在当今这个越来越多元化和宽容的时代，"大胃王"这样的赛事本意可能只是娱乐大众，最后一笑了之，然其实际严重危及人的健康，甚至可能危害生命，不值得提倡。

一般人虽然生活中很少会参加"大胃王"比赛，但岁末年初，宴请、聚餐的机会增多，也难免贪吃一些，因此暴饮暴食成了一种常见的"节日综合征"。暴饮暴食其实就是自己把自己当"大胃王"，会给健康带来很多危害。暴饮暴食后会出现头昏脑涨、肠胃不适、胸闷气急、腹泻或便秘，严重者会引起急性胃肠炎，甚至胃出血。研究发现，暴饮暴食 2 小时后突发心脏病的概率增加 4 倍。所以，我们应节制饮食，尤其是晚餐，最好吃八分饱，如此才有利于肠胃健康！

饮食自倍，脾胃乃伤

中医养生讲究"凡事有度，过犹不及"，我们的胃也是这样。中医讲胃有"三怕"：一怕冷，二怕生，三怕撑。生冷的食物，如雪糕、寒性水果蔬菜会伤及脾胃阳气。脾胃也最怕撑，《脾胃论》曰："饮食自倍，脾胃乃伤。"吃饭迅速，狼吞虎咽，是对自己脾胃不负责，囫囵吞枣太多食物，食物不能完全消化，导致脾胃气机升降失调，容易引起胃痛、腹泻，时间一长，就容易得胃病。

第二章

生活紊乱无规律，
阴阳颠倒脾胃累

熬夜代价大，伤肝又伤胃

对于如今的年轻人来说，上网打游戏、看电视、写作业、工作到深夜已司空见惯，当然，也有很多人由于工作性质的原因，不得不从事夜班类型的工作，比如医生、护士、媒体工作者等。在欧洲杯、世界杯期间，熬夜看比赛对于球迷来说是一件兴奋的事，不少中国球迷的生物钟调成了"欧洲时间"，每天夜里准时守候在电视机旁熬夜观战，结果白天疲劳困乏，精神萎靡，无心工作。有的铁杆球迷痴迷看球，等大赛落下帷幕，疲惫的状态需要很长时间才能

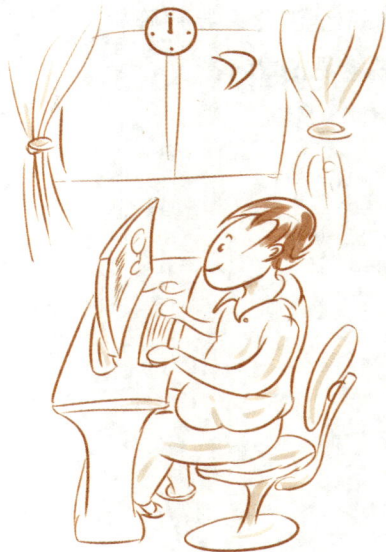

恢复。要知道，熬夜对身体伤害极大，伤肝又伤胃，不提倡非必要情况下熬夜。

熬夜伤肝

中医学认为"熬夜伤肝"，那为什么熬夜会伤肝呢？《黄帝内经》中记载："人卧血归于肝"，养肝重在睡眠，如果晚上不好好休息，血就不能归于肝，白天就会出现疲劳困乏、精神萎靡。多数"夜猫子"双目红赤，眼圈发黑，这是肝火上炎的表现。不少人在熬夜的时候，会长时间坐在电脑面前，盯着电脑屏幕，中医学中有"肝开窍于目""久视伤肝"的说法，肝血滋养眼睛，如果熬夜，肝血生成不足，人的眼睛就会感到干涩；同时，过度用眼也会对肝造成伤害。因此，对于长期使用电子产品的"熬夜族"来说，应该尽量避免长时间观看屏幕。

熬夜伤胃

经常熬夜、睡眠质量不高、精神处于紧张状态都可能导致人体胃阴不足。从中医来看，胃属"燥土"，"喜润恶燥"，就像干涸的土地一样，希望有水滋润。从睡眠方面来说，中医认为"熟睡能养阴"，如果一个人的睡眠质量不高，便容易"暗耗阴液"。

一个人的胃阴不足，常会感到胃部隐隐作痛或是闷闷胀胀，多伴有口干欲饮。胃阴不足影响胃的受纳腐熟，出现食欲不振，进而影响脾的运化。同时中医认为，肝和胃的关系非常密切，脾胃的运化功能有赖于肝气的疏泄，而熬夜伤肝，肝火旺盛，便容易发怒，肝失疏泄，引起胃失和降，则出现肝胃不和，伴随一系列消化不良之症，如没有食欲、胃胀、胃痛、嗳气等。一些养阴的中药，如山药、麦冬、石斛等，有助于缓解熬夜所致的阴液不足。

西医学所说的肝脏与中医学所说的肝脏不同，西医学认为肝脏担负着消化、解毒、分泌、吸收等多种功能。睡眠时进入肝脏的血流量是站立时的 7 倍，流经肝脏的血量增加，有利于提高肝脏的解毒能力。熬夜使肝脏损伤，毒素积聚，无法排出，长期熬夜会使受损的肝细胞难以修复，原有疾病加剧恶化，给身体造成很大伤害，久而久之，会出现皮肤粗糙、疲劳倦怠。

熬夜往往伴随着抽烟、喝酒、吃零食、喝浓茶及咖啡等不良习惯，胃是身体内对时刻表比较敏感的器官，熬夜易使胃酸分泌过多，原来没有胃病的人，容易导致急性胃溃疡，本来患有胃病、肝病、心脑血管疾病的患者，则容易导致疾病复发，严重的甚至引发急性心肌梗死。

🍲 熬夜影响生长发育

"日出而作，日落而息"，这是长期以来人类适应环境的结果。熬夜会影响生长发育，因为人体内肾上腺皮质激素和生长激素都是在夜间睡眠时才分泌，前者在黎明前分泌，具有促进人体糖类代谢、保障肌肉发育的功能；后者在入睡后方产生，既促进青少年生长发育，也能延缓中老年人衰老，故一天中睡眠最佳时间是晚上 10 时到早晨 6 时。熬夜造成的身体损害是多样的、全面的，首先是人体的正常生物节律被打乱，长期熬夜者慢慢会出现失眠、疲劳、健忘、易怒、焦虑不安等症状；其次对视力、肠胃及皮肤都会造成影响，出现黑眼圈、眼袋、皮肤晦暗无光、五更泻；熬夜之后人体免疫力也会随之下降，易感冒、过敏。

白天人体活动会消耗能量，产生代谢产物，如同机器运转一样，人体也需要定期修复调整，所以建议每天保证 8 个小时左右的睡眠，有助于身体功能的恢复。熬夜之后一定要尽快补觉，熬夜一晚，一般需要 3~5 天的正常作息才能够恢复精力。熬夜的危害，几乎人人共知，"早睡早起"也是我们从小被教育的生活习惯，可大部分人都做不到。无论如何，增强自己的健康观念，有意识地改变自己的生活习惯，培养良好的作息，只有吃好，睡好，心情畅，才能以充沛的精力生活、工作。

小贴士:

如果必须要加班熬夜工作,则建议:一是加强营养,延迟晚饭时间,应选择少量优质高蛋白及富含B族维生素的食物,如牛奶、鱼类、豆类等,可以起到一定的抗疲劳功效。二是加强锻炼,可根据自己的年龄和兴趣进行锻炼,提高身体素质。熬夜中若感到精力不足或者欲睡,可适当进行活动或者睡一会儿。三是适当补充夜晚消耗的水分,也可吃些猪肝、鸡肝等动物肝脏,在中药中,当归、白芍等可以补血,菊花、枸杞子则有明目之功效,能够改善眼疲劳,可在医生指导下适当服用。

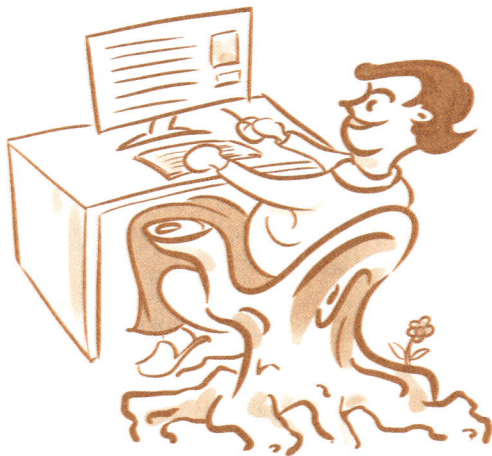

久坐身子弱,日久麻烦多

"办公室一族"的消化不良

办公室一族特别容易得消化不良,除了工作压力大、饮食不规律外,长时间静坐办公室会导致腹部肌肉松弛、胃肠蠕动减慢、肠胃消化液分泌减少，长时间循环往复就会使人消化功能减退，出现食欲不振、胃部胀满、大便涩滞不爽、便秘等症状。有一位32岁的IT男士来就诊，因为前期工作任务重，经常加班写代码，长时间面对电脑思考，加之食欲缺乏，经常饥一顿饱一顿，后来经常出现腹部饱胀隐痛，口苦乏力，食欲愈差，行胃部检查未见器质性病变，医生开了助消化的药，每天服用之后腹胀感减轻，忙碌起来忘记服药，不适症状就又马上出现，几个月下来反反复复，然后来看中医，这就是典型的"办公室一族"久坐致消化不良案例。

久坐危害大

《素问·宣明五气篇》曰："久视伤血，久卧伤气，久坐伤肉，久立伤骨，久行伤筋，是谓五劳所伤。"久坐伤肉，伤肉其实伤的是脾，肉五行中属土，归脾。现实生活当中我们经常会看到一种人，自称"站着不如坐着，坐着不如躺着"，中医认为这种人脾湿严重，由于缺乏运动，肌肉弛软，加上本身脾运化功能减弱，才会出现这种慵懒现象。对于办公室的人来说，每天久坐对身体会造成伤害，说到底是对脾的伤害。脾主运化，主升清，主肌肉，久坐气机不畅，脾气推动运化作用无力，运化不了水谷，不能产生水谷精微，同时造成水湿重，然后逐渐会出现吃饭不香、大便不爽等症。

久坐引发多种病

现代研究表明，长期久坐易致肥胖、三高、腰椎病、结肠癌、肌肉萎缩、尿路感染、慢性前列腺炎等疾病。有句谚语说："腰带越长，寿命越短。"久坐不动，摄入的能量大于消耗的能量，体内糖类形成脂肪堆积，垃圾和毒素也会无法代谢，人就会越来越胖，导致胆固醇含量超标，甚至引发"三高"。再有，久坐又兼坐姿不良，固定一个姿势使得全身重量压在脊椎骨底端，加之肩膀和颈部长时间不活动，腰部软组织长久处于张力状态，软组织缺血，容易引发腰肌劳损、颈椎僵硬而患上颈椎、腰椎病。此外，久坐肠蠕动减慢，代谢物在肠内长时间滞留，容易诱发结肠癌；同时，由于血液流动缓慢，肌肉不能得到足够的氧气供应而僵硬、酸痛，甚至萎缩。

俗话说"饭后百步走，活到九十九"，生命在于运动，运动有助于加快身体新陈代谢，消耗多余能量，所以药王孙思邈曾说："人欲劳于形，百病不能成。"每天坚持适量锻炼，肌肉消耗能量就会迫使脾胃输送更多的营养，不仅四肢强健，脾胃的功能也得到充分发挥。对于上班久坐之人，建议每40分钟后起身活动10分钟，做做伸展动作，向远处多眺望，或下班后散步、游泳、做健身操等，都能有效改善因久坐造成的循环障碍。

一日始于晨，早餐应讲究

随着生活节奏加快，早起对年轻人来说非常困难，很多上班族或学生族早上刚从床上起来就要急急忙忙地赶路，没有时间吃早餐，殊不知"早饭要吃好"是多么重要，长期不吃早餐，对身体的危害极大。营养专家告诉我们，早餐可以提供全天30%的能量，要想脾胃好，吃好早餐少不了。为什么早餐吃好这么重要，下面我们具体说一说早餐的事。

早餐要吃好

早餐是人体新陈代谢的助动剂，早餐的摄入有助于刺激胃肠道蠕动，促进排便，同时调动各器官正常运转。人经过一夜睡眠，体内储存的能量已被消耗殆尽，激素水平进入一个低谷，大脑和身体各器官刚"睡醒"而处于"饥饿状态"，及时的温热早餐能使激素分泌很快进入正常水平，甚至达到巅峰，给"饥渴"的脑细胞提供能量，给空虚的身体补以必需的营养，带给我们精力、活力，让我们在最佳的状态中开启新的一天。

如果经常不吃早餐，首先会使消化系统的生物节律改变，胃肠蠕动及消化液分泌减少，结肠蠕动逐渐减弱，最后引起便秘。其次，胃肠的消化吸收功能在夜晚处于"半休眠，半工作"状态，早晨起来胃内存有大量胃酸，如果没有食物去中和，多余的胃酸就会刺激胃黏膜，导致胃部不适，长久如此容易引发胃炎和胃溃疡等病。再有，夜间也有胆汁分泌，没有食物的刺激，胆汁就会储存在胆囊中，存留时间过长会使胆汁浓缩，胆固醇结晶析出，形成结石。这就好比"流水不腐，户枢不蠹"，通过不断进行食物消化，各种代谢产物才能正常排出。

此外，想要减肥的人就更应该吃好早餐，好多人疑问这是为什么，如果不吃早餐，中午的饥饿感强烈，将会在中午和晚上摄入大量食物，这时所摄入的食物就更容易被吸收。由于吃得过多，多余的热量会转化成皮下脂肪储存起来，所以，早餐还是要吃哦！

🍲 合理搭配早餐

"一日之计在于晨"，清晨，太阳慢慢升起，身体也渐渐苏醒，胃肠道已经空虚，在此时间内吃早餐能高效地消化、吸收食物的营养。起床后可以先饮一小杯温开水以补充人体夜晚流失的水分，有助于新陈代谢，还能稀释胃酸。之后最好选择容易消化、营养丰富的食物，比如营养丰富的鸡蛋，热的米粥、豆浆，能保护胃黏膜的牛奶等，不建议多食用油饼、油条、炸糕等油炸类食物，油条是高温油炸食品，不仅油脂偏高，较难消化，而且经过高温油炸之后，营养会被破坏，还会产生致癌物质，不建议每日都吃，但可以偶尔食用。

早餐尽量吃热食，这样才能保护胃气。早上人体阳气始发，如果吃过凉的食物，阳气受到伤害，胃气也会损伤，精微物质难以吸收，长此以往，其他脏腑得不到营养而功能失常。另外，早餐也要合理搭配，应包含如富含碳水化合物的主食，如面包、馒头、花卷等，富含水分的液体食物，如米粥、牛奶、豆浆等，富含优质蛋白质的食物，如鸡蛋、瘦肉等，还有富含维生素 C 的食物，如果汁、蔬菜、水果等，具体如何搭配早餐还需要因人而异，因地制宜，在营养师的指导下进行。

吃饱就去睡，食道胃肠累

饭后身体会调配血量

中国有句老话说："吃饱了犯困。"人在吃饱饭之后，特别是中午某一顿饭量骤然增多的时候，人易犯困，昏昏欲睡，这叫"食困"。人体在不同时间各组织器官的血量分配差异很大，哪个器官工作任务重，身体就会自觉调动其他地方的血液助其工作。吃完饭后，胃肠道"工作"骤然增多，为了更好地消化吸收，人体就会自动增加血量帮助其运化吸收，而身体内的血量是相对固定的，消化开始后，其他器官血量减少，尤其是大脑血容量减少而处于相对缺血缺氧状态，就会出现疲倦。

食后便卧危害多

睡眠与我们的生活息息相关，尤其是午饭后的睡眠，能使人下午焕发光彩，以充沛的精力去工作、学习，然而，很多人有吃完饭就睡觉的习惯，这也会给身体带来不适。

古人言："饮食即卧，不消积聚，乃生百疾""食后便卧令人患肺气、头风、中痞之疾，盖营卫不通，气血凝滞故而。"睡眠的时候血多归于肝脏，脾胃的气血就会减少，刚刚吃饱饭，正是脾胃发挥作用的重要时间，倘若此时睡觉，机体开始进入缓慢的"休整"状态，而胃肠却被迫处在"紧张工作"中，容易造成机体功能失衡。

由于许多现代人工作繁忙，每天披星戴月上下班，工作的劳累使多数人吃完晚饭便早早入睡，如果晚餐吃得过饱，食物在胃内囤积，促使胃液分泌增多，进而刺激胃黏膜，如此一来，胃黏膜不仅没有得到有效的休整，还不断地被胃酸刺激，慢慢就会引发胃炎、胃溃疡等疾病。

此外，在胃肠饱满的状态下睡觉，膨大的胃会对其他器官造成压迫，压迫的信息和胃肠繁忙的工作状态传递给大脑，使大脑兴奋，引起浅睡眠或多梦现象，这就是常说的"胃不和则卧不安"。办公室一族喜欢中午吃完饭后趴坐在桌子上休息，这样也会挤压胃肠，造成局部循环障碍、消化不良。

西医学研究表明，长时间吃饱就睡可引发多种疾病，如胃食管反流、失眠、肥胖和心血管疾病等。饱食后，胃肠道极度充盈，如果马上躺下，则贲门松弛，胃内食物容易反流到食管甚至口腔，因为胃内食物混合胃液甚至胆汁，会对食管造成强烈的刺激，久而久之，就会引发反流性食管炎、咽炎等疾病，出现胸骨后烧灼感、咳嗽等一系列不适症状。

晚餐尤其要注意

晚餐后不久就睡，活动少，热量消耗小，易造成肥胖，因此建议晚餐以少吃为健康。晚餐最好以稀粥类易消化的食物为主，建议进食时间安排在17~19点，尽量不要超过20点。在这个时间段内吃完饭，等到22点左右睡觉时，大部分食物已经消化吸收，有助于深睡眠。

小贴士：

　　"饭后百步走，活到九十九"，适当的活动有助于消化，也有助于睡眠。有专家建议午睡前最好活动 10 分钟左右，如散散步，留给肠胃一个消化的时间，且午睡的时间不宜过长，30 分钟内最为适宜，一旦陷入深睡眠，反倒会头脑昏沉，影响工作和学习。再有，晚饭和睡觉时间间隔越短，患胃食管反流的风险就越高，若常在睡觉时感觉烧心、胸骨灼热，尽量在晚饭后 3 小时待食物消化差不多时再睡觉。

过劳耗气血，脾胃随之弱

　　吃苦耐劳是中华民族的传统美德，"勤能补拙""吃得苦中苦，方为人上人"的警训，使现代社会的人不断努力追求自己的目标。有目标，有事业心，有干劲，很值得赞赏，但过度劳累不值得提倡。有些人长期熬夜，拼命加班工作，过度消耗身体，最后因劳所伤，甚至死亡，得不偿失，要谨防过度疲劳。

　　过度疲劳是指由于工作时间过长、劳动强度过大、心理压力过重导致精疲力竭的亚健康状态。它最大的隐患是引起身体潜藏的疾病急速恶化，比如高血压等恶化引发心脑血管急性循环障碍而出现致命状态，这种疲劳后诱发的猝死也就是"过劳死"。

🍶 生病起于过用

　　疲劳可分为脑力疲劳与体力疲劳两个方面。脑力疲劳指脑力使用过度所产生的一系列症状，常表现为头脑昏沉、认知功能障碍、记忆力减退、失眠、注意力不集中、脱发、抑郁等；体力疲劳指机体过度劳累所产生的一系列症状，常表现为进行一定的体力活动后容易疲劳，或疲劳感不易消失，睡眠质量差等。《素问·经脉别论篇》曰："故春秋冬夏，四时阴阳，生病起于过用，此为常也。"其意思是，一年四季中阴阳之气不断运动变化，而发生疾病的原因，大多是我们过于劳累，过度运用机体。此外，《内经》中还有"久视伤血，久卧伤气，久坐伤肉，久立伤骨，久行伤筋"等过劳而伤的描述。

🍈 过劳能伤脾胃

很多人会问，过劳是怎么伤脾胃的呢？《脾胃论·脾胃盛衰论》曰："形体劳役则脾病，脾病则怠惰嗜卧，四肢不收……脾既病，则其胃不能独行津液，故亦从而病焉。"脾胃为后天之本、气血生化之源，若化源不足，气血等精微物质不能濡养肢体，则困倦乏力，四肢肌肉酸痛；精微物质不能达于上，则头晕；精微物质不能养心神，则心悸、失眠、健忘；过度劳倦伤及脾，脾便不能输送水谷精微，胃濡养不足则功能失常。

脑力过度辛劳，就会耗气伤脾。长期夜间伏案工作可使脾胃运化迟滞，出现胃脘痞满，不思饮食，或者食后胃胀。体力劳动过度就会使中气受损，脾胃运化失常，出现气短乏力、神疲懒言、食量减少、心慌胸闷等症状。中医学讲元气是生命活动的原动力，无论是劳作还是娱乐，只要身体活动就会耗伤部分元气，通过适当的休息和饮食消化，元气就会得到补充。脾胃得到元气的充分滋养后，才能正常工作，升降运化正常才能进一步填补损耗的元气。

🍈 做事适度，劳逸结合

当人工作负荷过大，就像用力绷紧的弦，即使弦本身质量过硬，终有一天也会断的。"病来如山倒，病去如抽丝"，平时过度拼搏不注意休息，很容易生病，而恢复健康却很困难，因此，无论是工作还是娱乐，都要适度，要做到劳逸结合。诗词曰："人生政自无闲暇，忙里偷闲得几回。"自然界都教给我们劳逸结合的道理，所以有春生、夏长、秋收、冬藏的规律。合理安排自己的时间，体力劳动多的人可选择静式休息，多睡眠。脑力劳动多的人可以选择动式休息，多活动，如跑步、漫步、做操等。"磨刀不误砍柴工"，只有放松自己的身心，调整好生活状态，才能以更充沛的精力和更高的效率去工作、学习。

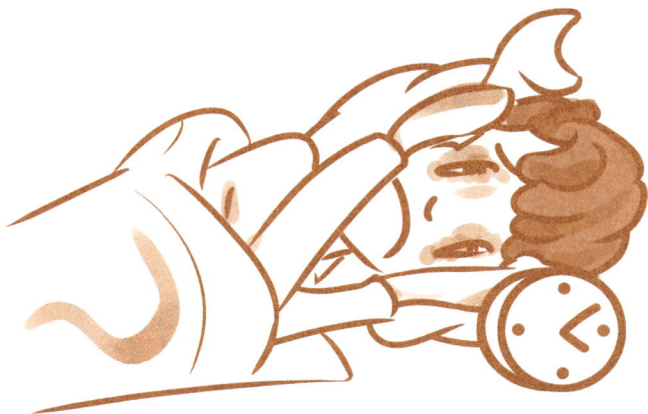

伤食胃不和，睡时卧不安

"胃不和则卧不安"

现代社会中，睡眠障碍的人越来越多，其中有不少都与"胃不和"有密切关系。"胃不和则卧不安"是一句中医名言，这句话最早见于《素问·逆调论篇》所转引的一本叫《下经》的古书："不得卧而息有音者，是阳明之逆也……阳明者，胃脉也，胃者，六腑之海，其气亦下行，阳明逆，不得从其道，故不得卧也。《下经》曰：胃不和则卧不安。"

很多人会问，"胃不和"如何引起"卧不安"呢？文中"卧"字一指睡眠，二指平卧，平躺着。"息有音"就是呼吸时伴有异常的声响，类似于支气管哮喘、喘息型支气管炎等病的发作状态，而不仅仅指入睡后伴有鼾声。这实际是说胃失和降，胃气上逆，进而累及肺和气管，呼吸系统功能失常，以致喘促不能平躺，因此睡觉不实，多梦易醒。在临床上，大部分患有腹泻、慢性胃炎、反流性食管炎的患者，确实都有长期或者短期的入睡困难、睡眠不实、多梦、半夜易醒、醒后难复睡，或者起床之后倦怠、头昏、记忆力减退等表现，可知脾胃病与睡眠息息相关。

如果从阴阳收敛方面解释，胃之气本应该下行为正常，而睡眠时人体主要从于阴，只有阳气收敛，阳入于阴，心神才能安宁，人才能入眠，或者才能深睡眠，可是如果脾胃功能不强健，胃有积滞停留，脾胃升降失常，阳气不收，向上浮越，心神被扰，这样要么睡不着，要么睡着了也是浅睡眠，多梦。

🍈 饮食习惯与睡眠

失眠几乎是现代人最常遇到的问题，每个人都或多或少有失眠问题。正常情况下，因工作压力大、精神紧张、环境不适而出现的偶尔失眠并不算作失眠的范畴，只有经常性睡后易醒，或入睡困难才能称之为失眠。在中医学中，失眠属于"不寐"范畴。有一位男青年，他工作压力不是很大，但平时比较懒散，稍肥胖，饮食不规律，平时不爱吃早餐，夜晚常跟朋友一起吃大餐，难免会饮酒，暴饮暴食。后来他说自己几乎每天晚上肚子都是胀胀的，有时候还胸闷喘息，整晚整晚在床上翻来翻去，像烙饼一样睡不着，多梦易醒，白天打不起精神，工作也没效率。像他这样的情况就是长久不良饮食习惯导致脾胃失和引起的失眠。

无论大人还是小孩，吃得太多太好，已经成为一个特别严峻的饮食结构问题，再加上大多数人吃完饭就宅在家里不动，吃完就睡，就会出现胃中积滞，所以胃能"和"吗？很多妈妈会问，为什么孩子晚上总是翻来覆去睡不好？是否晚上给孩子吃得太多太好了？答案就是"胃不和则卧不安"。

"胃不和"的病证多样

脾胃不和，脾的运化功能失调，水湿滞留体内，体内湿气盛，湿盛而化痰，痰热上扰心神，便会失眠。脾胃不和的人往往会出现胸部满闷、不思饮食、打嗝反酸，或头目眩晕、腹胀、口苦、痰多等问题。"胃不和"囊括一切脾胃功能失常所出现的病证，除了胃中积食及胃气上逆外，还包括胃寒、胃热、脾胃气虚、脾胃湿热、肝胃不和、肝胆气逆致胃气上逆等，甚至包含精神紧张、情志不畅、用药不当等损伤脾胃的病证。

西医学研究证实，胃肠道与大脑之间相互影响，人体通过大脑接收外界各种信息，并在不同水平影响胃肠运动，胃肠道的各种信息也同时反馈到大脑中枢，影响人们情绪及躯体功能。如与睡眠密切相关的5-羟色胺、胆囊收缩素、血管活性肠肽等神经递质在脑、肠呈双重分布，另外，参与调节人体生物节律、睡眠觉醒的内分泌激素松果体素也在脑、肠双重分布，这些物质同时对大脑和胃肠道运动有调节作用，当胃肠出现疾病的时候，就会影响上述物质的分泌与调节，此即"胃不和则卧不安"的部分机制。

"胃不和"所致之失眠要治本

胃病引起的睡眠障碍一般无规律，服用安眠药、养神药可能暂时起到改善睡眠的作用，但是治标不治本，要想解决睡眠障碍，我们必须先治疗引起睡眠障碍的疾病，特别是已经确诊患有慢性萎缩性胃炎、胃溃疡、肠易激综合征等消化系统疾病，经过一段时间治疗仍感觉胃部不适、睡眠不好的患者，就应该意识到可能是"胃不和"导致的"卧不安"。从治疗胃病入手，治胃病的同时睡眠障碍往往也能得到缓解，正所谓"胃安则眠宁"，只要我们将脾胃调理好，脾胃运化正常，那么睡眠就自然而然会改善。

预防"胃不和"之策

要做到"脾胃和"，日常生活习惯和饮食上要特别注意，做到每餐食量适度，每日三餐定时，细嚼慢咽，少吃油炸食物，因为这类食物不容易消化，会加重胃肠道负担，多吃会引起消化不良，少吃生冷、刺激性食物，这些食物对消化道黏膜具有较强的刺激作用，容易引起腹泻，注意胃部保暖，不要受寒，还应少饮酒、咖啡、浓茶、碳酸类饮品，不吃辣椒、胡椒等辛辣食物，晚餐不要吃饱就睡，多运动，早睡早起，只有平时纠正一些不良的生活习惯，"胃不和则卧不安"的情况才能有所改善。

第三章

紧张过虑伤脾胃，
气血失常身心殃

痴情苦相思，人比黄花瘦

　　《黄帝内经》中将人的思维、情绪、意识都与五脏做了对应，比如说："脾在志为思，过思则伤脾。"由此可以看出，中医学说的五脏，不只是对解剖学中形态组织的命名，还综合了人的诸多功能。在这里，"思"不仅是思考问题的意思，"思"还经常指带有一定焦虑情绪的操心和挂念的情绪问题。就拿相思来说，最先让我们想起来的是李清照的词《醉花阴》："薄雾浓云愁永昼，瑞脑消金兽。佳节又重阳，玉枕纱厨，

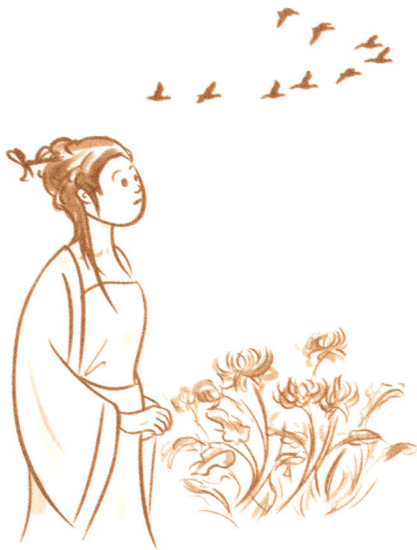

半夜凉初透。东篱把酒黄昏后，有暗香盈袖。莫道不消魂，帘卷西风，人
比黄花瘦。"

这首词是宋代女词人李清照怀人之作，18岁的李清照嫁给太学生赵
明诚，婚后不久，丈夫便"负笈远游"，深闺寂寞，她深深思念着远行的
丈夫。公元1103年（崇宁二年），适逢重阳节，人逢佳节倍思亲，她便借
《醉花阴》的词牌，写了这首词寄给赵明诚，描述帘内的人儿比那黄花更加
消瘦。

相思能成病

过于相思就会形成相思病，患相思病的人多有食欲不振，精神萎靡，
失眠多梦，抑郁憔悴，脾气暴躁，幻想和绝望随时交替出现，喜怒哀乐不
受自身控制，偶尔伴有自语发呆，严重的还可能迎花流泪，对月伤神，更
严重的患者甚至通过自残或伤害别人以发泄自身痛苦。

相思之苦"心脾"知

相思病初期问题不大，但久而久之则伤心劳神，使人六神无主，形销
骨立。心与脾关系密切，脾能化生气血，气血足则充营心脉，养心神，精
神饱满，同样，心气充沛则血行畅，心主神志，统领其他各脏的魂、意、
志、魄，良好的神志可以促进脾胃的运化功能，而伤心劳神之后，脾气不
足，生成的气血减少，会导致心血不足，神无所养，魂不守舍，整日处在
恍恍惚惚的状态。

好事多磨，坦然应对

那么，相思之病怎样排解和治疗呢？

为了避免持久陷入固定化的思维情感状态，要逐渐学会"转移注意

力"，如阅读、跑步、打球等，远离负面情绪，做自己喜欢的事情，让自己忙起来，或者和朋友多交流，让心理上的云雾消散。尤其是运动，是一种良好的排解方式，减少思考，专心于体力运动，把愁绪通过运动流汗发泄出来，进入忘我境界，心情则得到缓解。

相思之病先伤脑，后损心，再伤肝，久则伤脾胃。因思其人不得，必动肝火，火动伤心，用平肝解郁之品，佐之补心醒脑安神之味，益之开胃健脾之药，则肝气一疏，心火自泻，脾胃之土自愈，食欲增加。

既然"两情若是久长时，又岂在朝朝暮暮"，就要化相思为努力生活和工作学习的动力，从而在将来展现一个更健康美好的自己给对方。

世间多失意，抑郁伤脾胃

胃肠也是"晴雨表"

生活中总有一些不良情绪无法避免，小如吃饭吃出个虫子，大如李煜的"剪不断，理还乱，是离愁，别是一般滋味在心头"的丧国离家之愁。生活中常会发现，当人在闷闷不乐、情感低落、抑郁悲观时，茶不思，饭不香，反之，当心情愉快时，则食欲大增。事实上，胃肠消化功能的改变可以作为人体情绪变化的"晴雨表"，许多胃病的发生与人的心情息息相关。

胃病的社会因素

当前社会竞争日益激烈，几乎每个人都有超负荷运转的时候，这个时候很容易产生不同程度抑郁情绪，这是一种很常见的情感，当人们遇到精神压力、生活挫折、生老病死、天灾人祸等情况时，理所当然会产生抑郁情绪，而陷入抑郁情绪的人，往往萎靡不振，对工作和生活失去兴趣，对很多事情麻木不仁，时常伴有紧张、焦虑。

记得一位 70 岁的老太太来门诊的第一句话就说"医生，你快给我看看，我是不是得了癌症，感觉浑身不自在……"，经过了解知道老太太吃不下饭，紧张焦虑担心。因为自己 90 多岁的老母亲去世一个多月，每天做梦思念母亲，与母亲住的时间长，母亲去世，又没有老伴，生活一下子空虚，之前在医院做了各项检查，除了慢性胃炎外，其他均正常，但她自我感觉得了厌食症一样，心情非常紧张，看谁也不顺眼。通过了解我们可以知道老太太的病主要是心病，孤独紧张，无人交流，无人理解，加之母亲去世带来的惊吓，以前的胃病很快就复发了。

思虑与脾胃

中医学的七情是指喜、怒、忧、思、悲、恐、惊七种情志活动，是人体对外界环境的情绪反应，"人非草木，孰能无情"，一般情况下，情绪并不会直接导致人生病，但是，倘若坏情绪不断，过度紧张，久久不能平静，超出人的心理承受力，就必然影响脏腑气血的运动，导致全身气血紊乱。

《素问·举痛论篇》说："百病生于气也，怒则气上，喜则气缓，悲则气消，恐则气下，寒则气收，炅则气泄，惊则气乱，劳则气耗，思则气结。"说明七情过度对人体脏腑气机是有损害的，抑郁的情绪属于忧思范畴，思伤脾，所以抑郁也影响脾胃功能。

思虑过度影响机体的正常生理活动，最主要是影响气的正常运行，导致气滞和气结，所以《素问·举痛论篇》说："思则心有所存，神有所归，正气留而不行，故气结矣。"思虑过度，气结于中焦，脾不升清，则水谷不能运化，气血生化无源，出现神疲乏力、头目眩晕、不思饮食、脘腹胀闷、泄泻等症状。

借酒消愁愁更愁

人生在世，没有一帆风顺，每个人都有情绪不佳的时候。"抽刀断水水更流，举杯消愁愁更愁"，早在唐代，诗仙李白就感慨忧愁如水，总也斩不断，借酒浇愁也会愁上更愁，不仅不能缓解心情上的不悦，还会增加身体上的不适。

愁多无处安放时人可能会产生郁怒的情绪，而"怒伤肝"，肝主疏泄，调畅全身气机，推动血和津液运行，使周身气血调和，人神清气爽，心情愉悦，故肝具有调畅情志的作用。中医学认为，情绪抑郁时，常常会导致肝脏气血运行不畅，进而影响脾脏功能，似乎是肝脏"欺负"脾脏的意思，肝脾不和可见胸胁胀满、腹胀腹痛、大便不调等症状。

胃是有"感情"的器官

脾胃是最易受情志所累的脏器之一，情志因素是引起脾胃病常见的病因。有人说胃是"有感情"的器官，当人精神愉悦时进餐，胃液的分泌相对旺盛，胃肠蠕动加快，有利于食物消化吸收，机体消化系统功能正常。反之，当一个人在抑郁情绪下进餐，胃壁的血管会自动收缩，血液循环减慢，胃液分泌减少，消化功能降低，吸收功能也会紊乱，长此以往，不良情绪使得胃病更加严重。

大部分慢性胃病患者因受病痛、失眠折磨，导致情绪萎靡，情绪抑郁又使胃功能处于失调状态，致使用药效果欠佳，所以养脾胃的关键是调整情绪，避免忧思。当情绪不好时，听听轻松的音乐缓解心理压力，向信任的朋友吐吐苦水，可以得到解脱、支持和指正，适当地运动能转移注意力，如跳舞、打球等，该哭时大哭一场，不满时发发牢骚，愤怒时适当出出气，总之，要学会排解不好的情绪，不钻牛角尖，不过分强求，顺其自然地生活，就会忘记忧愁，快乐起来。"笑一笑，十年少，愁一愁，白了头"，笑是治疗疾病的一剂良药。

木旺能乘土，肝郁妨脾胃

女性到了 49 岁前后，往往有不同程度的更年期综合征，有一位巾帼英雄，是一个企业的领导，性格爽快，做事雷厉风行。在工作上，新人做事不及时或不好时，就火冒三丈，大发霆霆。在家里，动不动就唠叨老公这儿做得不对，那儿做得不好，老公也嫌烦，时不时怼几句，结果这位大姐就又哭又闹，气得吃不下饭，睡不着觉，胸闷气短，胁痛口苦，中医学认为，这是典型的肝郁化火证。

肝与脾的关系：木与土

五行中，木克土，在五脏中，肝属木，脾属土，木克土，肝胆克脾胃，因此肝和脾关系密切。正常情况下，肝气调畅则脾能运化，肝主疏泄，调畅气机，才能促使分泌胆汁，胆汁输于肠道，有助于脾胃对食物的消化吸收。同样，脾运化正常，水谷精微充足，气血津液有源，肝得濡养而发挥疏泄功能。肝脾相互协调，则消化功能正常。

怒伤肝之后木乘土

人在激动发怒的时候，整体气机往上升，所以就会肝气上亢，可能出现头目胀痛、眼红、眼干、耳鸣、胸闷胁胀，还会出现胃痛、嗳气、口苦、反酸。叶天士云："肝病必犯土，是侮其所胜也，克脾则腹胀。"

酸水上泛正是肝强犯胃致使胃气不舒的典型表现，证属木旺乘土，"乘"即乘虚侵袭之意，相乘即相克太过，超过正常制约程度，此病的重点在肝而不在胃，应当胃病治肝。

从西医学来看，当一个人与他人产生矛盾冲突或者情绪不好无法释放的时候，机体的内分泌就会失调，随之而来的就是血压升高，心跳加快，消化液分泌减少，还时常伴有头晕、失眠。有研究表明，经常发怒的人患慢性胃炎、胃肠神经官能症、胆汁反流性胃炎、肠易激综合征、慢性肝炎、肝硬化等疾病的概率大大增加。生气、紧张等精神刺激易引起肠动力紊乱，出现腹泻、腹痛等症状。

常言道："生气是拿别人的错误来惩罚自己"，生气不仅对自身没有好处，对身边的亲人也是一种伤害。心底无私天地宽，心境一宽，阳光就能进来，脾胃就随之而"灿烂"。

压力"山大"时，猛吃不可取

当一家人心情舒畅，围着餐桌吃饭时，每个人都心态平和，咀嚼着各自爱吃的食物，谈笑风生，享受亲情和美食，气氛温馨，此时人体胃液分泌充足，可促进胃肠蠕动，机体的消化吸收功能更加通畅。当一个人情绪不佳时，胃液分泌受到抑制，胃肠蠕动减慢，此时进食容易出现消化不良，饮食无味。也有人在压力大时以吃东西，尤其是吃甜食来舒缓心情，这样会带来新的问题。

情绪的发泄

现实生活总是不能尽如人意，常常有工作、家庭、情感上的压力。有个年轻人在大学毕业找工作时，屡屡受挫，最后找了个工作，一段时间后觉得不太如意就辞职了，后来又找工作，因为个子矮、学历不高、没有经验，所以还是继续受挫。这时母亲又患重病，"无业、无钱、无女友"的"三无状态"，使他一度陷入抑郁情绪当中，整天喝酒、抽烟，通过猛吃猛喝来逃避现实的痛苦，慢慢地疾病就出现了。抑郁时狂吃东西其实是一种发泄方式，长此以往并不可取，因为我们的胃容量是有限的，进食大量食物，脾胃就会受伤，脾胃的运化、腐熟水谷能力减弱，易出现消化不良、腹胀、腹泻等症。

　　有些年轻人失恋或压力大时喜欢吃零食，"化悲痛为食欲"，甚至个别人会通过暴饮暴食来转移注意力，发泄不满的情绪。殊不知，心情好了，脾胃"坏了"，身体也变臃肿了。脾胃是个情绪器官，当心情不好时，胃酸、胃蛋白酶分泌减少，此时若食生冷、刺激性食物，无疑增加了胃的负担，容易出现食欲差、消化不良，这些胃肠不适症状反过来也会加重不好的情绪。在压力重重的社会中，学会正确减压是每个人都需要的生存智慧。合理饮食，放松心情，看淡物欲，积极锻炼，增强体质，改善胃肠功能，生活才会更美好。

第二篇

脾胃理论多
自学有收获

　　医学专业人士如果想更好地帮助普通大众，就应当既"授之以鱼"，教给大家一些实用的知识，又不忘"授之以渔"，指导大家明白一些道理，从而有助于普通人形成较为全面、准确的理念，让大家觉得"开卷有益"。

　　有些人在看中医养生节目或者书籍的时候，总会对阴阳五行、气血津液之类的专业术语感到困惑，有些人由此觉得中医很神秘，也有些人会因此而排斥中医，其实这都是不可取的。如果能静下心来认真学习，还是能够慢慢理解中医的一些理论的。

大家都来听：
中医所讲"脾主运化"是什么意思

现实中我们每个人都希望自己能长期拥有健美的体型，但多数人都做不到，这除了与遗传基因、饮食条件和体育锻炼有关外，也与脾主运化的能力强弱有关。还有些人常会无奈感慨自己没有口福，因为许多东西一吃进去以后就消化不良。有些人虽然比较注意饮食卫生，但稍有不慎就腹泻，所以脸色经常比较差，精力也不足。这些人在找中医大夫看病时，多数会听到中医诊断他（她）是脾虚，运化功能差。"虚"比较容易明白，是人体的营养不足、功能下降的状态，但让人犯迷糊的是中医说的脾到底是什么呢？

脾是和胃相辅相成，将食物逐步转化成营养物质，然后吸收营养物质，将其输送到全身的一个内脏。

为什么这么说呢？我们下面就来说说传统中医学知识中的一条重要理论：脾主运化。

首先大家还是要特别注意，传统中医学讲的"脾"和现代西医说的脾脏名同实异，必须分开谈。中医重视的是涵盖了许多重要功能的"脾"，西医重视的是有形态实体的"脾"。

为了避免读者朋友们混淆古代中国和近现代西方两个模式的医学理论，我们需要从中医学理论的形成一步步讲起，这样才能正本清源。

大家都知道，在古代，由于科技不发达，对于人和动物的内脏虽有大体认识，但不细致。为了在当时的条件下达到认识人体的目的，古人采取了宏观表象推理的方法，现代人把这种方法叫作"灰箱方法"。

现代科技理论中有这样的比喻：完全不熟悉其内部的系统称为"黑箱"，全都清楚的系统称为"白箱"，介于黑箱和白箱之间，部分内容可以观察的系统则称为"灰箱"。

自然界中各种事物之间都是相互联系，相互作用的，所以，即使我们不清楚人体这样的"灰箱"内部构造和运作细节，但如果能搜集它对于信息刺激做出的反应，即注意它的输入—输出关系，就可对它做出一些判别，这些判别是否正确，可以通过更多的实例进行检验。概括而言，就是"综合分析，以表知里"。

《孟子》中说："有诸内必形诸外"，意思是说内部和外部共同构成一个整体，两者密切相关，内部的种种变化会间接体现在外表，关键在于有没有"慧眼"，能不能注意到。中医采用外在观察的方法，推测人体各种复杂的功能到底是由哪些脏腑来负责，在观察分析和推断的基础上，形成了一门系统的学问——藏象学说。藏，就是指被皮肤、肌肉和骨骼等保护着的隐藏于体内的各种内脏；象，就是表现于外在的形象和现象。古人认定人体的内外联系不但密切，而且有一定规律，所以通过外在的饮食、二便等情况去分析内部脏腑的功能状态。

具体到消化问题而言，民以食为天，但从食物逐步转变成人体组织所需能量需要许多器官的共同配合：食物经过牙齿研磨，通过食管，在胃内经过胃酸等物质的初步消化，变成食糜，再经过小肠的吸收，最后经大肠和膀胱，将一部分代谢物排出体外。成年人的小肠长达5~7米，在这么长的通道中，食糜是如何变成细微的营养物质被人体吸收的？对于古人而言，他们没有条件去认识微观变化，但可以执简驭繁地进行概括。一般人都知道胃和肠道与消化吸收有关，但很少去考虑中医为什么会看重脾在消化吸收中的重要作用。

《内经》这本书经常将脾与胃放在一起说，比如在该书的《素问·灵兰秘典论篇》中就比喻性地说："脾胃者，仓廪之官，五味出焉。"古人将贮谷的建筑称为仓，贮米的建筑称为廪，五味是泛指食物。这句话的意思是指脾和胃是负责加工食物的内脏。在《素问·厥论篇》中说："脾主为胃行其津液者也。"这句话是说胃在受纳饮食之后，还需要通过脾的作用，把富有营养的物质和水液输送、发散到其他部位。

古人认为脾负责将胃初步消化的食物进一步运输和转化，这被称为"脾主运化"。脾所运化的营养物质又重要，又细小，被称作"精微"。一方面，脾将精微物质和水分向上输送到心肺，进一步转化为气和血，以营养全身；另一方面，古人认为脾能直接散布精微物质到其他脏腑组织而发挥其营养作用。

如果一个人的消化吸收功能较强，中医就判断他（她）脾气健运，相应地，人体就能生成充足的重要物质，如精、气、血、津液，有了这些物质，人体在外表上也就能表现出面容红润、精力充沛、肢体强壮有力的生机旺盛的状态。

如果由于饮食不调或者情绪波动等原因影响人的消化吸收功能，中医就认为脾主运化的功能减退，常简称为"脾失健运"，一方面导致机体消化功能不良，常可表现为食欲不振或饭后容易胃胀、大便不成形等，另一方面导致吸收的精微物质不足，精、气、血、津液生成减少，人就会出现精神萎靡、头晕眼花、形体消瘦、面色发黄而没有光泽、身体倦怠乏力、气短声低等虚弱的症状。如果吃了某些药物或食物后上面的这些症状减轻，古人就认定这些药物和食物有"健脾"的功效。

从现代人的眼光看，中医学说的"脾"，实际上概括了胃、小肠、胰腺等器官所参与的消化吸收的功能。脾属于五脏之一，胃和小肠都属于六腑，传统的藏象理论对小肠的研究不足，在分析消化吸收异常的病情时较少说到小肠，而一般主要谈论脾和胃。这种理论具有执简驭繁的实用性，但也必须承认，古人对于小肠和胰腺的认识不足。

中医和西医属于两个不同的体系，中医虽然弱于器官解剖和微观研究，但是为了方便指导临床，将重点放在对人体各种功能的宏观概括性把握上。中医在说到心、肝、脾、肺、肾这五脏时，虽然有时与解剖学也有关，但受古人推理方式的影响，更多是指人体的一些特定功能，以至于有些人把中医学称为"功能医学"。

总之，当中医大夫说患者脾虚的时候，并不是指左腹部的淋巴器官脾脏出问题，而主要是指人消化吸收食物功能下降。最后补充说一点，当看到中成药的说明书上说它能"健脾"的时候，一般就可以简单地理解为这个中成药是有利于人体恢复正常的消化吸收功能的。

多吃、猛吃不适宜："胃主通降"是什么意思

有些人好吃、猛吃，吃完后觉得胃胀胃痛，甚至会吐出来酸腐的食物，只好再吃山楂丸、保和丸或者健胃消食片等药以助消化。从中医学来看，在正常情况下，胃是"主通降"的，一旦食入过量，胃的负担太重，就容易不消化，轻则"胃气停滞"，胃里面的东西下不去，重则"胃气上逆"，吃进去的食物全吐出来。

"胃主通降"是指胃需要经常保持通畅，而且胃能把初步消化的食物（称之为食糜）向下推送到肠道。

在六腑中，最关键的是胃，因为它是食物进入人体后最先到达的一个腑，中医特别看重胃的受纳和腐熟作用，认为如果一个人得了重病，但还能吃下饭，那往往就不危险，预后良好，反之则预后很差。如果由于吃得过多，或者因情绪干扰等，导致食物滞留在胃中，不但会引起胃部胀痛，由于食物腐败引起口臭，而且胃气上逆会出现呃逆、嗳气，甚至引起呕吐。

中医学的核心理论是藏象学说，以脾气上升和胃气下降来概括整个消化系统的运动，有"脾宜升则健，胃宜降则和"的著名说法。其实，首先胃要能通畅地降下食糜，然后脾才能转化和运输细微的营养物质。由于胃是食物受纳之所，古人极为重视保护和调养胃，有"胃气强则五脏俱盛，胃气弱则五脏俱衰"的说法，又有"胃为五脏之本"之论断。这里其实都强调胃的重要性，通俗一点，如果胃受盛不了食物的话，包括脾、肾在内的其他脏腑功能均会受影响。所以，注意饮食，养好脾胃对人的健康长寿是非常关键的。

在这里还要指出，"胃气"作为一个常用词语，内涵较多，现在多可简单理解为"胃的功能"，当然这功能是需要物质基础的，所以从严格意义上来讲，是指构成胃和维持其功能的物质。在中医书中"胃气"有时是脾气与胃气的合称，有时是指营养物质，有时是泛指人体中的各种正常的细微物质，从抗病的角度来讲又叫"正气"。

气是物质不虚无：脾胃为何是气血生化之源

许多人说：听到"气"的时候容易想到虚无缥缈的空气，而在听中医讲"气虚"之类的词语时就顿时觉得一头雾水，但翻开中医学书籍，发现"气虚""气滞""气逆""气脱"等说法还挺多，就马上觉得难以再读下去，对于人参能"补气"之类的说法也是不知对不对，半信半疑。实际上，这是因为大家在生活中对"气"这个词知道得太多太杂，从化学到文学，都在谈"气"，所以早已经有了一些先入为主的印象，妨碍了大家对传统中医学名词的理解。确实，有关"气"的讲法在中医中很常见，也至关重要，所以我们下面来谈谈"气"。

"气"这个字在中国文化中具有悠久的历史，早在甲骨文中就有记载，被刻画成接近"三"的样子，表示飘飘荡荡的云彩。由于后世对这个词语用地非常广泛，其含义逐渐变得复杂。现代人在物理学、化学、气象学、各种文艺评论，乃至许多口头语中都时常提到这个词语，再看中医书的时候就容易混乱，所以我们需要正本清源。

古代的思想家考虑：这千变万化的世界由什么组成和维持？为什么死后形体会逐渐散灭？在先秦两汉时期，哲学思想逐渐形成，并深刻地影响了当时的医学家，简单来说，"气一元论"是指整个世界在最基础的层面是由同一种微小的物质组成的，这种物质的升降聚散运动导致了世界万物的变化，古人在命名这种物质的时候，借用了生活中常用的词语"气"，正如《庄子·知北游》中有一句话："通天下一气耳。"这种思想与古希腊思想家德谟克利特等人的"原子"理论有点类似。既然整个世界都是由"气"组成和演化的，那么，作为世界的小小一员，人体也是由气这种物质构成的，气以一定的方式聚合，就形成人体，当人死后，气就逐渐散开。中医学引入了"气一元论"这种哲学观，用来指导对人体构成物质的简单理解。

因此，"气"这个字在中医理论中首先是指构成人体和维持生命活动的极其微小的运动的物质。由于它极其微小，不可能直接用肉眼辨别，所以除非气聚合在一起形成较为固定的形态，否则难以观测。古人把散开运动着的气描述为"无形"，意思是不能直接看到，并非是指虚空的情况。

"一词多义"在各种语言中都是很常见的。在汉语中，"气"这个词语就用得特别多，甚至在中医界内部，不同时代、不同地域的医生也喜欢用"气"这个术语，含义各有不同。在《黄帝内经》中，把维持生命活动的物质主要分为4类：元气（最重要的气，与人的生殖、生长发育都有关）、宗气（与呼吸、心跳等有关）、卫气（与保卫人体、防止得病有关）和营气（富有营养，与血液的生成有关）。此外，人体中能抗病的物质都可以统称为"正气"，而外界或人体内部可引起疾病的因素都可称为"邪气"。后世医生则最喜欢按照脏腑去谈论气，比如构成和维持心的功能的物质统称为"心气"，构成和维持脾的功能的物质统称为"脾气"等。请特别注意，这个"脾气"与老百姓说发怒时用的"发脾气"含义大不相同。

"脾胃为气血生化之源"是一句中医术语，它的意思是脾胃负责将食物转化成精细微小的物质，这些物质是维持生命所需要的气、血以及津液的基础。古代没有生物化学实验室，所以古人在谈论人体的基本物质的时候，不可能讲"蛋白质、脂肪、碳水化合物和维生素"之类的术语，而是用较为笼统、但更便于说明道理的"气、血和津液"等词语来分析和说明人体内的情况。

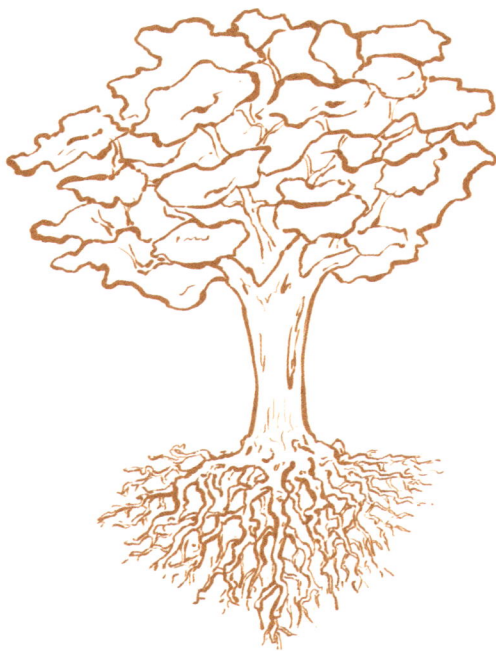

保住根本最重要：
"后天之本"是什么意思

　　"后天"是指人出生之后的生命历程，与表示人出生之前的"先天"一词相对而言；"本"就是指根本。自明代之后，中医界习惯将脾称作"后天之本"，这一方面是为了强调脾的功能对人体极其重要，另一方面则是与称作"先天之本"的肾作对比。

　　明代著名中医家李中梓认为医生治病的时候要抓住根本，首先要明白和掌握生命的根本，它分为先天之本与后天之本两个方面。先天之本是指肾，中医学所说的肾远不只是负责泌尿的器官，因为古人在推想内脏功能的时候，把人体的生殖功能和贮藏大量人体精华物质用于生长发育的功能主要归之于"肾"，我们每个人出生之前取决于父母的生殖之精，而生殖之精的质量和多少取决于肾，所以就中医来看，要传宗接代、繁衍生命是离不开"肾"的，因此肾是"先天之本"。与此同时，自人呱呱坠地之后，不能再通过脐带直接获得养分，需要自己的消化系统去完成把食物转化为营养的工作，从中医学来看，这需要脾、胃、小肠等的共同合作，其中脾起主导作用。我们在前面讲到脾主运化，化生的水谷精微是后天生命活动所必需的营养物质来源，所以李中梓在《医宗必读》一书中指出："一有此身，必资谷气。谷入于胃，洒陈于六腑而气至，和调于五脏而血生，而人资之以为生者也，故曰后天之本在脾。"从反面来讲，金代著名医学家李东垣在《脾胃论》中指出："内伤脾胃，百病由生。"意思是说，如果人的脾胃消化吸收功能受到明显影响，人的气血生成不足，就难以维持身体的各种功能，包括抵御外部致病因素，调节身体内部正常功能的运作，所以就容易得各种疾病。

总之，人体出生后离不开脾运输转化精微物质的功能，所以称脾为"后天之本"。脾化生的水谷精微是生成气血的主要物质基础，故又称脾为"气血生化之源"。

升清很重要：
"脾气主升"是什么意思

有一天下午，王大夫在门诊接待了一位杨科长，一起陪他来的人说科长年轻有为，最近可能要升副局长，大家都替他高兴，但他自己却忧心忡忡，不知道是劳累过度还是另有原因。王大夫看杨科长比较瘦，脸色有点黄，摸脉时感觉脉象偏弱，再一问，杨科长说他自从半年前参加了几场应酬之后，落下了腹泻的问题，每天要上3、4次卫生间，开始没当回事，随便吃点药，但总不好，一个月前去看西医，未见明显器质性病变，诊断为慢性胃肠炎。但最近他发现自己腹泻后有点脱肛的问题，这让他有些紧张，担心有什么大问题，所以他现在心里想的是身体不好可怎么办？

分析以上案例，从中医学来讲，杨科长是典型的"脾气下陷"，即脾气不足，难以正常升清和升举，这属于气机失调。前面我们说到，气是运动的，古人认为人体中的气，即各种细微物质虽然难以从肉眼辨别，但应当是运行不息的，而且有一定的规律。

古人认为，生命在于气的正常运动，所以体内各脏腑的气如何和谐地运动是一个非常关键的问题。各个脏腑的气的运动都有不同的特点，其中，脾气运动的特点是以升为主，包括脾主升清和脾主升举两个方面。

从食物进入体腔到代谢产生废物离开体腔，需要胃的向下挤压和肠道的向下推送，那么肠道吸收的食物精华是如何到达人的全身，尤其是头面部的呢？古人经过分析，认为首先是依靠脾将一部分营养物质向上输送到心和肺，由心、肺进一步加工变化，然后再输送到头面部。在这个复杂的环节中，脾向上输送是至关重要的一步，这一步被称为"脾主升清"，"清"指的是有用的细微的营养物质。中医学认为脾主升清与胃主降浊是相对的，胃负责将食糜向下推送，称为胃主降浊。脾气的升和胃气的降在正常情况下是协调的，清代叶天士在《临证指南医案》说："脾宜升则健，胃宜降则和。"

如果患者平素体质较差，或者由于各种慢性病损耗，或者由于饮食欠佳、服药不当等原因，会使得脾气不足，低于正常所需，难以有充足的动力转化食物和将精微物质向上推送，最终导致头面五官获得的气血不足，引起头目眩晕，神疲乏力；而那些已经转化的精微物质不能输送，就会停在肠道里，引起腹胀，或者随代谢废物一起排出，出现大便稀溏的情况。

临床有一类内脏组织异常下陷的疾病，患者多数体型偏瘦，体质虚弱，可出现胃下垂，有难产病史的妇女可出现子宫脱垂，还有的人在长期腹泻后得了脱肛疾病。这些疾病可轻可重，有些不容易治疗。患者在就诊时，大夫会说他（她）的脾气虚了，难以升举内脏，导致内脏组织下陷。

"升举"是指脾气在一般情况下能向上维持腹腔内脏的相对恒定的位置，维持正常的功能。一旦脾气虚，不能上行，就可能无力维系内脏，导致某些内脏向下垂，这被称为中气下陷——古人认为脾位于人体体腔的中部，所以有"中气"的说法。临床症见腹部坠胀，便意频繁，内脏下垂，如胃、肝、肾下垂，子宫脱垂和脱肛等，临证可用补益脾气、升清托举的方法治疗，经常用到李东垣的著名方剂"补中益气汤"。

出血可能是失控："脾统血"是什么道理

血液是人体自身形成的富有营养的液体，来之不易，对于维持生命非常重要，不能无故损失。所谓"脾统血"，意思是脾气具有控制血液在脉管内正常流动而不离开血脉的功能，这个理论是由明代薛立斋明确提出的。他在《薛氏医案》中说："心主血，肝藏血，亦能统摄于脾。"这种说法得到了后世多数医家的传承，如沈目南在《金匮要略编注》中说："五脏六腑之血，全赖脾气统摄。"对此，一般的理解是人体的无形之气不但能推动血液前行，而且能控制血液的流向，前者被称为气的推动作用，后者被称为气的固摄作用，两种作用相辅相成，中医有"气为血之帅"的名言，就是指以上两层含义。脾主运化，脾与胃合称为气血生化之源，脾的功能正常是气血充足的必要条件之一，只有当脾气健运，水谷精微充足，气血生化有源，充足的气才能很好地推动和控制血液在脉管内正常循行。反之，如果脾气虚，相应的运化功能下降，人体中新的气生成不足，那么就无力统摄血液，血液流行失控就可能渗透出脉外，导致人体各部位出血。

在临床上，各部位出血的原因多种多样，有的与外伤有关，有的与外感热邪有关，还有一类表现为长期慢性出血，例如皮下出血、便血、尿血、妇女月经过多等，如果这些患者在异常出血的同时，还见到一系列脾气虚的症状，如神疲乏力、食欲不振、大便稀溏、面黄肌瘦、舌淡苔白、脉细弱，往往会被诊断为"脾不统血"，中医在治疗的时候，不但要用止血药，还要使用党参、黄芪、白术等补气药，以求补足脾气，让其正常运化，产生充足的气血，以增强气对血液的固摄作用。

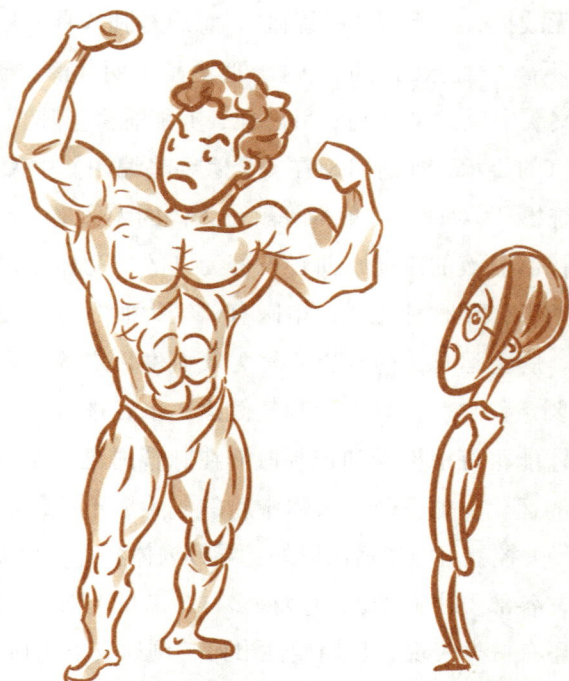

力量与美的基础：脾与肌肉有什么关系

当路过报亭时，随便一望，就能发现许多杂志封面和报纸广告上大篇幅展示着明星和模特们健美的身体。许多人认为"大块头"是锻炼的结果，但实际上，坚持不懈的锻炼占七分，对营养物质的充分吸收也要占三分，甚至有的人认为吃得怎么样更重要，得占七分。从中医学而言，这与脾主肌肉有关。

当中医大夫看到一个人体型比较瘦弱，运动容易乏力的时候，经常会考虑他（她）是因为脾虚而肌肉萎软。为什么中医总会把脾和肌肉联系在一起呢？

肌肉居于皮下，附着于骨骼，有保护内脏和进行收缩、舒展运动的功能。生命在于运动，肌肉等组织需要大量的营养物质去维持运动功能，古人认为运输和转化精微物质的功能由脾所主，脾运化水谷精微功能正常，到达全身充养机体的营养物质就足够，所以《素问·痿论篇》有"脾主身之肌肉"的理论。

由于四肢在运动和支撑身体方面很重要，需要强有力的肌肉，所以古人又专门指出脾主四肢。如果人的消化吸收功能较好，即所谓"脾气健运"，水谷精微充盈，又有充足的食物和适当的体力活动，就会表现为肌肉丰满，四肢活动灵便有力；反之，如果脾虚，或者食物不足，懒散少动，就会表现为形体逐渐消瘦。

《素问·太阴阳明论篇》说："四肢皆禀气于胃，而不得至经，必因于脾，乃得禀也。今脾病不能为胃行其津液，四肢不得禀水谷气，气日以衰，脉道不利，筋骨肌肉皆无气以生，故不用焉。"这段话充分说明人的四肢同样需要脾气输送营养，才能维持正常的功能活动。脾能输送充足营养到达四肢，胳膊和腿的肌肉丰满，活动灵便而有力。如果脾的功能下降，四肢获得的营养不足，以致肌肉萎缩，四肢倦怠无力。

有些中年人的面部皮肤和肌肉松松垮垮，非常显老，这也与脾虚，以至于头面部肌肉难以饱满地撑起皮肤有关，需要调养脾，以使得肌肤紧致，有弹性。对于一些疑难病症，如重症肌无力、周期性麻痹、进行性肌营养不良、多发性肌炎等，中医常从调理脾胃角度进行治疗，也是基于脾主肌肉理论的指导。此外，四肢肌肉的适度运动，可促进脾的运化，增进食欲。

"肌少症"是老年人生理功能逐渐减退的重要原因和表现之一，这个医学名词最初由美国人欧文·卢森伯格在 1989 年提出，作为一个出现 30 多年的词语，受到了医学界的关注，这是因为随着现代人的寿命越来越长，人口老龄化越来越严重，随之而来的一个重大问题就是老年人的生活质量问题，人体老化的显著表现之一就是肌肉质量减少：50 岁以后，人体肌肉质量每年下降 1%~2%，70 岁时，人体肌肉质量较青年时期约下降 40%，80 岁时则下降超过 50%。而肌肉力量下降更为明显，50 岁以后每年约下降 1.5%，60 岁后每年下降 3%。2016 年中华医学会骨质疏松和骨矿盐疾病分会发布了《肌少症共识》，认为肌少症不但与衰老的自然进程有关，也与老年人的各种慢性病损伤有关，它的特点是骨骼肌量减少，肌肉内脂肪堆积，导致肌肉力量减低和肌肉功能下降，进而可导致躯体残疾、生活质量降低，甚至死亡等。

实际上，人体老化的过程在青年时期即开始悄悄启动，最早发生的是不同程度的动脉粥样硬化，女性在绝经期后即开始骨质疏松，再往后机体骨骼肌质量和肌肉力量进行性下降，当下降到一定程度时，则出现肌少症。因肌少症等变得衰弱的老人容易发生跌倒，继而在跌倒后发生骨折，骨折后需要住院手术治疗，而住院期间制动以及住院后的静养会使老年人的肌肉进一步萎缩，而且在这期间很容易继发褥疮、下肢静脉血栓等事件，最终结局就是老人失能。

为了防范以上悲剧的连锁上演，人到中年时期就要注重养生保健，适当运动，改善饮食结构，尽可能长期维持全身肌肉的良好状态。中医自古重视预防疾病，有很多运动和食疗方法。《肌少症共识》也指出，运动是获得和保持肌量和肌力最为有效的手段之一，其次是基础营养支持，在提供充足的热量、微量营养素的基础上，保证优质蛋白的足量摄入至关重要，而动物蛋白，例如乳制品、鸡蛋、牛肉和鸡肉要优于花生、黄豆等植物蛋白。要维持肌肉质量和肌力，老年人需要更多的蛋白质，每公斤体重每天1~1.5g 是一个比较理想的补充量。

西医学目前还缺少专治肌少症的药物，一般多提到试用雄激素、活性维生素 D 等。从症状的描述而言，古人将肌肉明显减少比喻为"大肉已脱"、形瘦骨立，现在民间多称之为"皮包骨头"。中医治疗肌少症多参照内科学中治疗痿证的方法，将不同的肌少症患者根据脉象、舌象和一些特殊表现，分为气虚型、阴虚型、痰湿型、血瘀型等，分别采用补气、养阴、化湿和活血的治则，具体用药则须在专业医生指导下进行。

民间俗语要理清：发脾气是脾的问题吗

　　"发脾气"是常用的形容人发怒的一句俗语，又叫"着急上火""生气"，指的是人由于种种不满，难以自制，产生情绪失控的种种表现。这种情况出现的次数与个人的年龄、性格、修养有关，多见于小儿、月经期前或更年期的妇女，有时也是甲状腺功能亢进症、高血压等疾病的一种常见症状。但此口头语中的"脾气"与中医学理论中常说的"脾气"大不相同，二者不能混为一谈。

　　在中医学理论中，脾是主导营养物质吸收、转运的内脏，"气"这个词在传统文化中很常用，含义较多，主要是人体中发挥推动、调控等作用的细微物质，但有时不明指物质，而是指人体上下内外活动的功能状态。合起来而言，中医学中"脾气"是指人体完成营养物质（包括水液）吸收、转运的功能。人体的"脾气"既不能虚（即不足），又不能停滞，否则都会影响人体对营养的吸收，从而导致新的气、血、津液生成不足。

习语中"发脾气"与中医"脾气"无关，而是与肝气有关，发怒常使肝气上逆。中医重视内脏的整体协调，认为心、肝、脾、肺、肾五脏在生理功能上密切相关，在病理上也互相影响。大家熟知的"诸葛亮三气周瑜"，周瑜因生气而吐血、晕倒，这就是肝气上逆影响胃，导致胃出血并吐血的极端情况，中医会使用逍遥散、痛泻要方等处方来调理肝气和脾气。

再有，从西医学来看，生气会引起交感神经兴奋，导致胃肠中血流量减少，胃肠蠕动异常，消化液分泌减少，食欲变差，甚至导致胃溃疡。人非圣贤，偶尔发脾气属于正常，但对于经常发脾气的人，除了求医问药，疏导肝气，防止肝气影响脾气、胃气或其他脏腑之气外，还可以通过练习书法、绘画、听舒缓的音乐、外出散步等方式转移注意力，提高个人修养，逐步建立良好的人际关系。

总之，"发脾气"与中医的"脾"没有直接关系，与肝失疏泄有关，但可能影响人的脾胃功能，与西医人体解剖学中的淋巴器官——脾脏也没有密切的关系。

"夫妻"双双忙消化：为什么脾为阴，胃为阳

在看完前面几个问题之后，相信已经对脾胃有所了解，我们接下来谈谈"阴阳"理论，分析脾和胃同样离不开阴阳理论。许多人一听到"阴阳"二字，就会习惯性地想到给人算命的"阴阳先生"，觉得是封建迷信，这种想法是片面的。

阴阳是中国古代哲学中的常用词语。哲学是"智慧之学"的意思，是从最抽象的角度探讨世界的本质，总结认识世界的基本方法。哲学源于文

化，又指导着新的学科。有人认为哲学是文化的核心。许多人都知道，中医与中国古代哲学关系密切，中医学植根于中国传统文化土壤之中，以中国古代哲学的认识论、方法论及价值观为其指导思想，很多术语都来源于哲学，其中就包括"阴阳"。

阴阳最初的含义很简单，就是指日光的向背，向日为阳，背日为阴。山之南、水之北能被太阳照到，为阳；山之北、水之南背向太阳，为阴。

在古代早期，被创造出来的文字数量经常赶不上当时的社会发展需要，所以往往需要借用或拓展生活中常用文字的内涵。随着时代发展，一些文字慢慢变得一词多义。中国古代思想家发现自然界、人体中的许多现象都有对立统一的两面性，故以"阴阳"这一对相关联的词语概括这些现象，后来"阴阳"二字逐渐成为极为常用的工具性术语，其内涵也越来越丰富。例如《老子》中说："万物负阴而抱阳。"《素问》中也称："阴阳者，天地之道也，万物之纲纪，变化之父母。"它们的意思主要是指宇宙万物都可以分为相对立又相关联的两类，这两部分在运动中互相制约、互相依赖，甚至互相转化，这是宇宙万物的基本规律。

中医在早期还没有形成完整的理论时，从生活和朴素的医疗活动中获得了许许多多经验和教训，产生了许多想法，但零零碎碎的想法不方便交流。为了总结宝贵的经验，方便后人传承，就需要尽可能地将经验上升为理论。每一门学科的建立都需要分门别类，分析和归纳，以建立一套说理体系，这需要一定的方法。先秦两汉时期的医学思想家借用了当时盛行的阴阳学说，这种学说最基本的思路就是一分为二，然后探讨二者的关系，中医深受这种思想的影响，在考虑问题时也总是先一分为二，而且，很重要的一点是，为了保证分类的便利性和相对稳定性，古人不只以日光向背为分类标准，更以生活中常见的水与火作为划界标准。在《素问·阴阳应象大论篇》中就明确指出："水火者，阴阳之征兆也……水为阴，火为阳。"意思是说，一个整体中的两个部分，与水有某种相似的算作阴，与火有某种相似的算作阳。

下面我们来看一张表（表1）。

表1　阴阳分类简表

类属	亮度	温度	活动性	上下方位	上下趋势	内外部位	内外趋势	外观	状态
阴	晦暗	寒冷	静止	在下	向下	在内	内守	浊	抑制
阳	明亮	温热	活跃	在上	向上	在外	外走	清	兴奋

　　这张表只是列出了一些常见属性的阴阳划分和归类情况。中医认为，人体中内脏主要可以分为3类，即五脏、六腑和奇恒之腑。其中，心、肺、脾、肝、肾五脏能贮藏人体的精华物质，相对而言是内守的，所以为阴，胆、胃、大肠、小肠、膀胱、三焦（有多种含义，常指人的大体腔）六腑主要将食物向下传输，将消化后的糟粕、废液向外传送，所以为阳。奇恒之腑的内容比较复杂，感兴趣的读者可以参看中医教材。

　　就五脏六腑而言，阴与阳相反相成，两者既各有明显不同的运动属性和功能特点，又彼此依赖，这叫作阴阳互根互用，在人体的消化吸收过程中，能藏精气的脾和能往下推送食糜的胃虽然一阴一阳，各司其职，但也共同合作，像是一对好"夫妻"，互相依赖，就人体的消化过程而言，"夫妻"两者缺一不可。单独就脾而言，脾阴和脾阳两种功能之间也需要相反相成，既互相制约，又密切合作，总体上协调平衡，以免发生阴阳失调，例如阴虚阳亢，或者阳虚阴盛，这两种阴阳不和谐的关系会引发不同的症状（详见体质一章中的阴虚和阳虚）。胃阴与胃阳之间，以及其他脏或腑的阴阳也是需要这种和谐关系的。

类比大地育万物：脾胃因何与"土"对应

　　先秦两汉时期的医学思想家在考虑人体内脏活动机制的问题时，除了借用阴阳学说来一分为二地看待问题，还借用五行学说的一分为五的思想来说明内脏各自的特性、内脏与外周组织的关联，以及内脏与外界环境的对应关系。五行一般被解释为木、火、土、金、水五种物质及其运动变化。五行中的"五"指构成宇宙万物的五种要素，虽以木、火、土、金、水来命名，但不能简单从字面上去理解，而应当理解为，中国古代一些思想家认为千变万化的世界归根结底是由五类基本物质组成的。

五行一词在《尚书》中就出现了，《尚书·周书·洪范》说："五行，一曰水，二曰火，三曰木，四曰金，五曰土。水曰润下，火曰炎上，木曰曲直，金曰从革，土爱稼穑。"可以看出，木、火、土、金、水五者由此从生活所见五种具体物质现象中抽象出来，上升为指代属性的哲学概念。木、火、土、金、水这五个生活用词也就像"阴阳"一样，被思想家拿来当作分析世界的理论工具。后世一般以《尚书·周书·洪范》中对五行的属性概括为基准，我们下面来解释一下。

"水曰润下"："润"，滋润；"下"，即在下或向下。凡是具有滋润、向下运动特性的事物，或者从字外还可引申出具有寒凉、闭藏等作用或特性的事物，可用"水"去对应。

"火曰炎上"："炎"，烧热；"上"，即向上。凡是具有温热、向上升腾特性的事物，可用"火"去对应。

"木曰曲直"：字面上指植物具有亦曲亦直特性，实际上树木多是向外周发散地生长壮大的，所以可从字外引申出凡是具有生长、条达等作用或特性的事物，可用"木"去对应。

"金曰从革"："从革"二字很难解释，一种解释是金属通过对矿石的冶炼而来，在锻造时顺从外力而变革，所以经常引申为凡是具有沉降、肃杀、收敛等作用或特性的事物，可用"金"去对应。

"土爱稼穑"："爱"字一般被认为在这里通"曰"，即可以翻译为"说的是"；"稼"，即种植谷物；"穑"，即收获粮食。所以经常引申为凡是具有生化、承载等作用或特性的事物，可用"土"去对应。农耕社会的人，唯有通过稼穑，才能获得足够的食物去生存和发展。这句话是指土地具有化生粮食，供养人和其他生物的重要能力，就像母亲一直哺育着她怀里的孩子。

本着人类生存离不开大地的朴素思想，古人认为土在五行中很关键，有"土载四行""万物土中生""万物土中灭"和"土为万物之母"说。凡是在一个系统中，与食物运化密切相关的部分，会被与五行中的土去对应。而我们在前面已经说过，中医将人的消化食物、吸收营养的功能对应到脾胃，脾主运化水谷，在其主导和小肠的参与下，被胃初步消化的食糜得到进一步转化，化生为精微物质，最后在心、肺等的作用下变为气血而营养全身脏腑形体，因此，脾与胃就被古人对应到了土这一行。金代的医学家李杲（即李东垣）由于特别重视补养脾胃，所以被认为是"补土派"。

总之，五行学说是以木、火、土、金、水的特性来划分世界各常见领域，用五者之间的相生、相克关系来解释世界的一种世界观和方法论。古代医学家为了将对人体的认识组织起来，形成系统理论，就借用了这种哲学理论，比如将主导消化吸收食物的脾和胃对应于负责生化粮食的土，还用五行关系去解释脾胃与其他脏腑的关系。由于人体脏腑之间关系复杂，简单的五行模型化关系理论难以完全说清楚脏腑的多种关系，所以在中医学的发展过程中，古人实际上没有完全受限于这一种说理方式，同时还采用了许多不完全应合五行学说的理论。

一言难尽谈关系：
脾和胃有什么关系

中医在谈论消化吸收功能时，经常将脾与胃放在一起，它们就像一对"夫妻"，阴阳相配，在五行中也都属于土。虽然古人一开始是从解剖学的角度考虑它们的关系，比如古书中有"脾与胃以膜相连"的记载，但从前面的讲述中不难发现，随着中医学理论的逐步发展，中医说的"脾"逐渐与解剖学上的脾脏脱离，成为一些重要功能的代表，所以，脾和胃的关系也就不单是解剖学的联系了。

从生理功能上来看，现代中医学将脾与胃的关系总结为以下 3 个方面。

（1）受纳与运化轮流合作：胃主受纳、腐熟水谷，是人体消化吸收的前提，没有胃的受纳与初步处理，脾将"巧妇难为无米之炊"；脾主运化，进一步转化和输送精微物质，为胃继续工作提供新的气血，没有脾的运化，胃也就不能继续工作。

（2）气机升降相互呼应：气机，是指气的运动。脾和胃的工作都需要气的推动。中医认为脾胃都在中焦（人体腔的中部），位置为"枢纽"之地。脾气能升清，将精微物质向上输送于心肺，化生为气血，再由心肺推送到全身，包括给胃提供新的物质和能量，胃才能继续受纳和腐熟。胃气顺利完成对食物的通降，食糜到达肠道，有利于脾气主导进一步的消化吸收工作。如果食物停积在胃部，那么脾也只能"干着急"，脾气和胃气一升一降，相反相成，从而保证消化吸收功能顺利进行。

（3）喜燥与喜润相搭配：根据五脏六腑的工作特点，中医学对一些脏腑拟人化地用"喜恶"进行描述，以下简单介绍脾和胃。

脾在运化和升清时，需要充足的阳气来推动和温化液态物质，使其上升和散开，如果阳气不足，液态物质在体内凝聚，就会形成"内湿"。而在脾气不足时，苍术、白术等辛温燥烈的药物能帮助脾气升散液态精微物质，所以古人用拟人化的说法，说脾"喜燥恶湿"，这其实是提示临床医生在脾虚而水湿内停时，可以用辛温燥烈的药物来帮助脾祛散湿气，即所谓"健脾燥湿"。

胃主受纳腐熟，胃腔必须有充足的津液（属于阴，又称阴液），也称胃液，才能消解软化食物，让其顺利地变成食糜。如果过食辛燥食物，导致胃的津液被消耗太多，或者过用苦寒药，导致胃中津液被伤，那么胃腔就会变干而失去滋润，食物就得不到初步的消化，难以顺利地通降下去，所以古人认为胃会"喜润恶燥"。

清代名医叶天士善于调养胃阴虚的患者，他说："脾易湿，得胃阳以济之；胃易燥，得脾阴以润之。"他认为脾胃对燥湿的喜恶不同，但又相互为用。胃燥时脾的阴液可以资助胃，脾虚生湿时，如果胃的阳气不虚，也可以帮助脾阳，两者阴阳互用，有利于维持脾胃的正常纳运及升降。假如患者脾虚所形成的内湿比较严重，可引起纳呆（即食欲不振，没胃口）、嗳气、恶心呕吐、胃脘胀痛等症状；胃阴受损，内燥严重时，又可连累脾阴，出现不思饮食、腹胀便秘、消瘦、口渴等脾阴虚症状。此外，从经络学来看，《灵枢·经脉》记载足阳明胃经和足太阴脾经通过络脉相互沟通，构成表里相合关系，我们将在后面仔细谈经络的问题。

神秘的体内通道：脾胃和经络有什么关系

在中医学理论体系中，经络学说是一种很重要但又神秘难解的理论，古人用经络来解释人体是一个整体，人体各个部分，包括上下内外，都由经络连结而成。经络理论被应用于说明人体生理联系、病理影响及诊断和防治疾病诸多方面，亦是针灸、推拿等中医技术的指导理论。宋代窦材在《扁鹊心书》中说："学医不知经络，开口动手便错。"人体有许多经脉，分属于不同的脏腑，其中，属于脾的足太阴脾经（简称脾经）和属于胃的足阳明胃经（简称胃经）密切相关，它们在人体的下肢又各有细小的络脉。您看到这里很容易一头雾水，所以为了能比较清楚地说明它们，我们需要先从总体上详细地讲一讲。

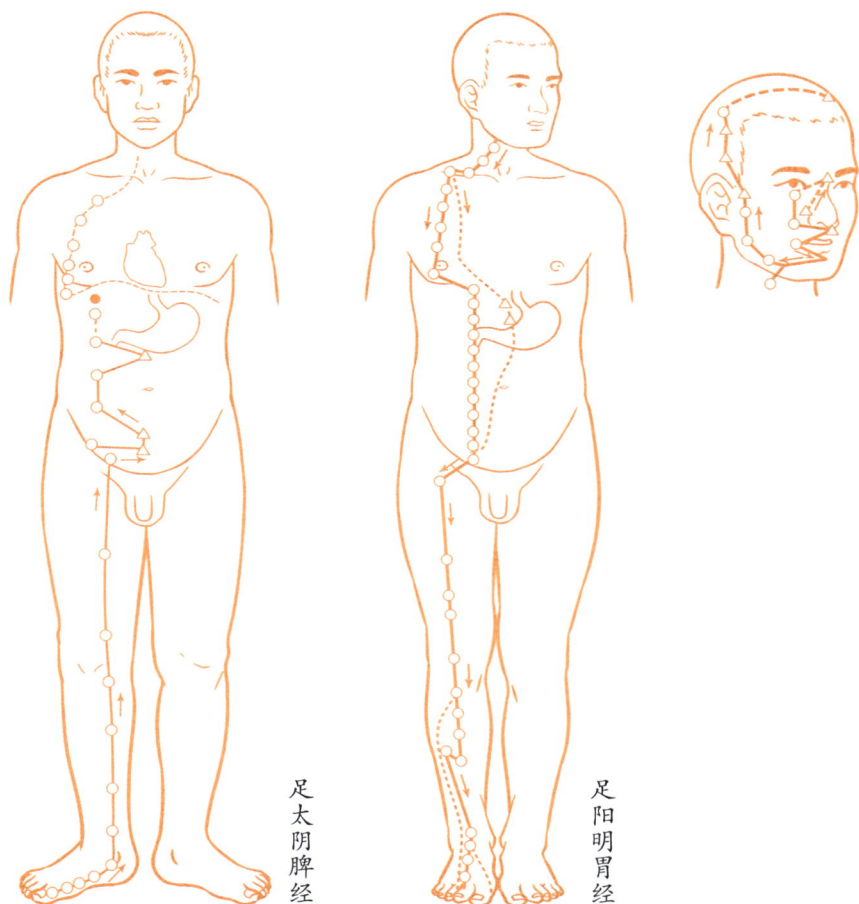

足太阴脾经

足阳明胃经

　　中医学最重视的不是一脏一腑，而是人体各个脏腑和外周组织的相互联系，以在适应外界环境的基础上维持和发展，即整体观是中医最重要的特征之一。

　　那么，脏腑之间、脏腑与外周组织是如何互相沟通、密切配合的呢？在中医学中没有神经系统和内分泌系统的说法，但是在《黄帝内经》的《灵枢·经络》中，却有一整套描述得很细致的经络理论，这种独特的理论认为经络密切联系着全身，正是通过经络，人体才成为一个有机整体。

　　经络学说具体是怎么产生的呢？目前还未研究清楚，可能与中国古人对穴位的归纳、对针刺感觉传递的路线化思索等有关。有人推测，古人在练习气功的过程中，积累了丰富的感受，逐渐上升为理论，并依据当时的哲学思想，将理论逐渐整理成一个完整的体系，形成了复杂的经络学说。再来看看现代中医学者对经络下的定义：经络是运行全身的气血，联络脏腑、形体与官窍，沟通人体上下内外，感应传导信息的通道。

目前，我们还无法彻底研究清楚经络到底是神经、血管、淋巴管和肌腱韧带等的复合功能，还是一种只存在于活体内而有其独特生命效应的细微组织。人体中可能有目前还不清楚的一种功能独特的结构，这种结构也许像"电磁波"一样只能见其功用，难以见其形状。从严格意义上来说，目前在各种中医书籍中所绘的经络图仅是帮助记忆的"示意图"，用现代中医思维研究领域的话来讲，只是一种带有抽象性的"意象"，而非直观的形象。

经络作为一套通道系统，主要有大、小两类通道：经脉——大的主干道，络脉——无数细小分支。古人认为人体脏腑的气推动着血液，通过经络到达五官九窍（七窍和前后二阴的总称），流经全身皮肉。当然，在这里有个疑点，就是我们在前面说的，古人把血脉与经脉混为一谈，所以认为血也在经脉中运行。

在经脉中，又分为十二正经与奇经八脉两类，十二正经包括手太阴肺经与手阳明大肠经、手厥阴心包经与手少阳三焦经、手少阴心经与手太阳小肠经、足太阴脾经与足阳明胃经、足厥阴肝经与足少阳胆经、足少阴肾经与足太阳膀胱经。这十二正经其实是 12 对经脉，比如足太阴脾经，它在人体左半侧和右半侧各有一条。

我们下面详细介绍一下足阳明胃经和足太阴脾经的循行路线，注意，十二经脉都是成对的，在人体左右两侧各有一条。

足阳明胃经起自鼻翼两旁的迎香穴，贴着鼻两侧上行，左右交会于鼻根部，进入内眼角，又折返向下沿鼻柱外侧，进入上齿中，出而挟口两旁，环绕口唇，在下唇下方的颏唇沟处左右相交，退回，沿下颌骨后下缘到大迎穴处，沿下颌角上行过耳前，经过下关穴，沿发际到达前额两侧。

分支 1：从颌下缘分出，下行到人迎穴，沿喉咙向下后行至大椎，折向前，行入锁骨上窝，深入体腔，下行穿过膈肌，属胃络脾。

直行者：从锁骨上窝出体表，沿乳中线下行，左右挟脐两旁（距离前正中线2寸），下行至腹股沟处的"气街"。

分支2：从胃下口幽门处分出，沿腹腔内下行至"气街"，与前面的直行之脉会合，而后沿大腿之前侧下行，至膝部，向下沿胫骨前缘行至足背，入足第2趾外侧端。

分支3：从膝下3寸处下行到达中趾外侧端。

分支4：从足背（冲阳穴）分出，前行入足大趾内侧端，交于足太阴脾经。

足太阴脾经起于足大趾内侧端（隐白穴），沿足内侧的足背与足掌分界处，上行过内踝前缘，沿小腿内侧正中线上行。至内踝尖上8寸处，交出足厥阴肝经之前，上行沿大腿内侧前缘，进入腹中，属脾，络胃。向上穿过膈肌，沿食管两旁上行，连舌根，散舌下。其分支从胃别出，上行通过膈肌，注入心中，交于手少阴心经。

包括足阳明胃经和足太阴脾经在内的各条经络循行分布于人体各组织器官，沟通人体的上下内外，形成一个复杂的网络体系，在不同部位传递各种信息，所以针刺、艾灸某个穴位，能引发远处某些脏腑组织发生改变。

第三篇

用望闻问切
查异常信号

《孟子》有一句名言："有诸内，必形诸外。"意思是说身体内部的问题，多多少少会在体表透露出一些异常信号。中医就是利用经验和理论去望闻问切，有目的地通过寻找和判断这些信号来诊断疾病。

在这一篇中，我们将介绍一些中医望闻问切的基本知识，这将有助于更深入地了解自己。这就像学中医的女大学生，在照镜子的时候，不但会看自己今天美不美，而且会观察自己的面部气色、嘴唇血色，甚至伸出舌头看看自己的舌质和舌苔，这都有助于监测自己的身体状况。

如果发现身体某个部位有异常信号，也不用太着急，因为诊断疾病是一件复杂的事情，需要综合判断，可以去医院再仔细检查。我们希望大家对自己的身体不要太马虎，把小毛病拖成大问题；但也不要疑心太重，草木皆兵，这两种极端化的心态都容易出问题。

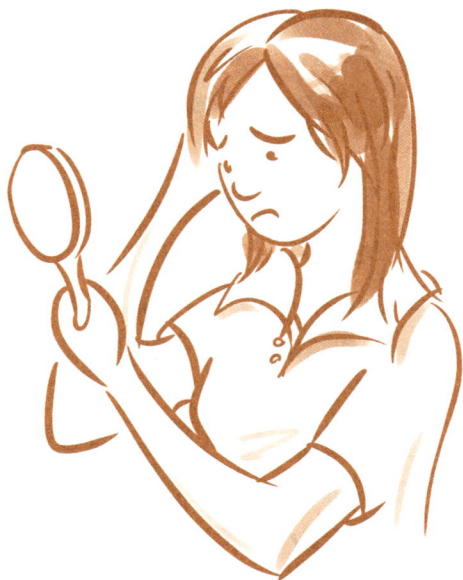

怎样通过"看脸色"来破译脾胃信息

　　刚毕业的小陈获得了一份会计师的工作，小姑娘做事仔细，对同事热心，后来成为公司的业务骨干，很多公司重要的账目都要经由她来处理，需要操心的事情越来越多，甚至有时候要熬好几个通宵才能完成。渐渐地，小陈脸色变暗了。

　　小陈的姨妈是位中医大夫，出差时顺路来看她，发现她脸色暗黄，还总是油腻腻的。又问了问她饮食情况，说是最近吃饭时间不规律，总是饥一顿饱一顿，食欲特别差，大便也不成形。小陈姨妈望了望小陈的舌苔白厚腻，告诉她由于熬夜工作不按时吃饭，思虑伤脾，导致脾虚湿盛，出现了这些症状。

面色可以直观反映脏腑情况。《素问·刺热篇》说："肝热病者，左颊先赤；心热病者，颜先赤；脾热病者，鼻先赤；肺热病者，右颊先赤；肾热病者，颐先赤。"指出在五脏热病中，面部不同部位显现出赤色提示不同脏腑的热病。

《素问·风论篇》中说："脾风之状，多汗恶风，身体怠惰，四肢不欲动，色薄微黄，不嗜食，诊在鼻上，其色黄。"《灵枢·五阅五使》中说："口唇者，脾之官也。"因为我们身处亚洲，属于黄色人种，我们正常人的面色是"红黄隐隐，明润含蓄"的，凡是晦暗枯槁、鲜明暴露的面色都称为病色。

由于面部皮肤外露且血脉丰富，其色泽便于观察，因此面色成为望色诊病的关键。望色包括望皮肤的颜色和光泽两个方面。如面色萎黄多是由于脾气不足或者水湿内停，湿邪溢于肌肤所致，这种萎黄，面色呈现黄色，但是缺乏光泽。此外，由于清阳不升，浊阴不降，聚液为痰，而出现的气血生化乏源和水液代谢异常，面部就会油腻不爽；有些人饮食偏好生冷，或者吃饭没有规律，日久就会损伤脾阳，导致脾胃虚寒，寒郁阳阻就会出现痤疮。有些人喜欢吃辛辣刺激食物，易致脾胃湿热，面颊就会出现红肿的丘疹或脓疱，面部油腻，或伴有大便黏滞不爽及排便不尽的感觉。

平时一定要顾护脾胃，饮食上要注意少吃一些生冷、辛辣和不容易消化的食物，吃饭的时候要注意节奏，细嚼慢咽，还要注意少熬夜，多运动，让机体的阳气能够在夜晚与阴经交接，使得机体的阳气能够得到休养生息。

眼睛能反映脾胃的秘密吗

人们常说，眼睛是心灵的窗户，通过眼神交流可以让我们更好地和周围的人沟通。能否通过观察眼睛去知晓人体内部的情况呢？

首先，我们来了解一下眼睛的生理构造，眼睛是由眼球、视路和附属器（包括眼睑、结膜、泪器、眼外肌和眼眶）组成。在中医学中，将眼睛称之为精明。望眼睛是非常重要的望诊察神内容。中医学理论对于眼睛的相关研究非常有特点，它是运用独特的"五轮学说"来说明眼睛的组织结构和生理、病理现象，如将眼睛分为白睛（气轮）、黑睛（风轮）、瞳孔（水轮）、上下眼睑（肉轮）、内外眦（血轮）五部分。

值得一提的是，上下眼睑属"肉轮"，又因脾主肌肉，故其归属脾经，由脾气所约束。如果眼睑浮肿，皮色光亮，不红不痛，多数与脾虚湿盛有关；如果眼睑红肿热痛，多与脾胃湿热有关；如果眼睑下有硬结，而且不红不肿，多与痰湿互结有关；如果上眼睑下垂，呈现无力上举的状态，多与脾气下陷有关。

金代著名的医学家李东垣曾经有"脾胃虚则九窍不通论"的论述，他认为，包括眼睛在内，五官九窍的疾患，有时候是脾胃问题引起的。现代人们工作压力大，生活节奏快，往往会导致情志郁结，忧思伤神，又加上聚餐应酬、加班熬夜，导致饮食失节，劳逸过度，易使脾胃受损，脏腑精气不足，精气不能上达于目，目失所养而导致眼睛出现问题。李东垣在《兰室秘藏》中就曾经说过："夫五脏六腑之精气，皆禀受于脾，上贯于目。脾者，诸阴之首也；目者，血脉之宗也。故脾虚五脏之精气皆失所司，不能归明于目矣。"

临床上李东垣曾用冲和养胃汤治疗因劳累过度，脾胃虚弱，心火与三焦俱盛而引起的内障眼，书中记载"服之神效"，冲和养胃汤的方子里重用能补益脾胃阳气的黄芪、人参、白术、柴胡、升麻、茯苓、酒制当归、干姜、炙甘草等，但是只用了黄芩、黄连两味苦寒之药来降心火，使补益而不失于偏颇，泻火而不伤元气。

这提示医生，治疗眼部疾病不仅可以从肝治，还可以从脾治，而且效果非常显著。从养生角度说，在平时也要注意保护眼睛，如果总是盯着屏幕玩手机或玩电脑，不仅伤眼，长期下去还会伤及脾以及其他脏腑器官。

耳朵与脾胃有关系吗

邻居王奶奶的食欲不太好，总觉胃脘胀满，吃不下饭，晚上也睡不好觉。眼看着自己的老母亲日渐消瘦，经人介绍了一位专门调理脾胃的中医大夫，王奶奶儿子赶忙带着自己的老母亲去就诊。细心的大夫不仅开出了药方，还给王奶奶耳朵上贴了几个"耳针"，嘱咐她没事回家可以多按按对应的耳穴。按完之后，王奶奶打了一个大大的嗝，顿时觉得胃脘部舒服了不少。那么，耳朵和脾胃有什么关系呢？

耳朵是人体主要的信息接收站，人体所有经络都与耳有关联。耳位于头面部两侧，属于清窍，是听觉和平衡感觉的器官。耳受清阳之气的充养。耳的生理功能与五脏关系密切，最重要的是与肾中精气盛衰关系密切。人体各部位和脏器在耳廓上都有一定的反射区，在反射区上的敏感点称为耳穴，中医通过耳针治疗疾病，有良好的效果。

《脾胃论》明确指出："耳鸣、耳聋、九窍不利，肠胃之所生也，此胃弱不能滋养手太阳小肠、手阳明大肠，故有此证。然亦只从胃弱而得之。"当脾主运化、升清的功能正常的时候，全身的气血充沛，清阳之气就会源源不断地上奉于耳，使得听觉功能正常。如果出现脾失健运、气血不足的情况，就会出现耳失所养，甚至失聪。如果湿邪困脾，清阳不升，蒙蔽耳窍，甚至出现重听、幻听。

李东垣认为，虽然经典医籍多数都认为肾开窍于耳，但肾为先天之本，也要依赖后天脾胃的滋养，如果后天脾胃虚弱，再加上先天失充，髓海不足，耳窍失养，耳聋耳鸣的情况就会重复出现。《兰室秘藏》所记载的由李东垣创制的柴胡聪耳汤，就用于治疗耳中干结、耳鸣耳聋等病症。从他的制方思路可以看出，这个方子所治的耳鸣耳聋主要是由脾胃虚弱，气血不足，气虚血瘀，清窍失养所致，所以方剂里用到了人参、当归身、生姜、柴胡、炙甘草来补养脾胃气血以治本，使后天得补，先天得充，则清窍得养；再继续用水蛭、虻虫来治疗血瘀，佐以质轻善走上窍的连翘，辛香走窜的麝香破血通窍、散结消痈以治标，体现了寓补于通，通补兼施，则耳鸣、耳聋自愈。这也提示临床耳窍之疾，虽主要由于肾精亏虚、耳窍失养导致，但治疗不可一味使用填补肾精为主的六味地黄丸，也可考虑从补益后天脾胃治疗，同样具有很好的疗效。

鼻子能反映脾胃的状况吗

中医学将鼻子称为"明堂"。鼻子与嗅觉有关，用于呼吸清浊之气，但同时也是外邪入侵的首要门户，在感冒发烧的时候，最常见的症状就是打喷嚏、流鼻涕。鼻子前面下端的尖部被称为"鼻准"，也就是常说的鼻头。鼻头丰满，有光泽，在面相学中常常被形容为王者富贵之相。

鼻子的颜色和光泽、柔韧度还能体现脾胃功能的好坏。鼻上血脉丰富，鼻子功能健旺，有赖于脾气的滋养。鼻准归属于脾经，当脾的功能出现异常时，常常会影响鼻窍的功能和状态，如《素问·刺热篇》说："脾热病者，鼻先赤"，可见脾与鼻子的关系密不可分。

如好发于男性的酒渣鼻，不仅影响颜值，而且病程很长，难以治愈。在门诊询问病史的时候就会发现，这类患者往往爱吃辛辣刺激、油腻的食物，比如火锅、烧烤、快餐，喝冰镇啤酒等，长此以往，湿热伤及脾胃，后便多有此症发生。

《东垣试效方》中说："若因饥饱劳役损伤，脾胃生发之气既弱，其营运之气不能上升，邪害空窍，故不利而不闻香臭也。宜养胃气，使营运阳气，宗气上升，鼻则通矣。"意思是说在治疗和平常防病保健过程中，要时时顾护脾胃，避免过饥过饱、过寒或者过热刺激，而保持脾胃功能正常，也有利于鼻病的治疗和预防。

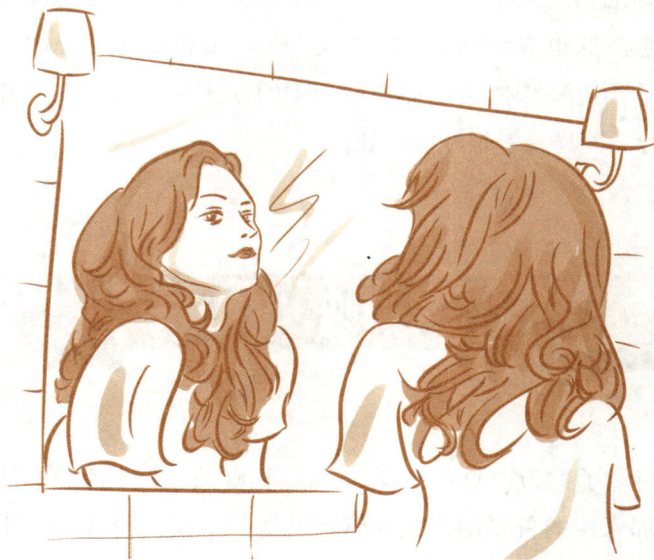

什么样的唇色才是健康色

爱美之心，人皆有之。古人评价美人面相有"九善"，其中"一善"便是"发黑唇红"，乌黑浓密的秀发、红润的双唇总会让人过目不忘。但是，如果本身唇色就苍白或者紫暗，擦再昂贵的口红，也难呈现出诱人的唇彩。

在日常生活中，常常看到贫血或者痛经的女性朋友，唇色往往偏淡；

经常熬夜加班的白领们，唇色往往偏暗甚至呈现紫暗色；爱吃快餐火锅的朋友，唇色往往红暗，而不润泽，总像"上火"了一样。那么，什么样的唇色才是真正的好颜色呢？不正常的唇色又隐藏着怎样的疾病信号呢？在生活中，应该如何防治呢？

中医学提倡通过整体观念和辨证论治对疾病进行防治，所以无论唇色浅淡还是紫暗、红暗，都可以通过调护脾胃来改善唇色，这就是中医学所强调的"异病同治"。在中医学中，唇是指口唇，位于口的前端，分为上唇和下唇两部分，唇四周的白肉则称之为唇四白。《素问·五脏生成篇》说："脾之合肉也，其荣唇也"，即指口唇的肌肉由脾所主，同时脾的荣华也表现在口唇上，通过唇的色泽形态，就能反映出脾胃功能。

当脾气健运的时候，气血充足，口唇呈现红润并且富有光泽感。如果脾的功能失调，口唇的色泽形态呈现出异常变化。如果脾失健运，气血虚少，口唇出现淡白不华，甚至出现面色萎黄、四肢畏寒等症状；如果嗜食肥甘厚味，导致胃肠积热，则会出现口唇糜烂；临床上，患者出现口唇鳌黑，口唇蜷缩，不能遮盖牙齿，则是脾气将绝的危重征象。所以，口唇的颜色形态，不但能够反映全身的气血状态，还能反映脾胃功能，可以说口唇就是脾胃的健康"显示器"。

那应该如何通过调理脾胃，使人体的唇色红润健康呢？中医学认为，脾胃为后天之本，脾与胃在五行属土，位于中焦，以膜相连，且互为表里。其实，在人的身上就隐藏了很多非常重要的穴位，比如中脘、足三里等。中脘穴位于人体的正中线上，脐上 4 寸处，足三里位于外膝眼下 3 寸，如果能经常对这些穴位进行有规律的按揉，就能有效疏通脾胃之气，增强胃肠动力，起到很好的调养脾胃的效果。中医学认为，过度思虑可以使脾气郁结，日久会使脾胃功能运化失常。所以，在日常生活中，不要让消极情绪影响脾胃的健康，平时要调整好情绪，避免长时间忧虑、烦躁、压抑，经常笑一笑，何乐而不为呢？与此同时，适当的体育锻炼也是特别好的养胃健脾的方法，在运动过程中，能有效增强脾胃功能，有利于食物更好地消化和吸收。

口味异常可能是什么问题

李奶奶虽然已过花甲之年，每天的退休生活非常充实，广场舞是必不可少的，但是最近半年来，总觉得腿没劲，饿的时候心还会发慌，嘴里总会有股子甜味。在一次社区体检中，李奶奶查出空腹血糖是 7.6mmol/L，已经超过了正常范围，但是李奶奶因为担心西药有副作用，不愿意服用西药以降糖，所以来求助中医。

李奶奶来就诊的时候，大夫发现她神疲乏力，身体消瘦，她说自己吃得不多，但是吃完总会有腹胀的感觉，大夫让她伸出舌头看一看，发现她的舌质红，舌苔白而干，给她把脉，感觉脉细弱。医生开好中药后，叮嘱李奶奶要严格控制饮食，不要吃蛋糕类的甜腻食品，还要适度运动，继续跳广场舞就很不错。

其实，早在《素问·奇病论篇》中，就对李奶奶表现出的这些问题有所解释："有病口甘者……名曰脾瘅……此人必数食甘美而多肥也，肥者令人内热，甘者令人中满。"口甘好发于糖尿病患者，李奶奶起病并没有多饮、多食、多尿等糖尿病的典型症状，而是因为口中有甜味，在社区医院检查时才发现有糖尿病。中医根据四诊资料，辨证她属于气阴两虚、脾失健运证，给她开了七味白术散，方中用了黄芪、党参健脾益气，白术燥湿和胃，茯苓健脾化湿，山药补脾养阴，还有木香、砂仁、藿香行气散津，葛根升清生津，石斛、麦冬甘寒养阴。在服用中药调理后，李奶奶感觉身体逐渐好起来，广场舞跳地也越来越好了。

口味异常虽然病发在口舌，但根源多在脏腑。当人饮食不当、劳倦过度、久病体虚时，脏腑失和，浊气上溢于口，而形成口有异味的外在表现。胃肠之气通于口，脾开窍于口，许多经脉也经过口腔，所以口味异常的病证与脾、胃肠等脏腑经脉关系密切，同时也与心、肾相关。《严氏济生方·口齿门》曾经说："夫口者，足太阴之经，脾之所主，五味之所入也。盖五味入口，藏于脾胃，为之运化津液，以养五气。五气者，五脏之气也……五脏之气偏胜，由是诸疾生焉。"口淡乏味多由于脾胃气虚；口甜或者口中感觉黏腻一般是因为脾胃湿热；口中泛酸属于肝胃蕴热；口中酸腐多属于伤食。另外，对于口味异常的诊断还需要结合望舌、按脉的情况，共同做出判断，要辨清寒热虚实，具体情况具体分析。

牙龈肿痛与胃肠有关吗

朱爷爷刚退休不到两年，最近又得了一个大孙子，欢喜的不得了，逢人便说，自然有很多人要朱爷爷请客，朱爷爷也不好推辞，大鱼大肉、觥筹交错之后，朱爷爷的牙龈肿了起来，牵扯头和脖子都疼起来了，脸颊还微微发热。去医院一看，牙龈已经又红又肿了，嘴里还冒着一股子臭味，痛苦不已。

中医大夫一问才知道，原来朱爷爷从年轻时候，就喜欢吃肉和油炸食品，瓜果蔬菜一点都不爱吃，老爷子的脾气特别固执，别人说什么都听不进去。年纪大了以后，更是我行我素，吃得肆无忌惮。应酬的时候，烟酒都不离手，油炸和肥腻的东西照吃不误，没几天，大便解不出来，牙龈更是又红又肿。大夫经过仔细望闻问切，最后给朱爷爷开出了清胃散，并且嘱咐一定要忌烟忌酒，少吃肥肉，多吃蔬菜。

胃腑积热型牙龈肿痛多数都与食肥甘、辛辣有关，肥甘厚味导致人体湿热内蕴，胃火炽盛，浊气上攻，沿足阳明胃经和手阳明大肠经上行到口腔，影响口腔和牙齿局部卫生，从而出现口臭和牙龈肿痛，所以大夫选用了能清泄胃火、养阴生津的清胃散。

清胃散出自李东垣的《脾胃论》，具有清胃凉血的功效，主要由黄连、当归、生地黄、牡丹皮、升麻等组成，主治胃有积热，火气上攻证，症见牙周红肿疼痛，甚者牵引头颈，面颊发热，或者牙龈红肿溃烂，口腔、唇、舌黏膜溃疡，伴唇舌干燥，口气恶臭，舌红苔黄，脉弦或弦数，具有良好的效果。

经过这次，朱爷爷终于知道原来自己的生活习惯是多么不健康了，为了自己的健康，终于"忍痛割爱"，不再吃那些油腻煎炸的食物。

在用药的同时，患者朋友也可以自己取穴按摩，效果也不错。足阳明胃经连接上牙齿，手阳明大肠经连接下牙齿。上牙痛可以按揉足阳明胃经在脚背上的内庭穴，内庭穴位于第2和第3脚趾头之间的缝纹末端。下面的牙齿痛可以按揉手阳明大肠经的合谷穴，合谷穴位于第1、2掌骨之间，即第2掌骨桡侧中点处；合谷穴还有一种取穴方法，即把双手拇、食两指张开，以一手的拇指关节横纹放在另一手的虎口边缘上，大拇指尖按压的肌肉处就是合谷穴，这个穴位被按压的时候，酸麻胀痛的感觉是比较强烈的。

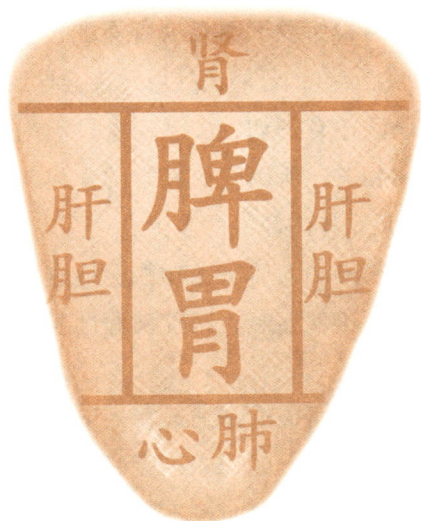

怎样通过看舌来了解脾胃功能

　　许多女士都喜欢照镜子打扮，谦谦绅士也需要对着镜子仔细刮胡子，但是您曾经对着镜子细心观察过您舌头上的变化吗？比如为什么舌头会比前几天红了呢？为什么舌苔的颜色会变黄呢？

　　其实，望舌对于大致了解人体的健康很有用。舌诊是中医学特色诊法之一，通过望舌，可以观察舌象的变化和发展，预测和了解体内病变。

　　如果说脸色是人体健康的"晴雨表"，那么舌象就是人体内脏器官的一面镜子，人体五脏六腑的变化，都可以通过舌象反映出来。为什么能通过对舌头的观察来知晓五脏六腑的健康状况呢？这要从舌与脏腑的关系说起。

　　人体的脏腑通过经络与舌连通，其中心、脾、胃、肾与舌的关系最为密切。这是因为心开窍于舌，手少阴心经之别系于舌，心主血脉，同时，舌体分布着丰富的脉络，所以心的功能正常与否，必然反映于舌。我们再来看看脾，足太阴脾经连舌本，散舌下，同时，舌又是脾胃之外候，舌苔是由胃气上蒸形成的，所以舌象又可反映脾胃的运化功能；肾藏精，肾为先天之本，足少阴肾经挟舌本，肾的精气盈亏都会导致舌象变化。

舌与精气、血、津液还有密切的关系，这是因为气血的生成、运行与脾、胃、心等脏腑密切相关，所以气血盛衰的变化与运行情况常常能反映在舌上，舌体润燥可以反映体内津液的多少。

中医通过观察舌象来推测人体脏腑功能的盛衰以及气血的盈亏、邪正消长及病情顺逆，对判断正气盛衰、区别病邪性质、分辨病位深浅及推断病情及预后具有重要意义。

现在如果方便，拿出一面镜子仔细观察一下舌头吧，观察之前先用清水漱漱口，洗掉食物留在舌面上的残渣，最好也不要喝豆浆、可乐还有茶水能够影响舌苔颜色的饮品，当然，也不要用牙刷去刮舌苔，这样就会抹掉人体舌苔真实的印记，不利于判断病情。

望舌主要包括望舌质和望舌苔两方面。舌体前部为舌尖部，主要反映心肺的功能；中部为舌中部，反映脾胃的功能；后部为舌根部，主要反映肾的功能；舌的两边反映的是肝胆的功能。舌苔指的是舌面上的苔状物，由脾胃之气上蒸形成。

通常正常人的舌象为淡红舌、薄白苔，舌体活动自如，舌质荣润，干湿适中。少数人由于禀赋特殊和生理上的差异，舌质颜色略有偏红或者偏淡的不同，这都不属于病态。舌质的色、形主要反映脏腑气血津液情况，舌苔的变化与饮食积滞或所感邪气的性质有关。《临证验舌法》指出："凡内外杂证，无一不呈其形，着其色于舌"，就是说舌体与舌苔的变化常常反映脾气的盛衰和胃气的强弱，对临床辨治脾胃病具有非常重要的指导意义。

脾胃出现了问题，临床往往表现出虚实夹杂之证。虚为脾胃虚弱，实为积食、寒、湿、热、气滞、血瘀之邪影响脾胃的运化功能。从舌质来看，在脾胃病患者中，舌淡白胖嫩，苔白而水滑，多属脾肾阳虚；若舌红而胖大，伴黄腻苔，属脾胃湿热，舌胖大，有齿痕，往往属于脾虚湿积，脾为湿困；舌胖大而红，多为脾积湿热；舌胖大，舌色较暗，多属于脾郁湿瘀；舌胖大而舌色偏淡，多属于脾虚湿聚。脾虚湿盛的人，往往舌边会有牙齿挤压的痕迹，在中医学中称为齿痕舌。齿痕舌常与胖大舌并见，其形成多因脾阳虚，水湿内停，致舌体胖大，与齿缘相互挤压而成。要提醒大家的是，正常人舌边也可见轻微齿痕，且长期不易消失，但舌体不胖大，一般不算病态。舌体瘦小而舌质偏淡多为脾肾心气阴亏虚。

从舌苔来看，如果舌苔白厚且腻，或者滑，可能是由于外感寒湿，喜欢吃生冷的食物，导致脾虚失运，痰湿内生，这类人往往觉得口淡无味，吐白色黏痰，而且痰量特别大。如果舌苔黄而且厚腻湿润，多见于饮食积滞。

有专家发现，当脾胃病急性发作的时候，舌苔往往由薄白润转为薄黄干，或者由白厚转为厚腻，或腐或燥，表明病情加重，胃镜的检查也往往提示，此时的胃或十二指肠黏膜呈现充血水肿之象。舌苔与舌质的变化是判断病情轻重、进退的一个敏感指标，临证时还要注意不同舌苔与舌质之间的相互关系，要将两者结合起来审察病情。其变化多为渐变，如果舌苔能从无到有，由干到润，这种渐变为向愈之象，是疾病往好的方向发展的征兆。当望舌的时候，要结合舌形、舌质和舌苔的情况综合判断，不能以偏概全。

胃下垂是怎么引起的

胃下垂是内脏下垂的一种，在站立的时候，胃位置下降，胃小弯最低点在髂嵴水平连线以下，这种情况多见于瘦长无力体型者、久病体弱者、经产妇、多次腹部手术有切口疝者和长期卧床少动的人。轻度胃下垂往往没有明显的症状，中度及以上者常出现腹部胀满感、沉重感，在饭后发生腹痛，进食量越大，疼痛时间愈长，且疼痛亦较重，饭后活动也会使疼痛加重，还易出现恶心、呕吐，这是因为一次性吃大量食物，加重了胃壁韧带的牵引力，严重的患者还会出现便秘和头痛等症状。

早在《黄帝内经》就有胃下垂的论述，如《灵枢·本脏》记载："肉䐃不称身者，胃下，胃下者，下管约不利。"历代医家认为胃下垂系"中气下陷"所致，遵照《黄帝内经》"下者举之"之训，常以"补中益气""升阳举陷"法治之。脾主升清，脾气能够将水谷精微上输于心肺，通过心肺的作用化生气血，而布散全身，同时还能维持内脏位置的恒定。脾胃位于中焦，脾气升，胃气降，脾升则肝肾升，胃降则心肺降，所以脾胃是气机升降的枢纽。脾胃（中气）虚弱，脾失升清，无力举托，可致胃下垂，另外中气虚弱，易产生气滞、水湿、痰饮、瘀血，均可导致胃下垂。

治疗胃下垂要以顾护脾胃为主，用升降法调气机，常用黄芪、党参、白术、升麻等升药和枳壳、枳实、青皮、陈皮、佛手等降药。

一般胃病可在进餐前或者进餐后相隔一小时服药。脾胃气虚者以餐前服药为宜，胃下垂者不要把汤药和食物相杂，以免影响药物效应。另外，吃饭和服药后，最好静坐半小时左右为宜，不要吃完后就起身散步、劳作、持重、弯腰等。

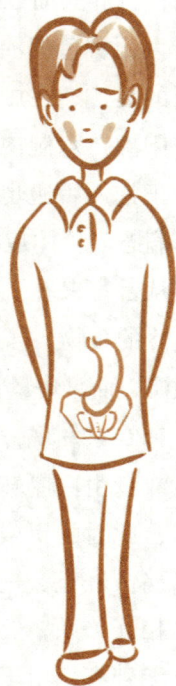

经常乏力与脾虚有关吗

　　小文长得眉清目秀，但是因为小时候得过慢性肠炎，加之特别挑食，所以身体素质一直不是很好。从小到大风一吹，她不是感冒就是肺炎，感觉一阵风都能把她吹起来，大家都叫她"病美人"。最近小文说总觉得身体没有力气，什么都不想干，也不想说话，总想睡觉，也不知道饿，成绩更是一落千丈，这可急坏了小文的爸爸妈妈。去医院检查，未发现器质性问题。她家的亲戚建议小文去找中医大夫调理一下，于是小文的爸爸妈妈便带着小文找了当地一位名中医诊脉。

　　中医大夫对小文这种情况见得很多，本病的发生主要是由于脾胃气虚。其实，饮食减少、神倦乏力、气短懒言、语言低微这些症状都是由脾气虚造成的。早在《黄帝内经》的《灵枢·本神》就说："脾气虚则四肢不用。"《难经·十六难》也说："怠惰嗜卧，四肢不收，有是者脾也，无是者非也。"脾胃为后天之本、气血生化之源。小文因为小时候的疾病，导致脾胃虚弱，不能充分将吃入的饮食化生为水谷精微，再加上挑食，身体摄取的营养不充分，气血生化乏源，所以身体越来越弱，故出现少气懒言、浑身乏力的症状。

　　中医大夫嘱咐小文要按时按量进食三餐，不仅要荤素搭配，还要注意顾护脾胃，多吃一些清淡、有助于消化的食物，切记不能吃冷食和不易消化的食物，如油炸食品和年糕、粽子等。此外，还要循序渐进地增加食物的种类和进餐量，在开始的时候可以考虑少食多餐。在日常生活中，要保持良好的情绪，同时按时学习和生活，嘱咐小文尽可能多参加室外运动，这样也会促进脾胃的消化和吸收。因为适当的体育运动，如散步、慢跑、打太极拳、练气功等能增加人体胃肠蠕动，促进功能恢复，有利于食物的消化和营养成分的吸收。

从上面的例子可以知道，乏力与脾虚有关。但是，也要提醒大家，从西医学角度来看，病情发展可轻可重，西医说的贫血等血液疾病、糖尿病初期也会出现乏力，要及时去医院检查身体，千万不能忽视。

治痰为什么要治脾

有些人觉得有痰阻喉，而服用清肺化痰药总不能根治，那该怎么办？我们先要明确痰是什么？它从哪里来？能到哪里去？

中医所说的"痰"，有广义和狭义之分，广义的痰包括各种炎性分泌物，在脉管、经络、脏腑、关节和肌腠之间无处不在，这些痰虽然无形，但与高血压、动脉粥样硬化、癫痫、中风和关节炎等疾病密切相关。"怪病多痰"主要讲的就是广义的痰，而本部分内容所指的痰更侧重于有形的狭义之痰，也就是肉眼可见的从咽喉之中咳吐出来的痰液。然而不论是无形之痰还是有形之痰，都是人体水液代谢不良的病理产物，同时又是一种致病因素。

中医常讲"脾为生痰之源，肺为贮痰之器"，也就是指痰产生的源头在于脾的功能失常。李中梓在《医宗必读》中指出："脾土虚弱，清者难升，浊者难降，留中滞膈，瘀而成痰。"意思是说脾虚使水谷精微无法向上布散至肺、将代谢浊物向下传输到肾，从而滞留在中焦，日久形成痰。在临床上，痰产生的原因有内、外因。比如一些患者因为思虑过度，致使气机郁结，困阻脾阳，而导致内生痰湿；再有一些患者因为长期居住在潮湿的地方，或者经常淋雨涉水，而遭受外界环境中湿气侵犯，致使脾脏阳气被扼，脾虚生痰。无论何种原因，产生的痰又可以作为新的致病因素，进一步加重脾脏的受损程度，使脾越来越虚弱，痰生成地越来越多，从而形成恶性循环。

临床上对内伤病形成各种痰的机制有以下分析。

咳痰干黏

中焦脾土被湿邪所困，形成"清者难升，浊者难降"的局面，代谢浊物全部壅塞在中焦，影响肺气正常向下运行，致使肺气郁滞胸中，产生燥热。常见的燥痰咳嗽，在排除了天气干燥的外因后，往往要想到这个原因，其咳痰特点是咳痰干黏。

白痰不黏

脾五行属土，肺五行属金，正常情况下土生金，脾虚则会影响肺，肺金不足则无法运化因脾虚产生的痰湿，形成湿痰咳嗽，咳痰偏多，色白而不黏。

黄痰黏稠

脾虚生湿，困阻中焦气机，同属中焦的肝木气机也被遏阻，中医讲"木郁化火"，火克金，所以会产生热痰咳嗽；火热灼伤肺中津液形成老痰或顽痰，表现为咳嗽，咳吐黄色稠黏痰。

清稀寒痰

土能制水，脾肾两脏平衡，如中土脾虚，肾中寒水不能被克制，反而造成肾阳火衰，上不能温煦脾土，脾胃虚寒，又无力资助肺金，影响肺脏，形成寒痰咳嗽，表现为咳痰清稀，遇寒咳重。

由此可以看出，脾是上通下达、调节气机升降运动的枢纽，是水液代谢的中转站，在痰的产生中有重要的作用。中医治痰，首先要辨别脾土与肺金之间的病理关系，而后开处方，目的就是希望从源头上减轻肺的负担，起到快速而有效的祛痰作用。

临床治痰的经典方剂当数"二陈汤"，其组成为法半夏、陈皮（橘红）、茯苓和甘草四味中药，很多治痰方剂都是在此基础上加减而得。按摩穴位保健时，丰隆和阴陵泉两穴被誉为"人体自带二陈汤"，如果为二陈汤证，日常保健可多按揉此二穴。此外，在日常饮食上，切记"鱼生火，肉生痰"，所以饮食一定要清淡。

晨起一杯黄豆磨的豆浆有健脾宽中、清肺化痰的作用，或者在煲汤时加入陈皮、川贝母、白萝卜等，也能起到理气化痰的功效。

反酸、烧心只能依赖抑酸药吗

许多人在过度饥饿，或食用过酸过油腻食物、过多水果或稀饭，或精神紧张等情况下，都会出现胃和食管部位的烧灼感，甚至感觉有酸性液体或者食物向口腔反流，这时大家就会用"烧心"或者"反酸"来描述这种症状。有的人对"反酸""烧心"不在乎，认为是生理现象，其实，如果这种情况频繁发生，很有可能已经发生了胃病。到底是什么原因造成的反酸、烧心呢？

在正常情况下，饮食进入口腔后，会在食管和胃的蠕动作用下向下经过胃出口幽门排入肠道，使胃排空，而且为了不让食物反流，食物在进入胃后，食管与胃连接处（近贲门处）的下食管括约肌会收缩。如果上述任何一个环节出了问题，比如食管或者胃的蠕动减慢、下食管括约肌松弛，或者幽门口充血水肿影响胃排空等，都会造成烧心或者反酸。西医在治疗胃酸时多用抑制胃酸的药物，或者增强胃动力的药物，目的在于抑制胃酸或加速胃排空，一些患者在服用了西药后症状很快减轻，但停药后症状反复，最后只好无奈地总结出一个经验——"药不能停"。

那么，如何从中医角度解释这些情况呢？中医又是如何帮助患者调理脾胃的呢？

中医讲究辨证论治，所谓证是指人患病时某一阶段的病理特征概括，简单而言，可以分为虚证与实证两大类。烧心、反酸也要分虚实来对待。中医讲"阴虚则热"，即指机体阴液不足而致火热内生的病理状态，这种热是虚热，与暴饮暴食造成的积食胃热之实热不同。所以我们说胃阴虚，或是说胃阴不足是烧心、反酸产生的主要原因之一。

造成胃阴不足的病因包括吐泻太过使胃中津液丢失，长时间食用辛辣或温燥药物灼伤阴液，阴虚体质的人或者被确诊为温热病后期的患者也常见胃阴耗损的情况。一般来说，胃阴虚的患者除了烧心、反酸症状，还伴随胸骨后或胃部隐隐作痛、口干咽燥、心情烦躁、手脚心发热但体温正常、大便干燥、舌质红、舌苔少，或者无苔等症状。

与阴虚相对的便是阳虚。中医认为，阳气具有推动作用，之前提到的食管和胃向下蠕动的功能就需要靠阳气推动。一些脾胃阳气虚弱的患者，因为阳气向下推动之力减弱，就有可能使胃中之气逆向反冲，而出现反酸的症状，这种酸主要是指口中泛吐清水，同时伴有胃部怕冷、胀痛、食欲减退、神疲乏力以及大便不成形等症状，舌象表现为舌体淡胖，舌苔薄白。

除了上述虚证之外，还有以下实证。

肝胃郁热

中医认为肝有疏导情志的作用，如果长期抑郁或者暴怒，容易损伤肝气，使肝气郁滞，日久就会形成热，而侵犯相邻的胃，影响胃正常通降功能，造成反酸、烧心，并常伴有胃部胀满疼痛、嗳气频繁、口苦口臭、大便干燥或黏稠等症状，舌象表现为舌质红，舌苔黄厚，或者舌苔黄腻。

瘀血阻络

中医认为"血能载气"，也就是说气的运动要以血为载体，所以要保证血流通畅。在一些慢性胃病反复发作的患者中，常有血瘀之象，即胃中脉络被瘀血阻滞，而影响胃气正常通降，产生反酸、烧心，同时伴有胸骨后灼痛或刺痛，后背痛，呕血或黑便，嗳气，反流，舌质紫暗，或有瘀点或瘀斑。

在反酸、烧心的发病机制中，位于身体中枢的脾胃起到至关重要的作用，所以治酸的根本在于调和脾胃。中医治疗脾胃病时，重视气机升降平衡，服用中药以协调气机的升降运动，反酸、烧心这类症状就会消失，并且不会形成药物依赖。

口疮不是上火那么简单吧

口疮指于齿龈、舌体、两颊、上颚等黏膜处出现的黄白色潜性溃疡，表现为"红、破、凹、痛"，有时伴有流涎或发热。现代人常说的"口腔溃疡"属于中医学"口疮"范畴，它有一个显著的特点就是反复发作，久治难愈。一些人在提到口舌生疮时第一反应就是"你上火了"，如果继续追问，是哪里的火，该怎么办？相信很多人都会不约而同地说"是胃火，吃祛火药"。口疮真的就是上火那么简单吗？

在临床上，有些患者形体偏胖，嗜饮茶酒，好发口疮，时轻时重，缠绵难遇，且伴有口渴欲冷饮、神疲乏力、大便黏腻不爽、小便黄、舌红、苔黄厚腻、脉滑数等症状，这类患者服用如甘露消毒丹这类清热解毒、利湿化浊的药物，口疮是可以明显缓解的。然而，还有一些患者，同样是口疮反复发作，但平素畏寒怕冷，手脚发凉，纳食较差，伴有胃脘痞满，口干渴，大便不畅，舌质暗红，苔白少津，脉沉细，这类患者如果也用上述清热解毒的方剂治疗，却毫无疗效，有的甚至会越治越糟，这又是怎么回事？

位居人体腹部中央的脾胃是调节人体之气升降运动的枢纽，中医学认为口疮与脾胃关系最为密切，在治疗口疮时也常以调脾和胃为主。《蒲辅周医案·口疮》中记载："口腔溃疡为病，一由胃火，一由脾热。"直接点明脾胃之火是口腔溃疡的重要病因病机。

金元四大家之一的名医李东垣在《脾胃论》中首创"伏火"之名，现代医家也常从"脾胃伏火"论治口疮，辨证属火热实证者，服用清热解毒药即可见效。既然口疮是由脾胃之火造成的，那么上述服用清热解毒药无效，甚至病情加重的病案作何解释？也就是人们常疑问的为什么吃了很多"祛火药"，口疮非但不好，反而出现胃痛呢？

同样是金元四大家之一的名医朱丹溪在《丹溪心法·口齿》一书中写道："口疮，服凉药不愈者，因中焦土虚，且不能食，相火冲上无制，用理中汤。"也就是说一些口疮患者在服用清热药后并不见好，他认为这种类型的口疮与脾气不足有关，治疗方面也应该以补脾益气为主。那么，这是否与上面的论述相矛盾呢？其实在中医学理论体系里，对"脾胃伏火"的认识并不局限于其字面意思，而更注重这"火"的来源，因此结合中医特有的辨证论治，依据实火和虚火之别，将口疮分为心脾积热型、胃阴不足型、肝火犯胃型、脾胃湿热型、胃热肠寒型和脾虚蕴热型等多种类别，并分别给予相应的治疗方法。

平素畏寒怕冷，手脚发凉，纳食较差，伴有胃脘痞满，口干渴，大便不畅，舌质暗红，苔白少津，脉沉细等症状，可以辨证为脾虚蕴热、阴火内伏，这是虚热，需要在清泻阴火的同时注重温补脾肾，如此才能起到"清热不伤阴，温补不化热"的神奇疗效。

所以口疮确实与脾胃关系密切，但并不是人们常说的"上火"那么简单，需要结合具体症状和个人体质系统辨证后再行治疗，并且在治病的同时，可以适当增加体育锻炼，提高自身免疫力，保持乐观心态，多吃富含维生素的蔬菜、水果，忌辛辣刺激饮食，都有利于口疮的愈合，减少复发。

胃脘嘈杂是怎么回事呢

有些人因胃中不适，去医院就诊，面对医生的询问，很难描述清楚自己的症状，然后说出一些模棱两可，类似于自己感觉胃中空虚，似饥非饥，说痛不痛之类的话，然后又担心医生领会不了，更觉懊恼不安。其实这些情况很常见，中医常用"胃脘嘈杂"的专业术语来描述，这是中医特有症状词汇。

首先需要明确"嘈杂"是一类症状的概括，关于它的具体描述可以追溯到明代医学家张景岳的《景岳全书》，书中曰："其为病也，则腹中空空，若无一物，似饥非饥，似辣非辣，似痛非痛，而胸痛懊恼，莫可名状。或得食而暂止，或食已而复嘈，或兼恶心，或渐见胃脘作痛。"清代医学家潘楫在《医灯续焰》中对嘈杂的症状又补充道："其发也，如饥之欲食，甚则烦怫杂乱，与吞酸、吐酸、干呕、胃痛等疾，皆为噎膈反胃之渐。"也就是大多数患者所描述的，胃中空虚，似饥非饥，似辣非辣，似痛非痛，胸膈间自觉有一种烧灼烦杂感，有时候进食之后会缓解，有时候吃完饭又会痛，而且临床上常与嗳气、吞酸、恶心、干呕、心下满闷等症状同时出现。一般主症为嘈杂的患者经胃镜检查多提示为慢性食管炎、胃炎、十二指肠球炎。清代医家叶天士在《临证指南医案》中指出："嘈有虚实真伪，其病总在于胃。"这就直接指出嘈杂病位在胃，现代研究指出其还与肝脾密切相关。关于嘈杂发病机制的论述，现在医家多认为是由伤食、胃热、胃气虚冷、肝胃不和所致，因此也对应有不同的证候分型。

伤食嘈杂

因过量饮食、冷热不均、杂食相克等因素而导致食物滞纳胃中，不能及时消化排出，表现为胃中胀满，伴有反酸烧心，嗳气酸臭，恶心欲吐，甚至闻到食物的味道就会恶心，口臭或大便酸臭，舌苔厚腻。

胃热嘈杂

元代著名医家朱丹溪在《丹溪心法》中指出："嘈杂，是痰因火动。"表现为胃中有明显辛辣或酸热感，口臭，吞酸，或每天早晨起床后会吐酸水，或有便秘，舌苔黄。

胃气虚冷嘈杂

明朝医家龚廷贤认为嘈杂是由胃气虚冷所致。过食生冷、海鲜或者不熟、黏滑的食物容易导致嘈杂，表现为口泛清水，伴有胃痛，遇寒冷或进冷食则加重，饮热饮或食热食可缓解，有时会有食欲不振、气虚乏力等症状，舌体淡胖，舌苔白腻。

肝胃不和嘈杂

明代医家王肯堂在《证治准绳》中指出："嘈杂与吞酸一类……肝木摇动中土，故中土扰扰不宁，而嘈杂如饥状。"这种肝胃不和的嘈杂表现为胸闷胃胀，吞酸，胁痛，口苦，恶心，舌苔薄黄。

可见，嘈杂这种症状与饮食习惯密切相关，又是一类伴随情绪症状的消化系统疾病，所以在日常养护中应当注重饮食，不要过食辛辣刺激或生冷油腻的食品，同时要学会调节自己的情绪，保持心情舒畅。

看病时如何准确描述胃痛

胃痛都是胃部难受、疼痛的症状，从部位上讲是相似的，而难受的情形却各有不同。绝大多数患者就诊时，一大难题是如何向大夫准确描述自己的病情。好比小孩子，身体不舒服，大多数都只会说"肚子痛"，那么到底是哪里痛，什么性质的痛，却又说不出来，这时家长就会很头痛。

同样，成年人如果描述不清楚自己的病痛，大夫也会很头痛，所以，为了与医生交流，很有必要了解一些基础的描述胃痛的词句。中医大体上将胃痛分为冷痛、灼痛、胀痛、刺痛、隐痛以及掣痛几类。

胃痛最常见的是冷痛和灼痛，这两者从病因或者字面上看是相反的。

所谓冷痛，也就是指疼痛的部位有发凉的感觉，这种感觉可以是触摸时直接感受到的凉意，也可以只是患者的一种自我感觉。一般这类患者多喜温热，热敷或者多加衣物保暖可以缓解症状，为阳气虚所致；那些疼痛剧烈，犹如刀绞，给予温热仍不能缓解的，多是因外受寒凉或过食生冷，寒邪凝滞筋脉所致。

与之相反，灼痛是胃中灼热的表现，其特点是感觉病处发热，有时候还可以感触到这种热度，这类患者多喜清凉。如果疼痛急迫，烧灼感明显，冷敷或者饮食寒凉无法缓解，多是因火邪窜络所致。如果胃中灼热，痛势缠绵，饮食冷饮可以缓解疼痛，伴有心烦，手脚心灼热，口干渴或口苦，则多为胃阴虚所致。

胀痛是以胀满为主的疼痛，也就是说胃脘部有明显的撑胀感，或者自觉食物堆积胃中，不得及时向下输送而产生的持续饱腹感，这多是由气机郁滞所致。这类疼痛没有固定的位置，疼痛范围除了胃脘部，或可兼胁肋部胀满不舒，同时常伴有嗳气、矢气少、排便不爽等症状。

刺痛是指疼痛如针刺或刀割。这类疼痛一般有固定的位置，疼痛范围相对较小，或者可以在体表触摸到积块。这是由于瘀血造成的，可伴有吐血、黑便。

此外，如果疾病缠绵日久，胃痛并没有上述那么明显，只是隐隐作痛，绵绵不休，痛势较轻，可以忍受，但作痛持续时间较长，这是所谓的隐痛。隐痛多由气血不足所致。如果痛处有抽掣感，或者疼痛时牵引其他部位疼痛，且呈条状或放射状，或者可以指出疼痛的起止点，这属于掣痛。这类疼痛多由筋脉失养所致。

总之，在就诊时需要大致考虑自己是哪种类型的疼痛，这样会方便大夫准确把握疾病信息，快速进行诊断。

胃痛也要分清虚实吗

半夜没盖好被子着了凉，胃疼！

辣椒吃多了，胃疼！

跟同事、朋友闹别扭生气，胃疼！

加班加点工作忘了吃饭，胃疼……

胃很容易受伤。相信很多成年人都经历过某种原因造成的胃痛。中医认为寒暖失宜、饮食不节、情志失调、劳累等因素都会导致胃痛。

那么，发生胃痛怎么办？很多患者会去药店自主购药，毕竟像保和丸、气滞胃痛颗粒、胃安胶囊等中成药服用方便，各大药店均有销售。面对琳琅满目的中成药，应当如何选择？是听病友倾情推荐，还是比较广告宣传力度？有时候服药后胃痛可以缓解，有时候却越治越痛，这又是怎么回事？

其实，胃痛没有那么简单，不是随便哪一种中成药都能药到病除，选择中药需要先辨证，中医讲究对证下药，所以大家很有必要在日常生活中掌握一些简单的自我诊断知识。

中医胃痛的论述始见于《黄帝内经》："民病胃脘当心而痛，上支两胁，膈咽不痛，食饮不下。"中医把胃痛又叫作胃脘痛，是指发生在上腹胃脘部近心窝处的疼痛。胃痛首先当辨清虚实。

实证胃痛主要表现为胃痛拒按，兼有胃胀痛或者刺痛，痛处固定不移，多属暴痛，痛势剧烈，进食后疼痛加剧，疼痛无休止，常见于青壮年。此时如果错误选用补益之类中药，则会加重病情。

虚证胃痛主要表现为胃中隐隐作痛，按压痛处可缓解，很少伴有胃胀，在饥饿或过劳时容易诱发或加重，且疼痛多无定处，痛势徐缓，时作时止，病程缠绵，多见于年老或久病体虚的人。此时如果选择清热或者攻伐类的中药，则会进一步损伤胃气，加重胃虚的症状。

实证胃痛常见的有气滞胃痛（肝胃气滞型）、火郁胃痛（气郁化火型）、寒气胃痛（寒气犯胃型）、食滞胃痛（食积郁滞型）和血瘀胃痛（气滞血瘀型）五种类型。

气滞胃痛

胃脘胀痛，有时可以牵连两侧胁肋部胀痛，伴有频繁嗳气，进食后胀满加重，烦恼郁怒情绪也会加重胃痛。气滞胃痛颗粒为疏肝理气、消胀止痛的中成药，用于肝郁气滞型胃痛，气郁化火者不宜服用。

火郁胃痛

胃脘部有明显的烧灼感，或伴有反酸，饮食寒凉可以暂时缓解，口苦口干，大便干结。左金丸可清肝泻火，降逆止呕，和胃止痛，用于肝火犯胃型胃脘、胁肋疼痛。

寒气胃痛

胃脘部明显畏寒，若遇寒冷刺激或进食生冷胃痛会加重，在温暖或者进食热饮情况下可以缓解。良附片可温胃理气，用于寒凝气滞型胃脘痛，阴虚火旺者禁用。

食滞胃痛

胃胀满疼痛，不欲食，即使少量进食也会有明显的饱腹感或胀满感，严重者会呕吐未消化食物，伴有嗳气反酸，气味酸腐，大便黏腻不爽。开胸顺气丸、保和丸以及越鞠保和丸等都可治疗食滞胃肠型胃痛。

血瘀胃痛　胃脘隐痛或刺痛，夜间疼痛明显，伴有嗳气，食欲减退，舌质发暗，舌边有瘀斑（点）。胃疡安片能活血行气，收敛止血，虚寒性胃脘疼痛者慎用。

虚证胃痛常见虚寒胃痛（中焦虚寒证）和阴虚胃痛（胃阴亏虚证）两型。

虚寒胃痛　长期胃脘部怕凉，胃中隐隐作痛，时痛时止，在温热环境下或者轻度按压时可以缓解，饮食量少，胃口差，或伴有泛吐清水，大便稀溏，神疲倦怠，手足不温。香砂养胃丸用于脾胃虚弱、消化不良引起的胃痛，阴虚和化热者禁用。

阴虚胃痛　胃中隐隐灼痛，常有饥饿感，但食欲差，消瘦乏力，口燥咽干，大便干结，舌质红，舌苔少或无苔。胃安胶囊可养阴益胃，行气止痛，有胃肠实热积滞者禁用。

上述是实证以及虚证胃痛的典型表现，然而在具体发病中，每个人又有不同的病情变化，有些患者很有可能是一种虚实夹杂的复杂病理情况，所以在没有判断对胃痛的虚实寒热情况下，建议及时就医，经过系统辨证才能够对证治疗。

查问大便能了解身体哪些信息

很多人在就诊时，都会被问及大便情况，大便究竟隐藏了多少信息？为什么中医大夫会对患者的大便如此感兴趣并重视呢？

《景岳全书·传忠录·十问篇》说："二便为一身之门户，无论内伤外感，皆当察此，以辨其寒热虚实。"即指大便是脏腑的"信使"，能系统反映脏腑整体的健康状况。饮食经口摄入之后，会经过食管、脾胃、小肠逐级消化，精微物质在小肠中被机体吸收利用，剩余的食物残渣会传送至大肠，经历二次吸收后，最终的糟粕将会通过大肠和膀胱排出体外。

在整个消化排泄过程中，都需要人体之气来提供动能，所以排便是否正常可以反映人体五脏六腑以及气血的运行情况，即排出的粪便情况既能直接反映脾胃、大肠、小肠的功能状态，通过观察还能间接推测其他脏腑的功能状态。比如常见的"五更泻"就提示脾肾阳虚；肺热咳喘的患者多数有腑气不通、大便干燥的症状；肝气郁滞患者则容易出现腹痛泄泻。

大肠湿热

大便常不成形，稀溏如糜，且颜色深黄，恶臭，或臭味较重，质黏，挂便池，不易被水冲走。

寒湿腹泻

大便不成形，稀薄如水样，或粪便中夹杂未消化食物残渣。

痢疾

大便如黏胨，夹有脓血，有发热、腹痛、里急后重等症状。

霍乱

无痛性剧烈呕吐和腹泻，大便颜色呈淘米水样，频繁且量多。

消化道出血

颜色鲜红，先血后便，常见于痔疮、肛裂、直肠癌等；黑褐色如柏油样，先便后血，常见于胃、十二指肠溃疡，食管、胃底静脉曲张破裂出血以及胃癌等疾病。

宿食停滞

实热证粪便气味恶臭；虚寒证大便有腥味。

脾胃虚弱

粪质松软，含有未消化食物，排便不畅，便后仍有残留便意等。

肝胃不和

排便受精神紧张或兴奋等情志因素影响明显，急迫欲便，或伴有腹痛，便后可缓解。

总之，中医大夫可以通过对大便的分析更加准确了解疾病的虚实寒热，以及推测相应脏腑的功能状况，所以大家在平时养生或者就诊前需要留意自己的大便性状以及排便规律，以便更好地配合保健或者诊疗。

食欲亢进是胃火吗

食欲亢进是指容易饥饿及进食量明显增加，那么，是不是所有的进食增加都是食欲亢进呢？病态的食欲亢进又是哪些生理功能出了问题？

怎样饮食才是真的食欲亢进？这里所谓的食欲亢进应当符合以下几个标准：①日均进食量比以往增大1倍或以上；②成年人日食量在2斤及以上，少年儿童在1.5斤及以上；③食后不久即感饥饿，且饥饿感异常明显，腹部胀满，但仍想进食；④口干口渴，便黄，舌质红，舌苔黄，脉数；⑤症状持续半年及以上。如果符合这些标准，那么就需要考虑就诊了。食欲亢进的原因复杂，中医学认为其与胃火炽盛、瘀热化燥、胃阴亏虚、肠中有蛔等相关。

胃火炽盛可导致消谷善饥。《灵枢·脉气》中说："气盛则身以前皆热，其有余于胃，则消谷善饥，溺色黄。"这句话直接阐释了胃热的表现，即吃得多却容易饥饿，小便颜色黄。这种情况之所以多见，多由平日偏好辛辣刺激、肥甘厚味，或嗜酒等不良饮食习惯所致，主要表现为食量大增，口渴喜冷饮，胃部烧灼疼痛，唇面色红，或有口臭牙痛，大便热臭，小便短赤，舌质红，舌苔黄腻。

瘀热化燥可导致食欲亢进。如果既往有暴饮暴食损伤脾胃的病史，形成瘀血又没有及时清除，时间一长，瘀血就会阻滞正常的胃气运行，瘀而化热。这种瘀热互结胃腑的食欲亢进，多表现为食量倍增，口渴善饥，胃部有针扎样刺痛，大便干，小便黄，舌质紫暗，或有瘀斑，舌苔黄燥，在女子还可表现为月事不畅，夹有血块。

胃阴亏虚可导致食欲亢进。此证多因胃火过盛，耗伤胃液，或者吐泻太过，胃液丢失所致，表现为多食易饥，怕热喜凉，每吃辛辣则会加重，心烦多汗，疲乏无力，胃部隐隐作痛，或是嘈杂，口舌干燥，大便秘，小便赤，或伴有体重下降，舌红少苔。

肠中有蛔可导致食欲亢进。蛔虫可损伤气血，使脾胃消化吸收功能受到影响，造成食欲亢进。主要表现为食量倍增，进食后腹部饱胀，伴有脐周痛，但面黄肌瘦，口角流涎，夜间磨牙，烦躁不安，大便溏稀，甚者便蛔，舌苔滑腻。

因此，除了蛔虫造成的食欲亢进外，不论是实火还是阴虚，都说明热是食欲亢进的主要致病因素。正如《黄帝内经》中记载："胃中热则消谷，令人悬心善饥。"这提示在治疗食欲亢进时多以清热泻火养阴为主。大家在日常养生预防时要注重饮食均衡和卫生，不要长期食用滋生胃火或者耗损胃阴的食物，也要规律进食，呵护脾胃健康。

脾胃病在切脉时怎么判断

中医切脉是一个很专业的技术，相关的方法叫作脉诊，是用手指触按患者的桡动脉搏动，感知脉的形象，推断病情变化的一种诊病方法。简要地说，如果患者右手腕后关部（桡骨茎突处为关）脉象有异常，提示可能有脾胃病，如果患者右手关部脉象滑而数，那么可能是脾胃有湿热，如果患者右手

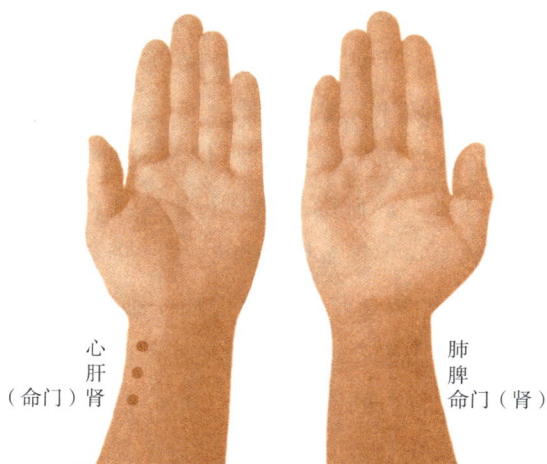

心
肝
（命门）肾

肺
脾
命门（肾）

关部脉象虚而迟，那么可能有脾胃阳虚，到底是不是这个诊断，还需要四诊合参，即通过综合望、闻、问获得的资料来判断。

很多人对中医大夫给人"把脉"很好奇，觉得很神秘，其实，脉诊也是古人在积累了大量的临床经验的基础上摸索和整理出来的，作为现代人，既不必去因为它神秘而崇拜，也不应觉得它太难懂而否定。我们下面简单地介绍一些脉诊的基本知识。中医说的脉象比西医讲的脉搏复杂，西医关注脉搏的"率"与"律"，即每分钟跳动多少次，节律整齐不整齐，而中医还要感知脉在指头下的立体形象，尤其是还要分部判断不同脏腑的情况。

古代医学家认为脉是人体气血运行的通道。脉为血之府，与心相连，心气推动血液在脉中运行；血液除属心所主外，还由脾气所统，夜间归肝所藏，而且心在工作时需要肺气的辅助，肾精又能化血，从而不断充养血脉，所以五脏都与血脉密切相关。当人体内部五脏六腑发生病变时，都能直接或间接地影响脉中气血的运行，出现不同的脉象，因此古人努力掌握脉象的特点，以切脉诊断病证。古代切脉的方法按照部位分为遍诊法、二部诊法、三部诊法和寸口诊法4种，一般临床常用寸口诊脉法。

寸口是两手掌的腕后桡动脉搏动处。成人的寸口分寸、关、尺三部，以腕后高骨（桡骨茎突）内侧为关部，关前一指为寸部，关后一指为尺部，两手共六部脉。寸口脉寸、关、尺三部常用的配属脏腑法，是以右手的寸部候肺，右手的关部候脾胃，右手的尺部候命门（肾）；左手则是寸部候心，关部候肝，尺部候肾。

古人之所以特别重视寸口诊法，一是因为它的位置最方便切按，二是古人从十二经脉的气血运行来考虑，认为寸口这个部位属于手太阴肺经，是肺的原穴（气血集中的穴位），而手太阴肺经起于中焦（主要指脾胃所在的位置），脾运化的精微上输于肺，一方面由肺来四处散布，灌注五脏六腑，另一方面，心肺生成气血后有一部分会流经寸口，所以寸口诊法可以判断脏腑气血的情况。

古人把健康人的脉象称为平脉、常脉。平脉的形象特点是不大不小，不浮不沉，从容和缓，应指有力。至于脉跳动的频率，古人没有秒表，但他们有变通的方法，如用有规律的呼吸作为测量依据，即在医生平静的一呼一吸之间，健康成年人的脉跳动 4~5 次，合 60~90 次 / 分，而且跳动的节律均匀，没有突然停歇。

考虑到气候、地理与人的性别、年龄等因素的不同，正常人的脉象也是有一定变化的。比如南方人脉多细软，西北人脉多沉实；小儿脉偏快，婴儿约 140 次 / 分，1 岁约 120 次 / 分，3 岁约 100 次 / 分，5 岁以上多在 90~100 次 / 分或稍慢一些；体力活动少的女性脉偏弱、稍快，男性脉多偏沉实有力。如果脉象明显不同于平脉，也不是由于气候等因素引起的变异，那就可能是病脉。西晋王叔和在《脉经》中提出 24 种病脉，明代李时珍在《濒湖脉学》中分 27 种病脉。由于脉学知识比较专业，我们下面只简单介绍几种在脾胃病中常见的脉象。

虚脉

对两手的三部脉轻举时，感觉应指无力，重按也觉得空虚。这样的脉象往往意味着人体内气血两虚。

实脉

对两手的三部脉轻举或重按，都感觉有力。多为实证，即邪气亢盛而正气未虚，双方斗争较为激烈，此时人体气血在努力调动，所以血脉充满，搏动有力。

迟脉

脉跳动缓慢，一息不足四至（每分钟在 60 次以下）。多为有寒，因为寒性凝滞，会使气血运行变得缓慢，所以脉的跳动也变慢。如果阳气亏虚，无力运行气血，脉就会迟而无力。

缓脉

1分钟60次左右，指下跳动有怠缓感。多为湿病或脾胃气虚。缓脉比迟脉稍快，如果感觉就诊者的脉象有一种懒洋洋、疲软的怠缓感，有可能是湿邪阻遏气机，或者是脾胃气虚，气血不足以充盈鼓动脉气所致。此外，伤风也可以出现缓脉。

数脉

脉跳动快，一息六至（每分钟在90次以上）。一般为热证，浮数为表热，沉数为里热。如果阴虚火旺，虚热内生，则脉数无力。

促脉

脉跳动快，但偶尔有停顿，停顿没有明显的节律。其中，促而有力的脉象多见于热证，也可见于食积等；促而无力多为脏腑虚衰。

濡脉

濡脉是一种浮而细软的感觉。可见于虚证，也可见于湿证。

紧脉

劲急有力，左右弹指。多为体内有寒，或者有疼痛，或者有宿食。

沉脉

轻取不应，重按始得。如果是内部气血被致病因素阻滞，阳气不得舒展，脉就会沉而有力。如果是脏腑气虚血弱，对脉鼓动不足，那么脉就会变得沉而无力。

滑脉

往来流利，几乎没有摩擦感，古人比喻为"应指圆滑，如按滚珠"。多是因为体内有痰饮、食积或实热。妇女在妊娠时常有滑脉，有些身体壮实的人也能出现滑脉，都是因为体内气实血涌，血行流利。

"除中"是怎么回事

　　"除中"是古病名，虽然不常使用，但其命名却又从另一个角度证实了脾胃在人体生命中的重要性。那么"除中"到底是怎么回事呢？它和脾胃又有什么联系呢？

　　从字面看，"除"是"消除"的意思，"中"是指"中焦之气"，也就是中医学常说的"脾胃之气"（中医将人体从部位上分为上、中、下三个部分，对应上焦、中焦、下焦，其中脾胃位于中焦）。把这两个字连起来解释就是"脾胃之气被消除"，这属于临床危证，也就是中医所谓的"死症"，主要表现为患者到了病危阶段，原本不能进食，但突然索要食物，并且表现为一时暴食，虽然面带红光，但好景不长，是一种俗称"残灯复明"或"回光返照"的现象。患者表现出的面带红光或精神转佳，中医归于"假神"（人维持正常生命活动的基本物质是"精气神"，此处"假神"就是相对于正常人的"神气"而言）范畴。那么除中是如何发生的呢？

　　东汉名医张仲景在《伤寒杂病论·辨厥阴病脉证并治》中记载："伤寒始发热六日，厥反九日而利。凡厥利者，当不能食，今反能食者，恐为除中。"意思是说在前几天发热明显，再之后热退，而四肢由下而上冷至肘膝的现象仍在，且有泄泻的症状，这意味着阳气衰退，阴邪旺盛，是正气无法与病邪抗争的表现。

　　在胃气极其虚衰的时候，应当不能进食，如果忽然食欲大增，很有可能是胃气败绝而引发的除中。据记载，此时可以用"素饼"做一个关于胃气的测试，也就是给患者一张素饼，如果患者吃了饼之后没有发热，说明还有胃气，是可以救治的。

　　除中的发生可能还有另一种情况。《伤寒杂病论》还记载："伤寒脉迟，六七日，而反与黄芩汤彻其热，脉迟为寒，今与黄芩汤复除其热，腹中应冷，当不能食，今反能食，此名除中，必死。"这段话意思是说，在外感寒邪发病后的六七日间，正好是病邪由外周侵入机体内脏的时机，如果病邪传入于内，则会形成上述的腹泻怕冷的厥阴证，此时患者脉象表现为迟脉，是寒证的典型脉象。这时候不能只顾发热这样的表证，还要兼顾体内的寒证。如果此时不经详细辨证就妄用寒凉药物（如黄芩汤）去清热解表，则会将胃中阳气损伤，使阴寒更加旺盛，加重腹中寒冷，同样应该不能饮食，但是却反常地表现为食欲亢进，即发生了除中，提示预后不良。

其实早在《素问·平人气象论篇》中就认为："平人之常气禀于胃，胃者平人之常气也；人无胃气曰逆，逆者死。"还说："人以水谷为本，故人绝水谷则死，脉无胃气亦死。"

正常人维持一身之气主要依赖脾胃获取的饮食水谷中的精华，如果脾胃功能正常，水谷精华可顺利产生，脉象从容和缓，不快不慢，则身体健康；如果断绝水谷饮食，胃气化生没有源头，脉象没有缓和的迹象，病情将会加重。

作为名医，张仲景在治病开处方时很注重保护胃气，比如很多方药中都用到了人参、大枣、甘草和干姜，它们有助于胃中阳气的恢复。对于我们一般人而言，要注意保护自己的胃气，不要用寒凉饮食或药物来伤害它。

第四篇

体质有不同
调理靠脾胃

许多人都记得，在参加运动会开幕式，每个班或每个单位在经过主席台的时候都会一起响亮地喊一句口号："发展体育运动，增强人民体质！"

体质就是每个人特有的身体形态特点和各种脏腑组织的功能特性，现代体质理论还将心理特性也包括了进去。我们的体质是在先天禀赋和后天培养共同作用的基础上形成的，与性别、年龄、人种、生活地域与饮食习惯都有关系。

近些年来，北京王琦教授等人调查研究了我国大陆居民的体质状况，相关的研究成果已经写入大学教材中。根据中华中医药学会 2009 年发布的《中医体质分类与判定》标准，将我国居民的体质分为 9 种类型，包括平和质、气虚质、阴虚质、阳虚质、痰湿质、湿热质、血瘀质、气郁质、特禀质。其中平和质的人相对健康，不易患病，是一种理想的体质。平和质的意思是"阴阳双方基本平衡，脏腑气血和谐的体质"，有这种体质的人，精、气、神较为充足，能较好地处理生活和工作中遇到的问题，容易长寿。

但遗憾的是，多数人都达不到这种平衡和谐的状态，而是有所偏颇，处于亚健康状态，在生活中一不小心就会由亚健康状态滑向患病状态。这些不理想的体质被分为 8 种类型。这 8 种体质的人体内气血运行和阴阳状态都有一定的问题，处于"亚健康"状态，容易患不同类型的疾病。可以先按照评判表做一个简单的自测，或者为家人朋友做个小调查，看看属于哪种体质，然后有针对性地参考本篇各节中讲述的调养知识。希望大家各取所需，达到开卷有益的目的。

体质最大的特点就是比较稳定，也就是说，一旦形成，不容易改变；但凡事不可轻言绝对，从现实来看，随着时光流逝，受各种因素的长期影响，人的体质还是有可能变的，包括变好和变差两种可能。比如隋唐时期医学家孙思邈（公元 581—682），他自幼多病，为此"荡尽家财"，但他又非常聪慧，努力学习医学养生知识，亲身实践，活了 101 岁。大家也知道有些奥运会冠军之所以走上体育之路，是因为小时候身体弱，父母为了改善孩子的体质，让他们学体育。当然，我们也看到许多英年早逝，才华难展的人的报道，这些人往往由于透支太多，体质变差，以至于抵挡不住各种病因的攻击而倒下。

总之，体质不容易改变，但通过慢慢维护和促进，有可能达到理想的"平和质"。要想改善体质，我们先来看看各种有所偏颇的体质都是什么样的，然后再来通过饮食、锻炼、药物、按摩等方法加以调理。调养身体应当注意"三因制宜"，就是说要具体问题具体分析，因人调养，因时调养和因地调养，这里面最核心的就是因人调养。

在本书前面我们已经讲过，脾胃为气血生化之源，脾为后天之本，胃为五脏之本。不同人的胃受纳能力和脾运化能力往往有较大差别，而脾胃消化吸收的功能对于体质的形成与巩固健康极其重要，所以下面重点介绍一些通过食疗调理脾胃的方法，来帮助体质有所偏颇的人促进身体内部的平和。

中医体质分型（中华中医药学会标准）

平和质（A型）

总体特征：阴阳气血调和，以体态适中、面色红润、精力充沛等为主要特征。

形体特征：体形匀称健壮。

常见表现：面色、肤色润泽，头发稠密有光泽，目光有神，鼻色明润，嗅觉通利，唇色红润，不易疲劳，精力充沛，耐受寒热，睡眠良好，胃纳佳，二便正常，舌色淡红，苔薄白，脉和缓有力。

心理特征：性格随和开朗。

发病倾向：平素患病较少。

对外界环境适应能力：对自然环境和社会环境适应能力较强。

气虚质（B型）

总体特征：元气不足，以疲乏、气短、自汗等气虚表现为主要特征。

形体特征：肌肉松软不实。

常见表现：平素语音低弱，气短懒言，容易疲乏，精神不振，易出汗，舌淡红，舌边有齿痕，脉弱。

心理特征：性格内向，不喜冒险。

发病倾向：易患感冒、内脏下垂等病；病后康复缓慢。

对外界环境适应能力：不耐受风、寒、暑、湿邪。

阳虚质（C型）

总体特征：阳气不足，以畏寒怕冷、手足不温等虚寒表现为主要特征。

形体特征：肌肉松软不实。

常见表现：平素畏冷，手足不温，喜热饮食，精神不振，舌淡胖嫩，脉沉迟。

心理特征：性格多沉静、内向。

发病倾向：易患痰饮、肿胀、泄泻等病；感邪易从寒化。

对外界环境适应能力：耐夏不耐冬；易感风、寒、湿邪。

阴虚质（D型）

总体特征：阴液亏少，以口燥咽干、手足心热等虚热表现为主要特征。

形体特征：体形偏瘦。

常见表现：手足心热，口燥咽干，鼻微干，喜冷饮，大便干燥，舌红少津，脉细数。

心理特征：性情急躁，外向好动，活泼。

发病倾向：易患虚劳、失精、不寐等病；感邪易从热化。

对外界环境适应能力：耐冬不耐夏；不耐受暑、热、燥邪。

痰湿质（E型）

总体特征：痰湿凝聚，以形体肥胖、腹部肥满、口黏苔腻等痰湿表现为主要特征。

形体特征：体形肥胖，腹部肥满松软。

常见表现：面部皮肤油脂较多，多汗且黏，胸闷，痰多，口黏腻或甜，喜食肥甘甜黏，苔腻，脉滑。

心理特征：性格偏温和、稳重，多善于忍耐。

发病倾向：易患消渴、中风、胸痹等病。

对外界环境适应能力：对梅雨季节及湿重环境适应能力差。

湿热质（F型）

总体特征：湿热内蕴，以面垢油光、口苦、苔黄腻等湿热表现为主要特征。

形体特征：形体中等或偏瘦。

常见表现：脸部皮肤油光，易生痤疮，经常口苦口干，身重困倦，大便黏滞不畅或燥结，小便短黄，男性易阴囊潮湿，女性易带下增多，舌质偏红，苔黄腻，脉滑数。

心理特征：容易心烦急躁。

发病倾向：易患疮疖、黄疸、热淋（泌尿系感染）等病。

对外界环境适应能力：对夏末秋初湿热气候，湿重或气温偏高环境较难适应。

血瘀质（G型）

总体特征：血行不畅，以肤色晦黯、舌质紫黯等血瘀表现为主要特征。

形体特征：胖瘦均见。

常见表现：肤色晦黯，色素沉着，容易出现瘀斑，口唇黯淡，舌黯或有瘀点，舌下络脉紫黯或增粗，脉涩。

心理特征：易烦，健忘。

发病倾向：易患肿瘤及痛证、血证等。

对外界环境适应能力：不耐受寒邪。

气郁质（H型）

总体特征：气机郁滞，以神情抑郁、忧虑脆弱等气郁表现为主要特征。

形体特征：形体瘦者为多。

常见表现：神情抑郁，情感脆弱，烦闷不乐，舌淡红，苔薄白，脉弦。

心理特征：性格内向不稳定，敏感多虑。

发病倾向：易患脏躁、梅核气、抑郁症等以精神、情绪异常为主要表现的疾病。

对外界环境适应能力：对精神刺激适应能力较差；不适应阴雨天气。

特禀质（I型）

总体特征：先天失常，以生理缺陷、过敏反应等为主要特征。

形体特征：过敏体质者一般无特殊；先天禀赋异常者或有畸形，或有生理缺陷。

常见表现：过敏体质者常见过敏性鼻炎、哮喘、风疹团等；患遗传性疾病者有垂直遗传、先天性、家族性特征；患胎传性疾病者具有母体影响胎儿个体生长发育及相关疾病特征。

心理特征：随禀质不同情况各异。

发病倾向：过敏体质者易患哮喘、荨麻疹、花粉症及药物过敏等；遗传性疾病如血友病、先天愚型等；胎传性疾病如五迟（立迟、行迟、发迟、齿迟和语迟）、五软（头软、项软、手足软、肌肉软、口软）等。

对外界环境适应能力：适应能力差，如过敏体质者对易致过敏季节适应能力差，外界空气、气候变化易诱发旧病。

在网络上可以搜索到体质的自我判定表，可以对照表，简单判定一下自己和亲人朋友的体质。

在本篇中，我们将对其中6种不良体质的调养方法和常用药等展开专题讲解。需要说明的是，平和质是一种理想的健康体质，气郁质主要与肝气有关，特禀质虽然与脾胃有关，但更与肾精、肺气等相关，所以在本书中没有就这3种体质进行专题讲述。

第一章

气虚体质

气虚是什么意思

　　中医学所说的气虚，是指一身之气不足，脏腑组织功能减退而产生的一类病理变化。它形成的原因大致分为先天、后天两方面因素。先天因素多由于禀赋不足，也就是先天体质偏弱，或孕育时父母体弱，或早产，均容易导致先天气虚体质。脾胃虚弱，不能运化饮食，化生正气是最主要的后天因素。由于饮食是人体气血化生的来源，所以饮食摄入不足时一身之气生成也不足，女孩子因为爱美节食减肥后很容易造成气虚。

　　但要注意的是，脾胃的工作能力有限，饮食要有节制，不能过饥过饱，如果暴饮暴食，或者小儿喂养不当，乳食过量，就会造成不能消化食物、转运营养物质，气血生成不足，或者痰湿内生等情况，这在《黄帝内经》中称为"饮食自倍，肠胃乃伤"。人体的运动和劳作以气为动力，过度劳累也会耗伤正气，造成气虚，《黄帝内经》称之为"劳则气耗"。此外，大病、久病也会耗损人体正气，导致气虚的发生。

一旦出现气虚，常出现以下几方面的表现。

精神方面

精神萎靡不振，双目神采不足，说话有气无力，甚至晕厥。

形体方面

面无光彩，乏力倦怠，喜静不喜动，稍微劳作便有疲劳感，腰酸膝软。

抵抗力方面

气虚的人抵抗力低下，稍微着凉或吹风淋雨，就会比正常人更容易患感冒。

中医认为，不同体质的人，气虚表现也不尽相同。如果小儿元气不足，会表现为生长发育迟缓，出现"五迟"—立迟、行迟、语迟、发迟、齿迟；"五软"—头项软、口软、手软、足软、肌肉软。而成人因衰老或久病导致的元气亏损，会出现全身性的虚弱表现。

气虚还可以按脏腑来分类：偏于心气虚者稍微一运动就出现心慌、胸闷等感觉；偏于肺气虚者多见咳喘无力、气短、声低等表现；偏于脾胃气虚者可见食欲不振、稍食即胀、大便不成形、面黄肌瘦或浮肿、肌肉松软、形体松弛等多种表现；偏于肾气虚者，腰膝酸软症状明显，并可能出现早衰以及生殖功能低下的情况。

出现了气虚的现象之后，一定要及时进行调理，如果不重视，这些情况可能会愈加严重。比如，中医认为气对体内液态物质有固护、统摄的作用，不会让它们无故丢失，这被称为气的固摄作用。如果气虚不能固摄津液、血液，就可能出现出虚汗、多尿、久泻久痢、皮下出血、月经淋漓不断等现象。老年人咳嗽或大笑时少量小便排出就是气虚不能固摄尿液的典型表现。另外，一些内脏下垂的病证，如胃下垂、子宫脱垂、脱肛等，究其原因，也是由比较严重的中气下陷导致的。除此之外，气还有使水液运行输布的功能，如果气虚日久，水液代谢失调，还可凝痰成饮，甚至水邪泛滥而形成痰饮水湿。

吃得多也不长肉是怎么回事

那些"喝水都长肉"的人非常羡慕一些吃多少东西都长不胖的人，但长不胖的人有时也抱怨自己饭量挺大，但是身材一直偏瘦，担心自己是不是有代谢问题？其实，这要具体情况具体分析，并非所有人出现这种情况都属于病态，也并非都与脾胃有关。

如果在日常生活中，精力充沛，干劲十足，也没有燥热、疲乏或者频繁饥饿等异常感觉，那么饭量大、体型偏瘦可能是由遗传因素决定的，就不必为偏瘦而烦恼。

除了这种情况，很多疾病、不良的生活习惯和亚健康状态都有可能导致吃得多但胖不起来，其中，脾胃虚弱是一个重要原因。中医学理论认为，脾主运化，胃主受纳，脾脏具有将饮食物转化为精微物质，并将精微物质吸收、转输至全身的生理功能；而胃主受纳是指胃接受、容纳水谷，并将其初步消化。如果脾胃功能虚弱，不能够正常地消化食物、吸收并转输营养物质，就会出现消化吸收方面的问题，造成即使吃得再多、再好，也难以长得壮实的情况。由于来自于饮食物的精微是化生气血的物质基础，所以这些人可能会出现气血亏虚的表现，比如面色苍白或萎黄、精神不振、疲劳乏力、容易腹泻和容易感冒等。有些人会认为一味地多吃或吃营养价值高的食物，就能改善这种脾胃虚弱、气血不足的状态，其实不然，如果一次摄入的食物超过了脾胃的消化能力，不但不能化生精微，还会增加脾胃的负担，甚至产生痰湿，久而久之，造成恶性循环。所以吃饭要少食多餐，不要让我们的胃肠"疲惫不堪"。

此外，吃得多却偏瘦还应排除其他一些疾病的影响。如果有人出现了食欲亢进、消瘦、心慌、怕热、突眼、手颤等症状，应该首先考虑是不是由甲亢所致；儿童吃得多不长肉，还可能是由肠道寄生虫导致，这样的孩子可伴有肛门痒、肚子疼、经常恶心呕吐、磨牙等表现，出现这种情况，可以带孩子去医院做粪便检查，看有无虫卵，如果有，应当进行驱虫治疗，症状即可缓解；另外，糖尿病、结核病等疾病也容易造成吃得多不长肉，都是需要注意排除的。

生活方式方面，活动量过大、睡眠过少、情绪忧郁等因素也会使人偏瘦。倘若活动量过大，身体消耗过多，尽管吃得很多，营养还是会跟不上，所以也会出现不长肉的情况。睡眠时人的新陈代谢处于最低水平，消耗最小，因此也最有利于人体的生长发育；熬夜对身体的影响非常大，经常熬夜会严重耗伤精血，损伤正气，使人逐渐消瘦。保持良好的心态对人的脾胃消化功能同样重要，过大的生活压力也会导致身体消耗过大，而形体偏瘦，所以不要给自己太大压力，并且注意调节情绪，保持恬淡愉悦的状态，身体才会逐渐壮实起来。

爱出虚汗的人都是气虚吗

出汗本身是一种正常的生理现象，具有调节体温的作用。中医学认为，汗是人体内津液受阳气蒸腾气化，从汗孔排出的水液。在炎热的夏天或大量运动和劳作后，出汗可散热降温，减少中暑；人在情绪激动、精神紧张时也会有汗出增多的表现，都属于正常现象。但若无上述情况而出汗过多就不正常了。这类异常汗出，其中一部分是因体虚所致，所以有"虚汗"

之说。

虚汗以全身或局部非正常出汗为主要症状。其中自汗和盗汗是常见的两种虚汗：白天稍一活动就汗出增加，伴有气喘、心悸的情况，称为自汗；"盗"有"偷偷地""暗中地"意思，盗汗是指当人在入睡时，汗液"偷偷"地泄出来，而醒来时汗即自止的症状。中医认为，汗为心之液，若出汗太多，就会导致精气耗伤，出现精神萎靡、面色苍白、倦怠乏力、睡眠不安等症状，损害健康。同时，由于出汗时腠理开泄（即汗孔打开），很容易招致风、寒、湿邪乘虚而入，导致感冒、关节肌肉酸痛等，所以在夏天的时候，不能一进家门就洗冷水澡，或者吹着空调睡觉。

虚汗与气虚有很密切的关系，由于气对津液有固护和统摄作用，所以当阳气虚衰，不能固摄津液时，容易见到汗出增多，当我们活动或者吃饭的时候，人体之气被消耗，更加不能固摄津液，所以汗出也会更加明显，更有甚者，在进食时，头部或颈项部汗出如水，甚至达到"以汗洗面"的程度。阳气虚导致的虚汗以自汗更为常见，不过也有不少盗汗是由于阳气虚弱导致。除了阳气虚以外，阴液亏虚也是导致盗汗的重要原因。中医认为，人在睡眠时，阳入于阴，如果阴液不足，阳气就会更加煎灼阴液，导致盗汗出。阳气虚导致的"虚汗"，往往会兼见神疲乏力、少气懒言，甚至畏寒肢冷等症状；阴虚导致的"虚汗"，往往兼见两颧潮红、手足心热、舌红少苔等症状。

当人有出汗异常的情况时，也不能随便吃补药，因为并非所有的异常汗出都是"虚汗"。有些人汗出异常是由于体内有郁热、痰湿或瘀血阻滞经络，气血运行受阻，在症状表现上也有头出汗、上半身出汗、偏身出汗或手足心出汗等的差异。如果错用补益药食，不但不能够缓解症状，反而可能会加重郁滞。即便能够确定是"虚汗"，不是医生也很难分清到底是阳气虚所致还是阴液虚所致，更何况还有阴阳俱虚和"营卫失调"等情况，所以一旦出现汗出异常应该及时就医诊察，在仔细辨证后进行有针对性的治疗，才能取得疗效，千万不要听信偏方游医，否则就会火上浇油、雪上加霜。

为什么说久卧伤气

平日上班或上学，每天大量的工作和学习任务让人累得透不过气，总盼望着能休个大长假，双休日的时间能过得慢点、再慢点……不过，在床上躺着虽然舒服，可是连续好几天这样，也会觉得有些难受，这是为什么呢？中医学把这种情况称为"久卧伤气"，告诫我们凡事都要把握好"度"，太过或者不及都不是好事。

"久卧伤气"的说法来源于《黄帝内经》，属于"五劳七伤"中"五劳"的范畴。五劳所伤包括"久视伤血，久卧伤气，久坐伤肉，久立伤骨，久行伤筋"，这其中提示我们要动静结合，凡事要有度。运动可以促进精气流动，使气血畅达，增强抵御病邪的能力，增强生命力，所谓"流水不腐，户枢不蠹"就是这个意思。西医学研究也证明，经常运动可促进身体新陈代谢，使各器官充满活力，延缓机体衰老。而静养也自有静养的好处，可以使机体和心神得到充分的休息，消除疲劳，恢复体力。虽然动、静各有益处，但是一旦失衡，都会对身体产生影响。与过劳的损害相比，过度安逸的损害却常常被忽视。

"久卧伤气"是因为睡眠过多，或者饱食后平躺，使全身阳气不振，经络和血脉中的气血难以流通，凝滞不行，久而久之肢体、筋肉、五官九窍乃至脏腑都得不到充分的气血滋养，导致气血不足，表现为精神萎靡，倦怠乏力，肌肉松软无力，或一动就心慌、气短、汗出。更不妙的是，人体之气运行不起来，脾胃之气也会随之呆滞，出现食欲不振、饮食减少、稍食即胀和便秘等症。

脾胃虚弱，导致气血亏少，同时，没被充分消化的饮食物还容易酿生秽浊、黏滞而又不易去除的病理产物——痰湿。痰湿随气流动，可以阻滞于头目、胸脘和肠道，人就会表现出昏昏沉沉、头昏脑涨、胸闷、恶心或大便不成形等症状。这些痰湿的表现，有时候和气虚很难区分，如果将痰湿的表现错认为是气虚，很可能认为自己更加需要静养，不适合运动，这样便会陷入"不动—脾虚—痰湿—更不动"的恶性循环。

在日常生活中，我们要在保证充足睡眠的前提下，积极投身于室外运动中去，适度地运动，动静结合，这样不仅可以亲近自然，还能帮助大家调整好心态和肠胃，尽量避免喜卧、久卧或多卧对机体，尤其是对脾胃造成的损害。

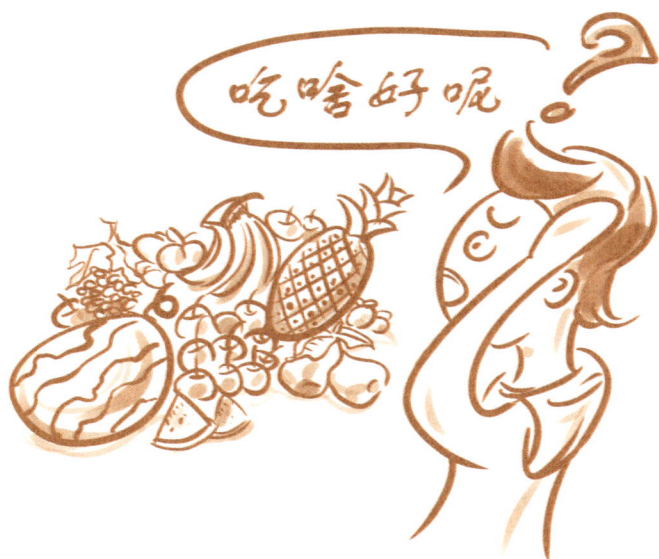

既能补气又好消化的食品有哪些

补气之药常有，而既补气又好消化的食品不常有，以下为大家推荐几种既具有补气健脾之效，又容易消化的蔬果。

山药　　山药，在古代本草文献中一般称为薯蓣，因唐代有一位皇帝叫李豫，为此改名为薯药，后因为宋代一位皇帝叫赵曙，又改名为山药。

山药味甘，性平，不燥不腻，入肺、脾、肾经。其主要功效可以概括为两句话："补脾肺肾气，益脾肺肾阴。"可以用来治疗脾虚运化无力、消化不良导致的身体瘦弱、倦怠乏力；对于肺气阴不足，久咳虚喘，以及肾气阴亏耗，尤其是兼有肾气不固的尿频、遗尿、遗精和滑精，也有很好的疗效。此外，山药略带涩性，对于脾虚湿盛所致的腹泻或妇女白带过多，山药可以用来辅助止泻或止带。

市面上的山药种类很多，营养价值也有高低之分，常见的有怀山药、淮山药，怀和淮均指产地，"怀"是指河南怀庆府，"淮"指江淮地区，包括安徽、江苏、浙江，一般认为产地为河南的山药比较好。铁棍山药属于怀山药，它的特点是条细，表面凹凸不平，不光滑，口感甜而面，经现代科研手段测试，怀山药比普通山药（粗壮、表皮光滑、口感脆）在营养价值方面更胜一筹，其中所含的山药多糖、尿囊素、蛋白质、皂苷、铁、钙、锌的含量都高于普通山药。

莲子　　莲子，是睡莲科水生草本植物莲的种子，又称白莲、莲实、莲米等。

莲子味甘、涩，性平，入心、脾、肾经，补心、脾、肾气，以补脾气为主。药王孙思邈的徒弟孟诜在其《食疗本草》一书中称赞莲子能"主治五脏不足，伤中气绝，利益十二经脉、廿五络血气"。与山药类似，莲子也具有健脾补气、收涩止泻、止带的功用，又能补肾固精。此外，莲子还可以养心气，安心神，用于治疗心悸、失眠。莲子作为保健药膳食疗时，一般是不弃莲子心的，莲子心味苦，性寒，具有清心除烦之效。

莲子的营养非常丰富，除了含有大量淀粉外，还含有 β– 谷甾醇、生物碱及丰富的钙、磷、铁等矿物质和维生素。现代药理研究也证实，莲子有抗疲劳、抗衰老、镇静、强心等多种作用。

大枣　大枣又名红枣，在我国已经有 8000 多年的种植历史，自古以来就被列为"五果"（桃、李、梅、杏、枣）之一。因其有较高的营养价值，民间流传着"日食三颗枣，百岁不显老""门前一颗枣，红颜永到老"之类的谚语。

大枣味甘，性温，归脾、胃经，是一味气血双补之品，具有补中益气、养血安神、缓和药性的功能。对于脾胃虚弱的人，可以作为日常调养之用，坚持食用，对神疲乏力、食欲不振等症状可以有比较明显的改善。在一定程度上，大枣还可以改善贫血以及缓解血虚所致的面色无华、心悸、失眠、健忘等症状。

现代营养学研究表明，大枣富含蛋白质、脂肪、糖类、胡萝卜素、B 族维生素、维生素 C、维生素 P 以及钙、磷、铁和环磷酸腺苷等营养成分。

但是要注意，大枣虽然味美，补益的效果又非常好，但由于有一定的滋腻之性，不好消化，所以不宜一次吃得过多，否则容易加重脾胃负担，造成肠胃胀满，食欲下降，甚至会生成痰湿停留在体内，难以清除，使人觉得恶心、口中甜腻。

桂圆　桂圆又名龙眼肉、圆眼，为龙眼的成熟果实，与荔枝、香蕉、凤梨同为华南四大珍果，含有维生素 B_1、维生素 B_2、维生素 B_3 和维生素 C 等营养成分。

桂圆味甘，性温，归心、脾经。与大枣相类，桂圆也是一味气血双补之品，能够补脾益胃，养血宁心安神。清代医家王孟英赞其为"果中圣品"。桂圆主要被用于治疗脾胃虚弱、气血不足所致的体虚乏力、食欲不振以及心脾血虚所致的失眠健忘，惊悸不安；用于病后体弱和妇女产后调补也很适宜。

桂圆虽然营养丰富，但是对于孕妇来说，却不宜食用。中医医家普遍有"胎前宜凉"的观点，常用一些清凉滋养之品作为产前调养之用，而桂圆性温，味甘，能助火化燥，使孕妇出现一些"上火"的症状，甚至会动胎动血，引起流产或早产。

需要注意的是，购买桂圆时一定要与疯人果鉴别，后者又名龙荔，有毒，其外壳较龙眼平滑，没有龙眼的鳞斑状外壳，果肉黏手，不易剥离，味道也与龙眼不同。

气虚的人可以吃萝卜吗

萝卜，又名莱菔，是原产于我国的根茎类蔬菜，可食用品种极多，有绿皮、红皮和白皮萝卜。萝卜的食用和药用价值一直以来被广泛肯定，民间流传着"萝卜上市，郎中下市""冬吃萝卜夏吃姜，不用大夫开药方""萝卜一味，气煞太医"等说法。

如果说萝卜一身都是宝，那真是一点儿也不夸张。综合《食疗本草》《饮膳正要》和《随息居饮食谱》等食疗类著作以及现代研究，对于萝卜功效的认识主要有以下几方面。

清热

萝卜生食味辛、甘，性凉，具有祛风清热之效。可以用来治疗肺胃有热所致咳嗽、咳痰、音哑和失音等各种咽喉问题，以及吐血、鼻衄等邪热迫血妄行所致人体上部出血。

祛痰

萝卜具有润肺化痰之功，说到祛痰，效果更好的是萝卜籽。萝卜籽又名莱菔子，性平，味辛、甘，归肺、脾、胃经。生者能升，最善于涌吐痰涎，用于治疗中风、口噤不开；熟者能降，可用于治疗痰嗽、咳喘，或者遍身痰核。

消食除胀

萝卜和萝卜籽均具有运脾消食、顺气除胀之功，并稍有通利大便的功效，能够治疗由于饮食积滞引起的胃肠胀满堵闷，大便不通。不过一些临床医家认为萝卜和萝卜籽的不足之处在于它有耗气的作用，所以只适用于饮食过多所致的积滞，不适用于脾胃虚弱、消化功能降低所导致的积滞。

现代研究

萝卜含有多种能够增强人体免疫力的营养成分，并且含有能诱导人体自身产生干扰素的多种微量元素，对防癌、抗癌有重要意义。萝卜中的芥子油和膳食纤维可以促进胃肠蠕动，有助于体内废物排出。常吃萝卜可以降低血脂，软化血管，稳定血压，从而降低患心脑血管病的风险。

既然萝卜有耗气之嫌，那么气虚的人，尤其是脾胃气虚者，可以吃萝卜吗？答案并非绝对否定。气虚之人如果大量食用萝卜，尤其是生萝卜，自然不适宜。生萝卜具有辛味，中医理论认为辛味主发散，能够行气，食用多了难免耗气。生萝卜性凉，对于脾胃虚寒者也不适合食用，否则寒凉之品伤及脾胃，很可能出现胃痛、腹胀腹痛以及腹泻的情况。但是萝卜煮熟或炒熟之后，辛味基本祛除，性质也转为温性，所以即使是气虚者，少量食用也无妨，还可以起到健运脾胃的作用。

此外，还可以将萝卜和其他补益类的食物或药物搭配来用，起到相辅相成的作用。众所周知，人参是补气圣品，中药学中人参和莱菔子一度被视为配伍禁忌，不能一起应用，目的就是为了防止莱菔子减弱人参的补气功效。也有医家提出"莱菔子得人参，其功更神"的观点，认为对于脾胃虚弱造成一身气虚者，可以莱菔子与人参共用，莱菔子的运脾功效正好可以防止补益之品造成的脾胃之气壅滞，而人参可以牵制莱菔子的耗气特性，二者相得益彰。以此类推，将萝卜和补气的药物、食物共用，也主要是取其行气、运脾、助消化的作用，使补气之品虽补却不滞，更彰显其补益功效。

虚不受补是怎么回事

补虚泻实是中医治病的基本方法，但是临床上却有一种"虚不受补"的情况，是指一些体虚的患者运用了补药或补益类的食疗药膳之后却达不到调补的目的，不但体质没有增强，甚至还出现了不良反应，如食欲不振、腹胀、腹痛、腹泻、烦躁、口苦咽干、鼻出血、面生痤疮等。造成"虚不受补"的原因有哪些呢？以下简单做一分析。

脾虚湿盛

很多医家都认为脾胃虚弱、痰湿内盛是导致"虚不受补"的最主要原因。如清代医家周学海在《读医随笔》中说："凡人服人参、白术、黄芪、地黄而中满者，皆中有邪气也。盖服此药之人，总因虚弱，虚弱之人，中气不运，肠胃必积有湿热痰水，格拒正气，使不流通；补药性缓守中，入腹适与邪气相值，不能辟易邪气，以与正气相接也，故反助邪为患矣。"也就是说，大抵气血亏虚的人，脾胃功能多不正常，脾胃不能健运已久，所以很可能身体中有痰湿郁积，痰湿阻滞气的运行，还可能产生气郁化热的情况；而补益药物性质多滋腻，进入身体之后，由于脾胃虚弱，不能被及时消化吸收，反而更加资生了湿热、痰火等邪气，所以服补益药会出现各种不良反应也就不难理解了。

情志郁结

现代人生活、工作压力大，本就容易情绪不畅，又有一部分患者生病后由于过分担心自己的身体，所以陷入情绪低沉的状态。肝属木，肝郁就会克犯脾土，影响脾胃之气的升降，导致消化功能受到抑制，所以，当服用补益类药品、食品的时候，更不容易消化吸收，反而助湿化热，产生一系列不良反应。

补不对证

体虚有阴虚、阳虚、气虚、血虚之别，每一种补品只能适合一定的体质、一定的病证。补不对证的情况一般是由于患者对自己的体质不很了解，又听信了店家或广告中对补品"通补百病"的虚假宣传，于是盲目进补而出现不良反应。比如一位盗汗、遗精、眩晕的阴虚患者，误用补阳之品，就会出现火热更加耗伤阴血的情况，真可谓是"火上浇油"！而患者对自身服药后产生的种种燥热和虚弱的表现，一般意识不到是由于自己错服药物导致，却往往会认为自己是"虚不受补"的体质。所以，在吃补药之前，应该请医生诊断清楚。

分析了以上 3 类原因，下面我们提出一些建议，以帮助大家正确调理身体。

先清利，后补益

对于脾虚痰湿或痰热内盛者，应先把脾胃调理好，将实邪清除之后，再换方跟进就会有好的效果。孙思邈早就认识到这种情况，提出："凡欲服五石诸大汤丸补益者，先服利汤，以荡涤肠胃痰涎蓄水也。"或者于补益药物、食物中纳入陈皮、砂仁之类药物，边祛痰、运脾，边补益，避免"虚不受补"的发生。

先调神，后补身

金元四大家之一的朱丹溪有这样的观点："气血冲和，万病不生；一有怫郁，诸病生焉。"在补虚的同时还要注意调节情绪，可以是医生对患者的心理疏导，或患者自身通过倾诉、运动、休闲娱乐等方式自我调节情绪，也可以稍佐逍遥散、柴胡疏肝散等帮助缓解郁闷情绪的药物。

要求稳，不求快

在药物选择方面，应多以性质平和的药材或食材为主，如用山药、扁豆代替人参、黄芪以补气，用大枣、枸杞子代替阿胶、地黄以养血。另外，在服药的前几日可以半量服用，让身体有一个"缓冲期"，当身体适应了药味、药量后再缓慢增量，切不可"峻补、蛮补"，免得欲速则不达。

气虚的人能多锻炼吗

在球场上挥汗如雨，在跑道上肆意地奔跑，抑或是跟伙伴们在路灯下享受广场舞的乐趣，这些似乎从来都不属于一个动一动就气喘心慌，干一点活儿就累得全身没有力气的"虚人"。那么，气虚的人就不适合锻炼吗？答案是否定的。一个不常运动的人，力量和耐力自然是小的，心肺功能也较同龄人偏弱，当其与经常运动的人一起劳作或玩耍时，很容易出现疲劳，甚至上气不接下气的情况。如果因为这样就觉得自己比别人虚弱，从而更加不喜欢运动的话，将是"越来越虚"，这是为什么呢？

一身的组织器官也遵循着"用则进，废则退"的规律，越不动越退化。常说的"失用性肌萎缩"，是指由于制动引起的萎缩。比如有些骨折的患者需要打石膏、戴夹板支具或戴三角巾悬吊保护，一些中风后偏瘫患者需要卧床休息，其肢体肌肉的活动减少，甚至是停止活动，当解除对肢体的限制后或者中风日久，这些患者的肢体大都出现了肌肉萎缩，即患侧肢体变细。有研究显示，即使是健康人的下肢，只要固定 131 天，肌纤维的直径就会减小 42%！用这样的肢体活动肯定会有无力感，而表现出"虚"的种种征象。

在一定程度上，即便是气虚的人，适当活动也是有益的。当人运动的时候，全身阳气被调动起来，肢体和心肺都会获得更多的气血以维持其功能活动，同时，气血也滋养了脏腑、肌肉，有助于从气虚状态中恢复。现实中有很多幼儿阶段体质差、总感冒发烧的小朋友，在参加了某些体育项目的训练之后体质增强、变得非常健康的例子，也有很多上楼，甚至走路都喘的肥胖人士，经过长期坚持慢跑或游泳，变得非常强壮，这些例子说明只有适度动静结合，才是调养的真谛。

虽说气虚的人也要运动锻炼，但是一定要遵循适度的原则，选择适合自己身体的运动方式，如果过急、过量或安排不当，往往会适得其反，加重气虚的程度。不同年龄的人适合的锻炼方式不同：中青年人或气虚不甚者可以选择慢跑、游泳、武术、瑜伽、爬山、自行车、球类运动等；而老年人或者气虚表现比较严重者可以从练习太极拳、八段锦或健步走开始，等体质增强了再考虑其他运动。在劳逸适度的前提下，运动锻炼想取得效果，贵在"持之以恒"，切忌一曝十寒。

第二章
阳虚体质

阳虚意味着什么

在中医门诊经常有患者会说："大夫，我比一般人都怕冷，夏天从来不敢吹空调。"这种体质的人多为阳虚。

从前面的讲解我们知道，阳气与健康息息相关。《素问·宝命全形论篇》中说："人生有形，不离阴阳。"当阴阳在人体内达成平衡时，我们的身体才会觉得舒服、健康，当这种平衡被打破，就会影响正常的生理功能。

阳气在人体有促进、温煦的作用，就像是身体的"发动机"，推动全身脏腑经络的功能活动。《素问·逆调论篇》中记载："阳气少，阴气多，故身寒如从水中出。"阳虚最典型的症状就是身寒肢冷。

阳气还有保护机体、卫表抗邪的作用。《素问·生气通天论篇》便有记载："阳气者，若天与日，失其所，则折寿而不彰。"意思是说人体的阳气是否充沛与寿命相关，阳气盛而不衰，则人体的抵抗力强，不容易生病，寿命较长；反之，阳气衰则人的抵抗力低下，容易生病，便有可能使寿命缩短。因此保持阳气的充沛，在防病保健中十分重要。

造成阳虚体质的因素有哪些？

《灵枢·寿夭刚柔》中记载："人之生也，有刚有柔，有弱有强，有短有长，有阴有阳。"说明人的体质有先天差异，有的人天生就是阳虚体质。然而人们的体质并不是一成不变的，体质也会在环境和个人生活习惯的影响下发生改变。

阳气源于脾肾，即指阳气源于先天的父母之精和后天脾胃化生的水谷精微等营养物质，所以阳气是否充沛也与脾胃相关。很多人经常饮食不节，或暴饮暴食，或饮食偏食，如偏食肉类、偏食喝冷饮、吃冰淇淋等，这些不良的饮食习惯都会损伤脾气，日久伤阳；还有一些人为了保持苗条的身材，盲目减肥，长期控制饮食，甚至为了尽快减重，连续一周不吃或只吃很少食物，这些不当的饮食习惯都会损伤脾胃，进而导致阳气化生不足。

一些追求时尚的女性，天气寒冷时也穿裙装，或者穿裤子露出脚踝，这种穿着方式给了寒邪伤阳的可乘之机。居住的环境也会影响人的体质，例如夏季使用空调较多，室外天气炎热，容易出汗，身体的毛孔都张开，回到空调温度过低的室内，人为的阴寒之气就频频进入体内，损耗、遏制人体阳气，这样一冷一热，每天经过多次，就会反复使寒气钻入体内，损伤阳气。长久居住在寒冷潮湿的地域，寒邪也容易损伤人体阳气。

还有些人稍觉牙痛、眼睛干涩，或者大便干，就觉得自己上火了，要吃一些祛火药，这些药多属寒凉药，也会损伤阳气，长期服用造成阳虚体质。此外，缺乏运动也会阻碍阳气的升发，是形成阳虚体质的原因之一。

吃生姜有讲究吗

有一篇新闻报道说：湖南的一位百岁老人虽然满头银发，但是面色红润，很少生病，他的养生秘诀就是每天晨起一碗生姜茶水。各类养生节目也提倡吃姜可以祛寒温胃，有益于养生。市场上随即出现各种含有生姜的冲调饮品，使得生姜不再仅仅是厨房中常用调味品，更成为很多脾胃病患者用于祛寒暖胃、缓解疼痛的"宠儿"。那么，生姜真的是可以全民服用的吗？

生姜对人体有哪些好处？

生姜是中医治疗外感风寒头痛、胃寒呕吐等疾病的常用药。《本草衍义补遗》中记载生姜："辛温，俱轻，阳也。主伤寒头痛、鼻塞、咳逆上气，止呕吐之圣药。"说明生姜具有解表散寒、温中止呕、温肺止咳的功效。阳虚体质的脾胃病患者，平常就有四肢怕冷的症状，稍感受寒凉就容易出现胃部疼痛、胀满等症状，及时喝一些姜汤水，可以温暖胃部，散寒止痛。

春季吃姜有助于升发人体阳气，预防感冒，是春季补阳的好帮手；夏季天气炎热，很多人会出现食欲降低，甚至恶心、胸闷等中暑症状，在饭前吃少量的姜，或是喝一些姜汤，可以止呕，宽胸行气，增进食欲。秋冬季节寒冷，人们容易感受风寒，引起感冒，出现鼻塞、流鼻涕、头痛、身体痛等症状，这时喝一些热的生姜水，借助生姜解表散寒的作用，促进血液循环，使身体发热，微微出汗，驱逐体内的寒邪。

干姜较生姜温热力量更强，解表力量较弱，所以可以将干姜打粉做成小包用来泡脚，能有效改善寒邪引起的胃痛、痛经、关节疼痛等症状。

生姜可以每天吃吗？

早在《名医别录》中就有记载："生姜，味辛，微温。主治伤寒头痛、鼻塞、咳逆上气，止呕吐……久服小志少智，伤心气。"说明生姜虽有散寒止呕等作用，但是不可以大量、长期服用，因生姜味辛，性温，属热性食物，大量久服会导致体内热盛，郁热日久便会化火，中医讲"壮火食气"，就是讲这种亢盛的火会增加物质的损耗，伤阴耗气，造成身体不适，所以生姜不宜大量久服。一般情况下，成年人每日食用生姜在3~6g左右。秋季天气干燥，燥邪较盛，容易伤津耗气，姜的辛辣之性可助燥邪，加重人体水液流失，严重时甚至会损伤肺络，造成咳嗽、咽痛等身体不适，所以四季之中，在秋天应该根据身体情况少吃或不吃生姜，每天吃生姜反而会有碍健康。

属于阳虚胃寒的患者，吃生姜可以缓解胃部不适，但并不是所有脾胃病患者都适合服用生姜，常有烧心、反酸或口干、口苦等偏热症状的人就不适合吃生姜，生姜味辛，性温，有上述症状的患者服用生姜反而有可能会加重身体不适。早晨正是阳气升发之时，吃姜可以助阳，温暖周身，开胃健脾。如果在夜间吃姜，生姜辛散、温热的性质反而会引起口干、咽痛等，影响夜间休息，所以生姜不宜晚上服用。

小贴士：

服用生姜不要去皮，去皮后会影响生姜解表、消肿的作用；烂姜、冻姜都不能食用，变质的姜可能会产生有害物质。超市里卖的生姜蜜饯是用糖和蜂蜜处理过的生姜，这种处理方式降低了生姜的辛辣味道，口感较好，具有温中开胃、生津化痰的功效，不过这种处理方式会降低生姜解表散寒的作用。

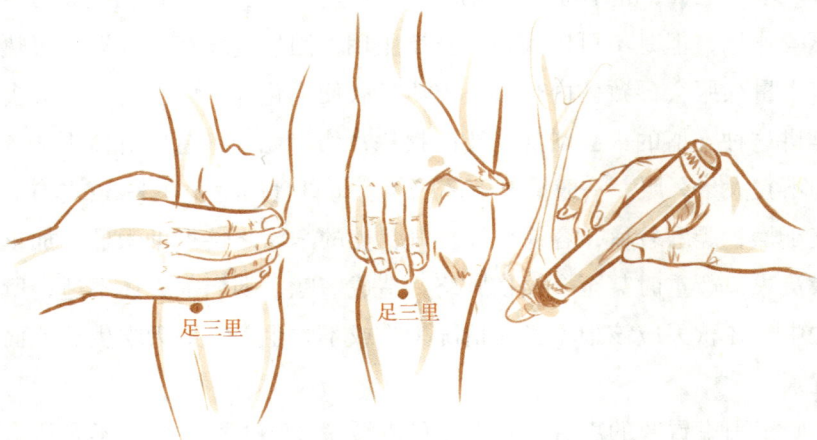

足三里　　足三里

艾灸足三里能健脾胃吗

　　古语云："家有三年艾，郎中不用来。"艾灸在我国应用历史悠久，是中医四大疗法，即砭、针、灸、药中的一种重要疗法，是养生保健的主要方法之一。艾灸的材料主要为艾叶，艾叶早在春秋战国时期已颇为流行，春秋时期的《诗经·采葛》中记载："彼采艾兮。"《本草从新》中也有记载："艾叶苦辛，生温，熟热，纯阳之性……以之灸火，能透诸经而除百病。"艾灸便是借助艾草燃烧的热量对人体的经络腧穴产生温热刺激，以激发人体的经络之气，调节脏腑功能，扶助正气，提高机体抵御病邪的能力，从而达到治病、防病的目的。

🏺 散寒温阳首推艾灸

　　脾胃病患者大多胃部怕凉，而阳虚体质的人，本身阳气较弱，常有四肢冰冷的症状，稍受寒便更易出现脾胃不适，所以除了日常穿着要注意保暖，饮食避免寒凉，还要注意强健脾胃，采用艾灸的方式散寒温阳。

足三里是健脾胃的关键穴

足三里是足阳明胃经的主要穴位，是胃经的下合穴（下合穴是治疗六腑病的重要穴位），因为足三里能健脾和胃，又被视为"保健要穴"。《灵枢·五邪》中就说："邪在脾胃，则病肌肉痛……阴阳俱有余，若俱不足，则有寒有热。皆调于三里。"这说明足三里是治疗脾胃病常用穴，可以调理阴阳，寒证、热证都可治疗，对于脾胃病具有双向调节作用。

艾灸足三里穴对人体健康的调控可谓是温热效应、药物作用、经络腧穴作用多因素综合作用的结果，既可以温经散寒，快速缓解脾胃不适，又可以补益正气。艾灸足三里操作简单，方便快捷，民间有俗语说："若要安，三里常不干。"意思是要常在足三里穴行发疱灸，让局部皮下出现水疱，从而对穴位保持长久刺激。但这种方法比较痛苦，所以现在少用。也有运用瘢痕灸方法者，因长期灸疗，在施灸的皮肤局部形成瘢痕，达到强身健体的目的。现代常是简单地点燃艾条，隔着穴位2cm左右熏灼局部，可以快速减轻胃部不适，又有强身健体的作用。

在冬春、秋冬时节，季节变换，天气寒冷，是脾胃病的多发季节，风寒之邪容易侵袭人体，影响脾胃的正常生理功能，进而诱发各种脾胃病，这个时节可以提前艾灸足三里，达到健脾养胃、预防脾胃病的目的。

小贴士：

艾灸足三里时要注意将点燃的艾条悬置于穴位上2~3cm，皮肤感觉微热即可，随时注意清除艾灰，避免掉落在皮肤上造成烫伤，艾灸穴位20~25分钟即可。艾灸足三里穴的最好时间在上午时段，早晨太阳升起，人体的阳气亦随自然的阳气一同升发出来，因此上午艾灸足三里可以更好地补益阳气。

艾灸神阙穴可以补阳气吗

随着人们的生活水平提高，养生保健意识也在提高。现今社会广泛出现的亚健康状态问题，成为人们关注的热点。亚健康状态是指人体处于健康与疾病之间，身心处于低质量状态及其体验。亚健康最典型的症状表现为疲劳，机体虽无明确的疾病，但伴有心理及躯体的双重不适，躯体上表现为疲乏无力、困倦、食欲不振、容易感冒、便溏或便秘、怕冷或怕热等，心理上表现为情绪低落、心烦意乱、焦躁不安、反应迟钝、记忆力下降等，进而引起工作、学习、社交困难等问题。

有学者经过广泛的文献整理，总结出亚健康状态最常见的症状为神疲乏力、睡眠不佳、情绪不稳、急躁易怒、少气懒言等，与阳虚出现的症状基本一致，证明阳虚证是亚健康状态的基本证型，因此补足阳气可以有效缓解亚健康状态。

艾灸神阙穴可以补充人体的阳气。神阙穴俗称肚脐，是胎儿脱离母体后，脐带脱落形成的凹陷。脐带是胎儿与母体相连的生命纽带，依附在母体上，依赖母体精气，为胎儿输送营养物质，使其生长发育，所以又被称为"先天之源""元气之根"，与肾密切相关。依照中医的经络循行，神阙穴位属任脉，处于人身体前中线部位，为任脉之气的聚集地。任脉与督、冲二脉同起于胞中，所以神阙穴通过督脉与一身阳气相通。另有足阳明胃经夹脐，足太阴脾经之筋结于脐，足厥阴肝经上行入脐中，脐与五脏六腑、奇经八脉在经络走行上有直接或间接的联系。《难经·六十六难》记载："脐下肾间动气者，人之生命也，十二经之根本也。"所以脐又有"通百脉"之称。神阙穴具有培补元阳、调和气血、疏通经络之效，结合艾灸温中散寒的作用，温补效果更佳。

在"治未病"理念中，培护阳气是防病保健的重要原则和方法。在《万病回春》中记载："剪脐落地，犹恐脐窍不闭有伤婴儿之真气，随用艾火熏蒸……熏蒸本原，却除百病。"在《针灸大成》中记载神阙穴的隔药灸："置脐上，将前药末以二钱放于脐内，用槐皮剪钱，放于药上，以艾灸之……诸邪不侵，百病不入，长生耐老，脾胃强壮。"说明古人就已经使用艾灸神阙穴用于治病防病。现代研究显示，艾灸神阙穴可以温补脾肾，改善胃肠功能，增强免疫力，有效预防小儿腹泻，延缓衰老，改善人们畏寒肢冷等阳虚症状，强健体魄，遏止亚健康状态向疾病的转变，符合中医养生的"治未病"思想。

小贴士：

神阙穴不可针刺，可以使用艾灸或隔姜灸，单纯艾灸神阙有温补脾肾、培元固本之效；在神阙穴施用隔姜灸可以增强温阳散寒的作用，治疗受寒腹胀、腹泻的效果极佳。

胃脘怕凉的人该怎样吃水果

每当天气转凉，门诊中脾胃病患者就会增加，他们中一部分患者都有胃脘疼痛、喜温喜按、神疲乏力、手足不温、大便稀溏等相似的症状，这些患者大多都处于阳虚状态，平常饮食稍不注意，就会出现腹泻，医生多会嘱咐患者注意保暖，宜饮食清淡温和，忌食油腻生冷等。很多人都能够避免油腻食物，却不知"生冷"中除了包含海鲜、冷饮、生食外，还包含水果。那么阳虚质脾胃疾病患者就不能吃水果了么？实则不然，只要避免寒凉，选择性味温和或有温热性质的水果，既可以补充机体所需的营养物质，又可以满足口欲。

哪些水果适合阳虚体质的人食用呢？

《素问·脏气法时论篇》中说："五谷为养，五果为助，五畜为益，五菜为充，气味合而服之，以补精益气。"说明水果对于身体健康有辅助作用，然而不同的水果所含营养成分各有不同，对身体的作用也不同，不同人群对水果的需求也就不同，所以在众多美食中挑选适合自己的十分重要。

对于阳虚体质的脾胃病患者，饮食调节应以温胃健脾为主，适宜进食温热性质的水果，如山楂、樱桃、石榴、荔枝、大枣、龙眼、榴莲等。这些水果除了具有温胃散寒的作用之外，有些还有开胃健脾、补中益气等作用。《本草纲目》中形容山楂："化饮食，消肉积，癥瘕，痰饮痞满吞酸，滞血痛胀"，便说明山楂可入药，有健脾开胃、消食化积、活血化瘀的功效，中医常用的消食化积药"焦三仙"就是由焦山楂、焦麦芽和焦神曲3味中药组成。大枣味甘性温，归脾、胃经，有补中益气、养血安神、缓和药性的功能，也常入药中，用于调养脾胃。

有些人以为忌食生冷就是不能吃生的水果，特别是在冬天的时候，水果偏凉，脾胃虚寒的人吃完，就会加重胃痛，所以有些人把水果煮熟吃，认为这样便不是生冷了，这是日常饮食中的一个误区。对于脾胃功能较差，或牙齿不好的老年人来讲，煮熟的水果确实更易接受，但是蒸煮只能对水果的寒凉性质起到一定的抑制作用，而水果的性味并不会因此改变，寒凉性质的水果应根据身体情况，少吃甚至不吃。温热性质的水果生吃、熟吃皆可，但不宜过量，避免增加脾胃负担而导致消化不良。

小贴士：

蒸煮后的水果水分增加，甜味会降低，酸味会更加明显，可加入少许糖调味，但应该尽量保持食物的原味，有益于健康。

阳虚的人什么时间补阳效果最好

阳虚的人在冬天会比其他人更觉寒冷，容易伤风感冒，一般在冬天会格外注重保暖，温热饮食，保护自身阳气。但到了春夏之时，天气温暖，人的身体也会舒服一些，有些阳虚不太严重的人就不太注意保护阳气了。而且那些冬天进补的人有时也会问：夏日天气炎热，还能再补阳吗？

《素问·四气调神大论篇》曰："春三月，此谓发陈，天地俱生，万物以荣……夏三月，此谓蕃秀，天地气交，万物华实。"便是形容自然万物与阳气升发的关系，春夏时节，天气转暖，气温升高，自然界中的阳气不断增长，万物随之焕发生机，于夏日达到阳盛之极，万物繁茂充实，人也是如此，应该顺应自然变化，升发自身阳气，释放能量。并且阳为寿命之本，人体的阳气是否充沛与寿命相关，阳气盛而不衰，寿命较长，反之，阳气衰便有可能寿命缩短。所谓"圣人春夏养阳，秋冬养阴"便是讲要在春夏时期促进阳气发挥温煦、卫表和促进生长发育等作用。所以在春夏也要保护阳气，促进阳气发挥功能，不提倡吹冷风、吃冷饮降暑热，应顺应季节变化调换衣物，清淡饮食，不食或少食生冷。

春分前后喝姜枣红糖水可以补阳。春分时，阴阳各半，自春分后天气转暖，日照时间增加，昼长夜短，气温逐渐升高，是阳气逐渐升发、阳大于阴的分界点。在春分节气前几天的上午 11 点前，喝一些姜枣红糖水，不但可以温补脾胃，还可以助长机体阳气升发，使得阳气充沛，增强机体抗邪能力，避免出现感冒等疾患。

姜枣红糖水里有 3 种常用中药，它们也都常出现在老百姓的餐桌上。三者均为温性，温可助升发阳气。中医认为辛味与甘味同用有化生阳气的效果，所以姜、枣、红糖同用益阳之效更佳。

上午补阳效果好。《灵枢·顺气一日分为四时》中指出："朝则为春，日中为夏，日入为秋，夜半为冬。"说明人体的阳气在一天的周期中也会随时间有生、长、收、藏的变化，即朝则阳生，日中则阳长，日入则阳收，夜半则阳藏，所以上午正是阳气升长之时。而且依照中医的十二经络循行时间来看，上午5~7点属大肠主时，肠运动旺盛；7~9点属胃经循行时间，胃的运动较为活跃；9~11点属脾经循行时间，脾的功能较为突出。所以在上午11点之前温补脾胃之阳，是一天之中的最佳时期。

练习撞背能振奋阳气吗

2011年一则新闻中报道了一位"撞背"养生的人，主人公名叫连德水，是都江村的一位普通村民，老人年近七旬，但是脸色红润，身材健壮，看起来好像五十多岁的人。他向记者说，他年轻时容易生病，三天两头就会感冒，他是偶然从报纸上看到了"撞背"这种养生方法，据说能够强身健体，所以他就开始尝试"撞背"，坚持了几个月后，他发现自己感冒、咳嗽都减轻了，而且腰酸背痛也有所减轻，所以他就继续坚持撞背，十几年下来，肩背酸痛基本再也没有出现，而且现在身体也很好，很少生病。那么"撞背"养生有什么科学依据吗？

人体的背部分布着很多穴位，中医理论认为，"背为阳，腹为阴"，人体的背部循行阳经，主要是督脉和足太阳膀胱经，是全身之阳分布最广的部位。督脉有"阳脉之海"之称，与6条阳经相接，人体的阳气通过这些经络至督脉，督脉调控全身阳气。在人体阳气充足、旺盛的时候，阳气可以"储存"在督脉里；当身体阳气不足的时候，督脉作为人体阳气调节的部位，使阳气上传下达，循环往复，保证全身阳气运行正常，发挥温煦、调控等生理功能。

在中医经络循行理论中，足太阳膀胱经循行部位最广泛，从头到脚，联络头、颈、胸、腰、臀、股、胫及下肢，遍布人体背侧。膀胱经循行于督脉两侧，与督脉有多处交汇，担负着背侧阳气输布的重任，维持躯体的正常功能。足太阳膀胱经上分布着五脏六腑的背俞穴，《素问·气府论篇》中便有记载："足太阳脉气所发者七十八穴……五脏之俞各五，六腑之俞各六。"说明了背俞穴与足太阳膀胱经的从属关系，膀胱经与五脏六腑相通。从以上可以看出，足太阳膀胱经既是督脉与五脏六腑沟通联络的枢纽，也是督脉输布阳气、调控脏腑功能的"运输官"。

"撞背"有一套完整的保健操

道家的"撞墙功"又称"靠山功""虎背功"，与现在的"撞背"相似，已流传千百年，因其功法复杂，并非所有人都能熟练掌握，所以取其精华，去繁就简，专练"撞背"即可。也正是因为背部循行督脉与膀胱经，分布诸多穴位，所以"撞背"可以有效刺激穴位，既可以活血行气，放松肌肉，缓解颈肩腰痛，又可以助长阳气升发，调节脏腑功能。

"撞背"操作起来十分简单，双足与肩同宽，双膝可以微曲，全身放松，保持上身直立，背靠墙壁或大树站立，相隔约一尺，身体自然后仰，用背部撞击墙壁或大树时呼气，撞击用力适度，借撞击的反作用力使身体恢复直立，注意撞击过程中脚掌应紧贴地面，不要过力弹出身体；撞击下背部时，上身可以适当前倾，使下背部略向后突出，然后进行撞击。撞击时意念贯注背部，使意气集中于腰、肩、背之间，每次撞击 100 次左右即可。一个简单"撞背"动作，就可以调节人体的脏腑经络、阴阳气血，沟通机体上下内外，法简而效优，更容易被大众接受。

小贴士：

需要提醒的是：

1. 晨起空腹锻炼，切不可饱食后进行撞背；在撞背健身前，最好先明确脊柱没有严重疾患，如果有脊柱相关疾患，病情严重者，切不可应用"撞背"来锻炼身体；孕妇、处于月经期的女性或处于手术后恢复期，未满 1 年者，患有各种颈、胸、腰椎病者勿练；患有心脏病、高血压及身体较弱者，锻炼时要根据个人情况控制时间和强度，不可过量练习，如感觉不适，应该立即停止练习，调整呼吸，原地休息，严重者应立即到医院寻求医生的帮助，及时诊治。

2. 在公园或其他地点"撞背"时，如果选取树木，应找较为粗壮的大树，避开细弱的树木，避免发生意外，以免造成身体损伤，毁坏树木。

哪种茶能温养胃

我国是茶的故乡，也是茶的发源地，在古代书籍《神农本草经》中记载："神农尝百草，日遇七十二毒，得茶而解之"，并称茶有"益思、少卧、轻身、明目"的功效。通过文献研究查明，神农所谈之"茶"即为今日大众所饮之茶叶，神农氏由此被认定为茶叶的发现者，并被后世尊为

"茶祖"。

中国的茶叶种类繁多，根据加工后的色泽，主要分为绿茶、黄茶、白茶、青茶、红茶、黑茶六大类。茶叶品种不同，制作工艺不同，也就具有不同的性味，具有一定的药用价值。

选择适合养脾胃的茶

在中国六大类茶叶中，其中红茶、黑茶属于发酵茶，性温，适合脾胃怕凉的人群饮用。红茶较为平缓温和，最具盛名的红茶，当属产于安徽祁门县的"祁门红茶"，其冲泡后的特点是"红叶红汤"，优质红茶的汤色红艳清亮，既有醇厚的香气，又有较强的助消化能力，适合胃寒、手脚发凉以及年老体弱者饮用，如果觉得肠胃不适，似饥不饥，似痛不痛，饮一杯热红茶，可以缓解这种不适。平时饮红茶佐以红枣、生姜和蜜，既可以调味，又可以解除疲劳，调和脾胃，妇女和老年人饮用后，益气补血的效果非常明显。

黑茶的发酵时间较长，成品茶叶色油黑或黑褐。黑茶是藏族、回族和蒙古族、维吾尔族等少数民族群众日常生活的必需品。在众多的黑茶中，云南普洱茶、湖南安化黑茶品质较好，茶叶被压制成不同形状的饼茶、圆茶、沱茶、砖茶等，色泽乌黑光亮，浸泡后茶味醇厚，茶汤橙黄清澈。由于黑茶在茶叶原料选用、制茶工艺等方面有别于其他茶类，所以黑茶所含成分和功能作用与绿茶、白茶、红茶等有所不同，其温蓄阳气、健胃暖腹、清脂通便功能尤为突出，冬季非常适合喝一杯热热的黑茶，以色补色，不仅可以保肾养精，还能温养脾胃，消满除胀，是养生保健的极佳选择。

明代李中梓《雷公炮制药性解》记载："茶，入心、肝、脾、肺、肾五经。"因为茶叶没有毒性，又可调节脏腑功能，因此可以作为食物、饮料长期服用，但是很多人在泡茶上不太用心，反而对身体造成损伤。要注意成年人一日饮茶量应在12g左右，分3~4次冲泡，小儿及孕妇饮茶量应适当减少；不宜喝烫茶，饮茶最佳的温度应该是60℃左右，不要超过70℃，避免烫伤食管；不宜喝隔夜茶，浸泡久了的茶叶可能会滋生细菌而变质，饮用隔夜茶可能会引起呕吐、腹泻等不适；另外，由于茶叶在栽培中会受到农药等有害物的污染，在制作过程中并没有完全清洗掉，茶叶表面总有一定的残留，所以头遍茶应弃之不喝。

饭后来杯大麦茶怎么样

在冬季，人们喜欢喝热的大麦茶，在夏季，人们常喝凉的大麦茶，大麦茶不仅去油腻，助消化，还有养胃的功效，适合各种年龄段的人饮用，备受大家的喜爱。下面我们就来说说"大麦茶的那些事儿"。

据《本草纲目》记载："大麦味甘，性平，有去食疗胀、消积进食、平胃止渴、消暑除热、益气调中、宽胸大气、补虚劳、壮血脉、益颜色、实五脏、化谷食之功。"临床常用来治疗小便淋痛；治老人烦渴不止，饮水不定，舌卷干焦；治麦芒入目；治水气病；夏季清暑热，能清暑生津，除烦解渴，治急性咽喉炎、扁桃体炎、咽喉脓肿。大麦不仅可以泡茶，还能做成面粉食用，帮助消化，疏利肝气，调整肠胃功能。

现代研究表明，大麦茶适用于以下疾病。①饮食过度导致的腹胀，有化积消胀、调中解腻的功效。②小儿食积，面黄肌瘦，老年人体弱，食少乏力，用大麦加少许糖，益气健胃。③慢性胃炎患者，以大麦作主食，可以平胃气，止隐痛。

大麦茶是中国、日本、韩国等民间广泛流行的一种传统的清凉饮品，将晒干的大麦炒制成焦黄色备用，也可以直接购买。其饮用方法简单，既可煎煮，又可冲泡，茶香浓郁，具体用法如下。

①煎煮：锅内加水 1L 左右，煮沸后放入一包大麦茶，再煮 5~10 分钟即可饮用。②冲泡：开水直接冲泡，闷盖 15 分钟左右就可直接饮用。

大麦本身性稍凉，但在炒制后会变温。服用时注意以下几点。

①大麦茶适宜单泡，根据不同体质可以凉服或温服。②空腹的时候不适宜喝大麦茶。③哺乳期妇女慎饮，因为麦芽具有回乳消胀的功效，可能会引起回奶。④湿热引起的脘闷腹胀之人忌用。⑤习惯性便秘患者及肝、肾功能不全者，高血压及心脏病患者忌用。

足浴养生胜于药吗

古人云："人之足，犹如树之根，人老足先衰，树老根先枯。"这句话是说人的脚就像是大树的根一样，处在最低位置，承载全身的重量，与人体健康息息相关，树木的衰老从根部开始，同样，人体的衰老最早体现在脚上。

足浴自古以来就是养生的重要方法之一，据《吕氏春秋·古乐》记载："昔陶唐氏之始，阴多滞伏而湛积，水道壅塞，不行其源，民气郁阏而滞着，筋骨瑟缩不达，故为舞以宣导之。"说明早在远古氏族时期，人们已懂得足与人体健康息息相关，开始运用"足舞"治疗疾病，这可谓是足浴养生的起源。

宋代著名诗人苏东坡就曾说过："热浴足法，其效初不甚觉，但积累百余日，功用不可量，比之服药，其效百倍。"毫不吝啬地夸赞足浴的疗效更优于药物，同时也说明足浴并不是一朝一夕即可取效，对身体是一个逐渐调整的过程，需要坚持一段时间，才能体会到疗效。

很多古医籍，如《普济方》《万病回春》《外治寿世方》中皆有足浴疗病健身的记载。民间亦有"春天洗脚，升阳固脱；夏天洗脚，暑湿可祛；秋天洗脚，肺润肠濡；冬天洗脚，丹田温灼"之说，说明足浴早就已经成为一种日常养生保健的方法。

《黄帝内经》中也有记载："阴脉集于足下，而聚于足心，谓经脉之行；三经皆起于足。"在中医的经络学说中，足部是足太阴脾经、足少阴肾经、足厥阴肝经的起点，是足太阳膀胱经、足少阳胆经、足阳明胃经的循行止点，这些经脉在脚上交接会合。足上一共分布着 66 个穴位，占全身穴位的 1/10，所以足与全身脏腑经络均有密切关系，是五脏六腑精气输注、会聚之处，因此足又被称为"精气神之根"。

足浴温胃有良方

热水足浴法是最常用的足浴法，选用木制足浴桶，温度在 40℃ 左右，不宜使用太热的水。泡脚时间并非越长越好，因为泡脚时，下肢受热，气血运行增快、增多，回心血量增多，所以会增加心的负担，引起胸闷、头晕等反应，严重者甚至会发生昏厥，泡脚时间过长会使足底的韧带变得松弛，还可能影响小孩足弓发育。因此，掌握适宜的泡脚时间十分重要，每周泡脚 3~5 次，每次泡脚时间控制在 15~20 分钟，周身微微出汗即可。

药物足浴法是中医常用的外治疗法，水可以溶解药物里的有效物质，药物渗透足部皮肤，通过对足部穴位、经络进行刺激，感传到相应的脏腑，治疗相关疾病，清代慈禧太后就常用明目祛湿足浴方治疗眼疾。

有很多温养脾胃的中药足浴方，比如一些中医院使用中药足浴与食疗配合治疗脾胃虚寒证，足浴方如下：黄芪 30g，川椒 30g，红花 10g，延胡索 15g。具体方法：将上述药物装进一个布包，扎紧封口，使用清水没过布包浸泡 1 小时，然后放入陶瓷锅（不宜用金属厨具，砂锅亦可），大火煮开后再用小火煎煮 30 分钟，放置待温度适宜后，将中药煎剂倒入木质足浴盆中（最好具有加热按摩装置，可以更好刺激穴位，便于药液保温及发挥其温养作用）。患者双足放入足浴盆中，适当加温水，药液超过脚踝 10cm，每次治疗时间为 15~20 分钟，每日 1~2 次，以 2 周为 1 个疗程。或根据患者的体质和病证情况辨证选药用于足浴。

小贴士：

有学者研究证明不同的水温与双足接触会有不同的治疗效果，如水温在20~25℃刺激足部时，可以促进人体分泌激素；足部浸泡在30~35℃的水中时，对身体的刺激和各项功能的影响不明显；水温在37℃左右时，可降低痛觉传导，提高人体的造血和免疫功能；温度达到39~43℃时，能够封闭局部范围的末梢神经，降低肌肉和关节内的神经传导功能，因此可以减轻肌肉和关节的疼痛感。

第三章
阴虚体质

阴虚是什么意思

阴虚，顾名思义是指人体内的阴分不足，阴液亏虚。那什么是阴液呢？

在人体内的液态精华物质，包括血液、精液和津液都属于阴液。正常人体内阴阳处于相对平衡状态，维持五脏六腑正常的功能，当人体内阴液亏虚，阴阳失去平衡，机体的相关脏腑组织失去濡养，产生内热，就会形成阴虚体质。导致阴虚的原因如下。

（1）先天不足：母亲阴血不足导致子女阴液亦虚。

（2）女性更年期：女性一生要经历特殊的经、带、胎、产过程，而这四种生理过程均以损伤阴血为前提，因此女性多易出现阴虚体质，到了更年期，月经结束，更多为阴虚。

（3）长期发热：一些慢性疾病如果表现为长期发热，就容易于在热退之后出现阴虚，汗为阴液，发热时大量汗出最易导致人体阴液耗伤。

（4）男性房劳过度：长期纵欲的男性极易因为精气耗伤过度而出现肾阴虚问题，不仅平时口渴，而且还可以出现烦躁、腰酸、多汗等表现。

（5）过食辛辣、油炸食品：辛辣、油炸食品多性燥，易耗伤阴津，长期食用易导致机体阴津不足。

许医生在门诊上曾经遇到一位中年女性，感冒已1个月余，服用各种西药没有明显的效果，而且这几日又出现了胃部隐痛、饥不欲食、食后腹胀、口唇干燥、手脚心发热、小便黄、大便干燥等症状。这些都是典型的脾胃阴虚的表现。患者感冒时间较长，又服用各种西药，耗伤了胃阴，致使胃阴不足，就会产生虚热，胃失和降，则会出现胃脘隐痛；由于脾胃阴虚，胃主受纳、脾主运化的功能迟缓，就会出现饥饿感，又不想吃东西的现象；胃阴亏虚，阴液不能向上滋润口唇，就会出现口唇干燥；不能向下滋润，小便就会量少色黄，大便干燥。如果最近出现了上述症状，很可能存在脾胃阴虚。

有些朋友会问，如果是阴虚体质，多喝点水不就行了？其实这个观点是不正确的。阴虚体质的调理不是靠喝水解决的，而是在日常生活中应适当食用一些生津养阴以及甘凉滋润的食物，适宜吃新鲜的水果蔬菜和含维生素、纤维素较高的食物，以及含优质蛋白质的食品，比如麦冬、蜂蜜、大米、甘蔗、秋梨、瘦猪肉、鸭肉、绿茶、豆浆、牛奶、豆腐等。阴虚体质者多有内热，清热食物也是必不可少的，如芹菜、香蕉、西瓜、冬瓜、菊花等。以上食物可以任意搭配，做成粥、汤或羹，都可以达到食疗的目的。另外，烹饪方式也很重要，烹饪时不可放过多的调料，尽量保持食材的原汁原味。

阴虚体质者忌食辛辣刺激食物（辣椒、白酒等）、温热香燥食物（荔枝、桂圆、韭菜、肉桂、葱、姜、蒜等）、煎炸爆炒食物（油炸食品）、性热上火食物（炒花生、炒瓜子、爆米花等）。日常生活中培养良好的生活习惯也非常重要，保持良好的心态，不急不躁；起居有规律，避免熬夜；适当锻炼身体，不做剧烈运动，运动后及时补充水分，防止汗出过多耗伤阴液。

阿胶、银耳怎么吃养阴效果最好

身边的女性朋友越来越会养生，有些人很喜欢食用阿胶、燕窝等贵重补品。到了秋冬季节，咳嗽、鼻炎的人越来越多，有人建议可以食用银耳莲子粥，说是帮助大家"洗洗肺"，但效果如何还需观察。我们在这里就先看看阿胶、银耳到底怎么吃最合适。

我国最早的药物学著作《神农本草经》中记载："阿胶，生东平郡，煮牛皮作之，出东阿。"南朝梁陶弘景《名医别录》曰："出东阿，故曰阿胶也。"现今阿胶为马科动物驴的皮去毛后熬制而成的胶块，取材于血肉有情之躯，具有益气滋血之功，故被医家称为"血肉有情之品"。阿胶与人参、鹿茸并称"滋补三宝"，自北魏以来即为进贡朝廷的珍品。阿胶既能补血，又能滋阴，《本草纲目》中说："阿胶，大要只是补血与液……阴不足者，补之以味，阿胶之甘，以补阴血。"

银耳有生津润燥、滋阴养胃的功能。银耳中含有丰富的胶质、氨基酸、多种维生素、银耳多糖和蛋白质等营养物质，是生活中常用的补阴食品，对肺胃阴虚者更为适宜。日常生活饮食中加入适当的阿胶、银耳，既美味，又可补阴，下面我们就介绍一些含有阿胶、银耳的食补美食。

阿胶枸杞鸡

取阿胶 30~50g，打碎，枸杞子 20g，新鲜鸡 1 只，砂锅文火煲汤。
功效：补肾益精，柔肝养血，适用于女性产后调养。

阿胶银耳粥

取大米或小米150g，阿胶15g，银耳20g，冰糖10g。先将米和银耳、冰糖熬成粥，阿胶打碎，用开水溶化后加入粥内搅匀，开锅翻滚即可食用。

功效：健脾补血养肝，用于病后体虚者调补。

芝麻、核桃阿胶膏

阿胶150g，打碎，黄酒300ml，浸泡1周左右，等到阿胶变软成海绵状，加少量水炖化，再加入适量黑芝麻、核桃仁，放入冰糖250g，蒸1小时即可，这期间要不断搅拌，等到冷却后就变成了冻膏。每天早、晚各1~2匙，用温开水冲服。

功效：健脾补肾养肝，用于阴血虚患者的调补。

如何做山药薏米芡实粥

粥，古代称为"糜""膻"等。一年四季膳食中加上不同种类的粥，不仅可以丰富饮食，调节胃肠，增加食欲，同时还可以补充身体中的水分。从古至今人们就认为，喝粥不仅可以治病，还能使人延年益寿。

山药薏米芡实粥自古就有，并受到众多知名医家的推崇。此粥的功效很多，既能健脾益胃，补肾益精，祛湿利水，又能健脾补肺，延年益寿。

山药既是食用的蔬菜，又是常用的药材，山药性甘平，既补气，又补阴，补气而不壅滞生火，补阴而不助湿滋腻，是补益中气中较平和的一类，具有补脾养胃、补肺益肾的功效，因其营养丰富，自古以来就被视为补虚佳品。

薏苡仁，别名"薏米""生薏米"，既是常用中药，又是普遍常吃的食物，具有利水消肿、健脾祛湿、舒筋除痹、清热排脓的功效，更是女性朋友的美容祛斑佳品。芡实，又名鸡头米，有"水中人参"的美誉。《神农本草经百种录》曰："鸡头实，甘淡，得土之正味，乃脾肾之药也。"芡实具有健脾养胃、益肾固精、补中益气的作用，和莲子功效相似。如果长期腹泻、遗精、夜尿频多、寝食难安，服用芡实，多可有神奇的效果。芡实是健脾补肾佳品，如果与山药搭配使用，补益效果更佳。

煮粥需要注意以下几点：尽量选择新鲜的食材，可以用新鲜的山药代替怀山药片，这样煮出来的粥软糯可口，而且很好熟，当然家乡有芡实的朋友也可以用新鲜芡实煮粥，味道就更好了；如果找不到新鲜的食材，那么煮粥之前就要先用冷水泡 1~2 个小时，这样才容易煮熟煮透；如果没有时间泡，也可以选择直接用高压锅煮粥。

如今市场上还有已经被研成粉末的食材，直接买来煮粥亦可，我们可以将怀山药粉、薏米粉和芡实粉放在一起煮，这是比较推荐的做法，这种做法优点很多：第一，可以按照自己的需要调整三者的比例；第二，这种粥质地较细，容易吸收，补益效果好；第三，口感很好。

取适量的怀山药粉、薏米粉、芡实粉均匀混合，加温水调成糊状，倒入开水锅内，用勺子搅拌以防黏锅，开锅煮 10 分钟左右，营养美味的山药薏米芡实粥就做好了，可以根据个人喜好添加蜂蜜、糖或其他调味品。

对于阴虚体质者，以能补阴的山药为主，食材的配比是山药：芡实：薏米 =3：2：1；对于平日有水肿且尿又少的人，可单用山药薏米粥，其比例为山药：薏米 =1：1。

滋阴养胃的蔬菜、水果有哪些

中医养生讲究"和"，也就是阴阳调和，阴阳平衡是重要的养生法则之一，如果体内阳气偏盛，阴气就会受到损害，人就会生病，只有当阴阳调和，阳气密藏，身体才会保持健康。所有的食物均有阴阳属性，偏爱食温热食物，体质就会偏阳，相反，多食寒凉食物，体质就会偏阴，这是食物对我们人体阴阳的影响。

所以，我们要在日常生活中观察自己的饮食是否符合阴阳平衡的原则。如体质偏阴者，在饮食上注意多摄入一些甘润生津的食物，忌肥腻厚味、辛辣燥烈之品。

从蔬菜的味道上来说，咸味的食物属于阴性；从蔬菜的食用部位来说，根叶类蔬菜相对属阴；其余一些含水分较多的蔬菜也归属阴性。

> 咸味类：海藻类，海白菜，海带，紫菜。
>
> 根叶类：花生，芋头，土豆，红薯，竹笋，菠菜，白菜，油菜。
>
> 属阴性的蔬菜：黄瓜、丝瓜、冬瓜、苦瓜、葫芦瓜、萝卜、莴苣、茭白、西红柿、豆腐、金针菇、发菜、黄花菜、木耳等。

值得特别推荐的是甘寒清热、润燥养阴的五汁饮，五汁饮出自清代名医吴鞠通的《温病条辨》，是以梨汁、藕汁、荸荠汁、麦冬汁、鲜芦根汁为主要材料的一种食疗饮品，口味清新爽口，以上五汁皆属甘寒之品，入肺、胃经，是养阴生津的佳品。五汁饮用于热病后期，口干舌燥，胃内隐隐灼热，食欲不佳的胃阴虚之人，阳虚畏寒的人不能服用。

五汁饮处方比例：鲜梨、鲜芦根各30g，藕、荸荠各20g，麦冬10g。将它们分别用榨汁机取汁。

功效：养阴生津，润肺止咳，清热解暑。

用法：有热证者将5种鲜汁兑匀，代茶饮。不太喜冷饮的人也可以煮开后温服。

适用人群：肺胃阴虚有热、烦渴，或肺燥干咳者。

在秋冬可以用什么养阴

俗话说"秋冬养阴"，这里面有什么奥秘呢？比如说要在秋冬季节吃补阴的药物，首先是因为补阴的药物大多比较滋腻，如阿胶、熟地黄之类的补药，但滋腻之性是它们药效的保证，如果没有滋腻的特性就失去了补阴的功效。秋冬季节，人的气血由肌表向体内封藏，消化能力提高了，此时更有利于对滋腻药物的消化吸收。

此外，中医学认为，秋冬是封藏的季节。所谓"封藏"，就是多摄入，少消耗。中医说的"阴"，指人体的血液、津液、肾精等物质，它们是身体功能产生的基础，因此也是生命的根基，帮助身体蓄力储能，这也是中医的"封藏"之意。

"秋冬养阴"还有另一层含义，秋冬季节日照时间逐渐缩短，中医认为睡眠要"以待日光"，其含义是，在太阳升起之后再起床，夏天日出较早，就要早起，秋冬太阳很晚才出来，自然就要晚起一些。如果能按"以待日光"去做，人们在秋冬就可以适当增加睡眠时间，使机体得到更好的修复。

这个修复就是中医所说的"养阴"，就是秋冬补养的要领。

下面就来介绍几种养阴的食品。

牛奶

不少医家对牛奶的滋阴作用赞赏有加，认为牛奶具有润肌止渴、滋润皮肤、滋润五脏的功效。另外，牛奶对神疲乏力、失眠多梦、有偏头痛的阴虚患者更为适宜。

墨鱼

墨鱼有养血补肾、健胃理气、养阴生津的功效。现代营养学指出，墨鱼营养丰富，味道鲜美，每100g富含蛋白质13g，而脂肪含量仅有0.7g，还含有碳水化合物、维生素A、B族维生素以及铁、钙、磷等人体必需的微量元素。秋季吃墨鱼最好，其做法简单，既可入菜，又可熬汤，搭配豆腐一起吃可同时补充植物蛋白和动物蛋白。

干贝

干贝味道鲜美，肉质细腻，是滋阴补肾的佳品。《本草从新》中有干贝"疗消渴"的描述。平素口干口渴之人，以及糖尿病患者有口干舌燥、多饮、多食、多尿、体重下降，可以在饮食中加入干贝。干贝可以泡发后炒菜，也可以炖汤，但是尿酸偏高的患者要慎用。

枸杞子

在《本草经集注》记载中，枸杞子具有"补益精，诸不足，易颜色，变白，明目……令人长寿"之功效，是平补肾精肝血之品。现代研究表明，枸杞子含有甜菜碱、多糖、胡萝卜素、维生素C、微量元素及氨基酸等成分，有促进免疫、调节免疫的作用，还能降血糖，降血压，降血脂，抗肿瘤。

养胃阴的药茶怎样制作

茶的发现和利用，在我国已经有几千年的历史，在漫长的历史长河中逐渐形成的茶文化传遍世界。目前，茶与可可、咖啡并称，成为当今世界的三大无酒精饮料之一，是世界三大饮品中最有益于健康的一种。

饮茶不仅是一种兴趣爱好，还可以保健，防病治病。药茶是以药代茶，经过历代医家和养生家的应用、发展和完善，药茶已经成为我国人民防病治病与养生保健的一大特色。

以下我们介绍一些对阴虚体质有益处的养阴药茶。

石斛冰糖茶

用料：石斛 10g，冰糖 5g。

功效：养阴清热，生津益胃。

适用人群：温热病后期低热，口干口渴，虚劳烦热，以及女性不明原因低热，心烦，口干者。

做法：将石斛剪碎，放入保温杯中，加冰糖，用沸水冲泡，盖闷 15 分钟左右，代茶饮。

用法：每日 1 剂，代茶饮。

石斛麦冬茶

用料：石斛 10g，麦冬 5g，绿茶叶 3g。

功效：养阴清热，生津利咽。

适用人群：心烦、口干、口腔溃疡者，尤其适合经常熬夜的人群。

做法：将石斛、麦冬和绿茶洗净，一并放入茶杯内，开水泡茶。

用法：每日 1 剂，代茶饮。

石斛西洋参茶

用料：石斛 25g，西洋参 5g。

功效：滋阴养胃，生津止咳。

适用人群：心烦、口干、口腔溃疡者，尤其适合经常熬夜的人群。

做法：先将石斛、西洋参切成片，放入锅中，加水大火煮沸后，改用文火煮 25 分钟左右，过滤去渣，收集滤汁，盛入有西洋参饮片的容器中，加盖闷 15 分钟，即可饮用。

用法：代茶饮，上、下午各 1 次。

沙参麦冬茶

用料：沙参 8g，麦冬、桑叶各 6g。

功效：清燥生津，润肺止咳。

适用人群：肺热阴虚，久咳不已，咽干无痰，或痰少而黏，不易咯出者。

做法：上 3 味共置保温杯中，以沸水适量冲泡，闷盖 15 分钟后可代茶饮。

用法：代茶饮，每日 1 剂。

麦冬芦根知母茶

用料：芦根 30g，麦冬 15g，知母 6g。

功效：清热养阴生津。

适用人群：阴虚患者，症见口渴咽干，多饮，心烦不宁，或见低热，舌红，脉细数。

做法：放入锅中，小火煎煮 25 分钟，滤出煎液，再加水 500ml，大火煮开后改为小火煎煮 20 分钟，将两次煎出的药汁混合。

用法：代茶饮，每日 1 剂。

以上药茶主要用到了石斛和麦冬。石斛味甘淡，微咸，其性寒。《神农本草经》中记载石斛："主伤中，除痹，下气，补五脏虚劳羸瘦，强阴，久服厚肠胃。"《本草纲目拾遗》中记载它能："清胃除虚热，生津，已劳损，以之代茶，开胃健脾。定惊疗风，能镇涎痰，解暑，甘芳降气。"这说明石斛的主要功效是清胃生津，对胃肾阴虚生热者最宜。麦冬，其性微寒，味甘、微苦，入肺、胃、心经，具有养阴生津、润肺清心的功效。

按压三阴交穴可以养阴吗

三阴交穴归属足太阴脾经，位于内踝尖直上 3 寸。在前面已经介绍过，足太阴脾经是人体十二经脉之一，《灵枢·经脉》中记载起于大脚趾内侧端，沿下肢内侧上入腹部，属脾，络胃。

脾经是人体阴气最旺盛的经脉，主要循行于人体胸腹部及下肢内侧，与心、脾、胃等脏腑密切相关。脾与胃互为表里，共同主宰人体的消化和吸收功能。三阴，即足三阴经；交，交会、汇集之意。肝藏血，脾统血，肾藏精，三阴交穴名意指足部的肝、脾、肾三条阴经中的气血在本穴交汇。

中医学认为，一天 24 小时可分为 12 时辰，由不同的脏腑来发挥不同的功能。脾对应早上 9~11 点，肾对应晚上 17~19 点，肝对应凌晨 1~3 点。因为三阴交穴是肝、脾、肾三条阴经的交会点，所以不同的时间按摩三阴交穴效果也不相同。

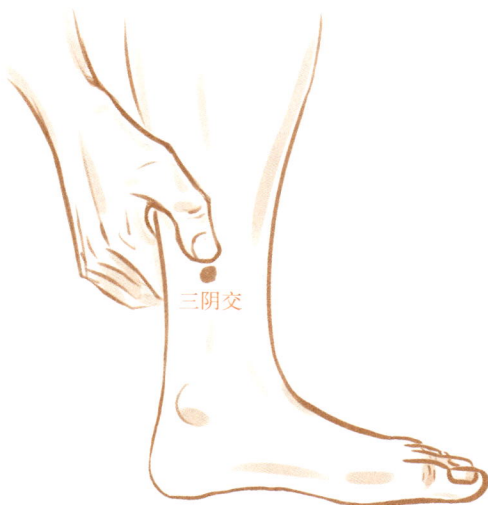

三阴交

早上 9~11 点按摩：在此时按揉双侧三阴交穴 15~20 分钟，能够把身体内的湿气、浊气排出，同时还能调理脾胃，治疗肠鸣腹胀、腹泻、消化不良等。

晚上 17~19 点按摩：此时是肾经气血最强的时候，也是保养肾脏的好时机。肾主藏精，全身各个脏腑的精气在充盈的时候都会交由肾储藏，由它统一调配管理。此时按摩三阴交穴，可以养肾益精。

凌晨 1~3 点按摩：这是保养肝经气血的最佳时机。肝为藏血之脏，肝的疏泄功能正常，促进脾胃运行气血津液，这个时间睡眠是保养肝经的最好方法。如果未能入睡，可以按摩三阴交穴以保养肝血。

其他常用养阴穴位如下。

阴陵泉

通经活络，健脾化湿，利水消肿。

阴陵泉穴是脾经的合穴，五行属水，是祛湿的要穴之一，每天按压阴陵泉穴 3~5 分钟，对腹胀、腹泻、水肿、黄疸、小便不利等脾虚不运水湿病证有较好的疗效。

定位：正坐或仰卧，位于小腿内侧，胫骨内侧髁下缘与胫骨内侧之间的凹陷中，与阳陵泉穴相对。

太溪

滋阴补肾，润肺止咳。

太溪穴是肾经的输穴、原穴，五行属土，是滋阴补肾的要穴之一。按压该穴能够改善失眠健忘、遗精阳痿等肾虚证，此外还可治疗阴虚型咽喉肿痛、耳聋耳鸣、咳嗽咯血。

定位：内踝高点与跟腱后缘连线的中点凹陷处。

以上这些穴位不是经一两次按摩即可有明显疗效的，需要长时间坚持，每天抽出一定的时间按摩，同时保持规律的饮食和良好的心态，这样才会收获健康。

第四章

痰湿体质

肥胖的人痰湿多吗

💧 水液滞留当健脾

痰、饮、水、湿都是水液代谢失常所致，性质有所不同：稠浊者为痰，清稀者为饮，更清者为水，水停于皮下，就会引起水肿；湿则呈散开状态，但不是正常分布，也没有正常的滋养作用。古人认为，湿可聚为水，积水可成饮，饮如果凝结就成痰。临床上有时对水、湿、痰、饮不予严格区分，常有水湿、水饮、痰湿、痰饮等相提并论的说法。在诊断时，体内有水、湿、痰、饮的患者往往有类似的舌象和脉象，即都可能出现舌苔腻、脉象滑等。《素问·至真要大论篇》指出："诸湿肿满，皆属于脾。"意思是说各种内湿、水肿、腹部胀满都与脾的运化功能失常有关，所以中医大夫一般采用健脾燥湿和健脾利水之法治疗这一大类病证。

痰湿凝聚肥胖多

从中医来看，胖人多属于痰湿体质，是因为中医判断人体体质的时候，不会去化验血，而是通过望、闻、问、切四诊来综合判断人体中气血津液的盛衰与运行情况。虽然早在《灵枢·卫气失常》中已经有"人有肥、有膏、有肉"的说法，但后世中医很少从"脂肪"的角度来分析人的身体，而习惯于从水液滞留的角度来分析。对于人体中经由饮食吸收而来的物质，中医根据它们在人体的综合表现来区分，主要分为精、气、血、津液。中医认为，体型肥胖、大腹便便是由于柔软的物质集聚滞留太多，但它们不是"精停""气滞"，也不是"血瘀"，而是津液停聚不化。

在人体脾功能失常之后，水液输布不畅，痰湿凝聚，停于皮下太多，则能看出形体肥胖；滞留在舌面，就会有苔腻的表现；胖人手腕部皮下脂肪丰富，从中医来看是湿滞，影响手腕部寸口脉搏动，有滑、濡等脉象，这些都是痰湿的重要外在特征。

血脂异常化痰湿

中医学认为，体质与疾病的发生有密切的关系，许多相关疾病的发生有其共同的气血津液运行紊乱背景，即体质偏向是许多类疾病产生与发展的基础。其中，痰湿体质是现代所谓代谢综合征产生与发病的内在基础，通过调整痰湿体质可以在一定程度上达到防治代谢综合征的目的。

现代中医结合微观研究表明，痰湿的生成与脂质代谢紊乱、血中脂质水平升高密切相关，血脂升高可视为血中痰湿的一种微观显现。在高脂血症患者中，经中医判定为痰湿体质的人体内胆固醇、甘油三酯和极低密度脂蛋白含量明显高于非痰湿体质的人，而高密度脂蛋白则相反，明显低于非痰湿体质的人。

总之，中医学所说的水液运行失常导致痰湿体质与现代生物化学所说的血脂代谢异常有较为明显的对应性。所以，在治疗肥胖人群的各种慢性病时，中医往往会考虑用健脾利湿或燥湿等方法调节水液运行，以从根本上改善患者的体质，从而让自身的调节功能不被痰湿扰乱和掩盖。

《素问·三部九候论篇》中指出："必先度其形之肥瘦，以调其气之虚实。实则泻之，虚则补之。"在治疗代谢紊乱引起的各种慢性病时，对于较为典型的痰湿体质患者，可以通过补虚泻实、调整水液运行的状态来达到治本的目的。

中医祛除痰湿的经典方剂有平胃散、参苓白术散、二陈汤、化痰祛湿方等。常用的药物有白术、苍术、陈皮、党参、山药、砂仁、半夏、茯苓、薏苡仁、泽泻、荷叶、冬瓜皮等。如果胖人兼有面色发暗，有瘀血者，可加用山楂；伴有习惯性便秘者，可加莱菔子；伴有消化不良者，除了山楂、麦芽，还应加用鸡内金等药物以消食。

"怪病多痰"是什么意思

"怪病"，用现在的话来讲就是症状少见或难以根治的"疑难杂症"，它们的原因往往难以及时诊断明确，病位深或难以触及，症状更是多种多样，常规治疗方法效果不明显，或者干脆不知道用什么方法去治疗。"怪病多痰"是指古人推测许多疑难杂症都与患者体内有痰湿有关。

烦人的"怪"病

俗话说"人吃五谷得百病"，但实际上疾病可远不止 100 种。有一些疾病目前尚无可靠的治法，还在挑战医学界的智慧，比如老年性痴呆、婴儿孤独症、抑郁症、恶性肿瘤和一些罕见疾病。这些疾病症状复杂，演变多端，多数迁延日久，预后不良。

我们希望古为今用，适当借用"怪病多痰"的思想，辨证采用祛湿化痰中药来治疗一些西医尚无有效治疗方法的疑难怪病。

中医的"痰">西医的"痰"

在看中医书籍或者中药说明书时，一定要注意，中医说的"痰"内涵很广，远远不止西医学所说的"呼吸道受到刺激分泌的液体"。在中医理论中，痰是机体水液代谢障碍所形成的病理产物之一。

痰又分为"有形之痰""无形之痰"两大类。

有形之痰

有形之痰是指可以直接通过望、闻、问、切了解到的，即视之可见，或闻之有声，或触之可及的有形质的病理产物，包括咳出可见之痰液，喉咙里还没有排出，但可听到的"呼噜呼噜"痰鸣的痰，人体体表可触之的瘰疬、痰核等。

无形之痰

无形，意思是难以直接看到或摸到。无形之痰是指只能间接推断出的由水液代谢障碍所形成的病理产物。例如梅核气，多为肝郁气滞，影响水液代谢，在喉部"痰气交阻"，即痰挡住了气，所以局部有异常感觉。采用理气化痰的方法治疗，往往能够取得较好效果。

四处乱停，黏住不走的"痰"

除了梅核气，临床上还见过很多复杂难解的病症，中医大夫经常用水液代谢障碍的观点去分析病情，将痰和饮在不同部位的临床表现归纳为咳、喘、悸、眩、呕、满、肿、痛八大类。从症状上来说，不但胸部胀闷、咳嗽痰多与痰直接有关，而且久治不愈的恶心呕吐、肠鸣腹泻、心悸眩晕、癫狂痫病、皮肤麻木、皮下肿块等亦与痰饮有关。面对复杂问题，医生在排除常见致病因素如风、寒、暑、热以及跌打损伤、食物中毒等之后，结合经验推测以上这些病症都可能是有痰在脏腑经络中"捣乱"！为什么这么说呢？因为作为水液凝聚成的"小垃圾块"，痰可以随着水液移行到全身各处，停在小缝隙里，滞留不行，影响局部气血流通，总之，黏滞的痰停留在哪儿，就可引起相应部位的病变，且难以清除。

痰与饮为水液代谢障碍所形成的病理产物，容易黏滞在身体的某些部位，难以排出或消散，所致疾病，"缠绵难愈"，即病程较长，有些也很严重，例如咳喘、眩晕、胸痹、癫痫、中风、痰核、瘰疬、阴疽、流注等，多数都很难治。此外，如果用了化痰药治疗某种"怪病"没有效果，亦应想到这种病可能是由瘀血、结石、寄生虫或异物等其他因素引起。所以，面对疑难杂症，古人并没有简单地把话说得很绝对，只是说怪病"多"由于痰引起，但也不能排除有其他复杂原因。

痰湿体质的人一定要学会改善体质的保健方法，以免由于体内多痰，阻滞气血津液正常运行，变生各种疾病。

痰湿与气虚、阳虚以及内热有关系吗

有的读者在对照本书附录2的《中医体质分类与判定》自测表进行自我测评之后，发现自己不但可能是痰湿体质，而且还和气虚体质的一些特点沾边，也有读者发现自己痰湿与阳虚兼有，不过，最多见的是湿热体质——这是体内既有湿，又有热的综合体现。

实际上，基于先天因素和后天因素的共同影响，我们的身体运作特点是比较复杂的，多数成年人都不同程度地兼有几种体质，那种只具有某一种典型体质者反而较少，这是因为各种不良因素都是互相关联、互相强化的。

就拿痰湿来说，痰湿是体内继发性的病理产物，由于水液代谢失常才在体内形成。我们已经知道，人体中的水液需要气来推动，一旦气不足，水液运行也会变慢，甚至在人体某处停下来。而一旦有了痰湿停滞，为了维持身体的正常运作，不得不耗费更多的气来推动，所以气虚与痰湿确实经常在一个人身上同时见到。

阳虚与气虚有密切关系，或者更清楚地讲，阳虚是气虚更甚一步的一种状态，当一个人的身体功能下降，中医会说他气虚，如果气虚发展到一定程度，表现出水液滞留较多（推动不足）、体温下降（产热不足）、精神萎靡（兴奋性不足）的症状，中医就会说他阳气虚，简称阳虚。这种情况往往是在气虚到一定程度时才会明显表现出来，所以一般认为阳虚是气在推动、产热、兴奋方面的作用下降比较明显时的一种说法。

痰湿与阳虚

阳虚既然也有气的推动作用减弱，那么也会导致痰湿停聚。但最值得注意的是脾胃阳虚，这种情况在儿童和年轻人中都不少见，原因往往是冷饮吃得太多，胃肠受寒。此外，有些人爱吃羊肉、橘子以及烧烤、火锅等，吃多了会"上火"，"上火"了就又服用清胃热的药，如果用药过猛，又会矫枉过正，不但清了多余的火热，也会损伤脾胃阳气。损伤脾胃阳气，不但会引起胃痛，还会因为脾升清的功能下降导致腹泻，当然，脾运化水液的功能下降就会形成痰湿。

痰湿与内热

阳气旺盛有利于推动人体水液运行，但若阳气过剩，体内热多，为了保持身体阴阳平衡，人体就会自我调节，通过水分的排出和蒸发来散发多余的热量。随着水分减少，液态物质浓缩凝聚而形成痰湿。

痰湿蓄积日久，阻塞阳气，导致身体局部阳气聚集而发热，所以有的人身体既有阳气盛，又有痰湿，综合起来就是湿热或者痰热。这种人的舌象和脉象都很有特点，多见舌红，苔黄腻，脉滑数。

总之，气虚、阳气虚无力推动水液运行，容易形成浮肿，阳气盛则会煎熬水液而成为痰凝；反过来，一旦痰湿形成，也会影响后续体内气的运行。

不孕不育症偏爱痰湿体质的肥胖男女吗

痰湿体质的人多见体型肥胖，临床不难发现，有一部分患不孕症的女性患者都是比较胖的人。肥胖是指体内脂肪细胞数目增多或体积增大，脂肪（主要是甘油三酯）堆积过多，使体重超过标准体重的 20% 以上的病理状态。

元代名医朱丹溪在《丹溪心法·子嗣》中指出肥胖的妇女容易不孕："若是肥盛妇人，禀受甚厚，恣于酒食之人，经水不调，不能成胎，谓之躯脂满溢，闭塞子宫。"《傅青主女科》曰："治法必须以泄水化痰为主。然徒泄水化痰，而不急补脾胃之气，则阳气不旺，湿痰不去，人先病矣。"

西医学认为肥胖与女性不孕密切相关，尽管一定的脂肪含量是女性生殖功能发育的前提，但研究发现，体重过高可以导致月经失调、无排卵，进而影响受孕。

有 30%~40% 的不孕不育症家庭可以归因于男性问题，对于男性而言，肥胖与男性生殖功能障碍也有相关性，如对男性肥胖者进行精液质量分析，发现有精子浓度降低、精子总数减少、活动精子总数减少、向前运动精子总数减少、精子形态改变等病理改变。

中医通过调理痰湿体质，改善生殖功能，从而为不孕不育患者带来一定的希望。

还需特别指出的是，女性不科学地减肥也能导致卵巢功能衰退，进而失去生育功能。有些年轻女性为了保持苗条的身材而过度节食，西医学认为正常生殖功能的维持需要一定的脂肪储存量，消瘦的人由于脂肪含量过低而不能维持正常排卵导致不孕。而中医认为孕育胎儿需要女性体内有充足的精、气、血和津液，而这些基本物质的生成离不开适量的饮食。

总之，高体重者和低体重者都应控制好饮食，使体重保持在正常范围内，既不使痰湿内生，妨碍生殖，也不能让气血亏虚，使生化无源。

痰湿体质的胖人平时需要注意什么

大家都已经知道，痰湿体质的人由于体内水液代谢障碍形成的痰、湿滞留过多，体型容易变胖。其实，对于胖人而言，影响外貌是次要的，重要的是影响身体健康，易患各类疾病。

痰湿体质的形成与先天遗传、后天生活方式（包括饮食习惯、体力活动以及精神压力）有密切的关系，其中，后天生活方式影响巨大，所以，为了尽可能地改善体质，体重超标的人需要调整生活方式，从小事做起，从现在做起，形成良好的生活饮食习惯。

在这里，我们结合古人的养生理念向痰湿体质的人提出以下建议。

起居有常

中医强调"人与天地相参，与日月相应"。生物体内有一种无形的"时钟"，被称为"生物钟"，是生物体生命活动的内在节律性，针对现代人多晚睡的生活方式，起居有常最重要的一点就是切忌熬夜！"昼则养阳，夜则养阴"，夜晚是养阴血的重要时间，夜间保卫人体的卫气进入体内，全身血液归于肝，睡眠充足则各脏器得到充分休养，如果夜晚没睡好，耗伤阴血，次日精力自然不足，就出现古人所说阴阳颠倒，《黄帝内经》称之为"昼不精，夜不瞑"。如果形成这种不良习惯，就很难健康长寿，《素问·上古天真论篇》曰："起居无节，故半百而衰也。"

许多人都听说过晚睡容易伤肝，这种说法里的"肝"并不是西医所说的"肝"，而是中医理论中能疏泄气机、贮藏血液的"肝系统"。在中医理论中，如果肝的功能受到影响，会波及其他脏腑，常见的就是肝疏泄气机功能下降，导致脾运化水液功能失常，而易滋生痰湿。

避湿防暑

人居住环境宜干燥而不宜潮湿，因为湿邪侵犯人体，具有虽然不猛烈，但难以清除的特点。外界湿气影响脾运化食物和水液的功能，即"湿困脾"，这对于本来就痰湿重的人而言，可谓是雪上加霜。无论胖瘦，平时衣着应透气散湿，有机会的话经常晒太阳或进行日光浴。当然，这对于生活在南方地区的人来讲，在梅雨季节很难做到，所以需要因地制宜，在梅雨季节时可适当食用一些祛湿的食物。

胖人由于身体散热较为困难，所以也怕暑热，外暑蒸动内湿，导致人体气血难以正常运行，积热积湿，导致中暑。清初名医喻昌《医门法律》中指出："体中多湿之人，最易中暑，两相感召故也。外暑蒸动内湿，二气交通，因而中暑。"清代名医吴仪洛编著《成方切用》中也提出"肥人湿多，即病暑者多"的观点。在南方，夏天又湿又热，痰湿体质者尤感不适，所以，一定要在其他时间多运动，使气血运行旺盛，充分发挥排出湿气的自我调节作用。

坚持运动

早在《吕氏春秋》中就说："流水不腐，户枢不蠹，动也。形气亦然，形不动则精不流，精不流则气郁。"痰湿重的人往往不喜欢运动，然而愈不运动，痰湿愈重，形体愈胖，愈加不喜活动，形成恶性循环。但生命在于运动，如果想健康长寿，就应根据自身情况，参考科学健身资料，或者去健身房请教专业教练，养成适度体育锻炼的习惯，并循序渐进。每周至少进行5天中等强度身体锻炼，累计150分钟以上；主动活动，最好每天步行6000步。

平衡膳食

清代徐文弼在《寿世传真·修养宜饮食调理》中感慨："今也饮食不节，恣食厚味，惟恐不及，血沸气腾，济以燥毒，清化为浊，脉道阻涩，不能自行，疾已潜滋矣，犹恬不知畏。虽晓之以物性，陈说利害，无如美食在前，馨气当鼻，馋涎莫遏，其可禁乎。或反托词肠胃坚浓，福气深壮，何妨奉养。纵口固快一时，积久必为灾害！"

到了21世纪，徐文弼的感慨依然能反映很多人的饮食问题。对于痰湿体质的人而言，管住口，科学饮食，适当食疗是最重要的。简单地说，不能以个人喜好为准，而应当以身体所需为标准，饮食以不过量和不油腻为原则。从量而言，"俭于饮食，则脾胃宽"，饱食容易伤脾胃，而每餐吃八分饱，更有利于脾气充分散精到其他脏腑。从质而言，针对我国许多家庭餐桌上的问题，必须提醒大家，适合普通人的饮食应当是低脂肪、低糖、足够的蛋白质，即少食肥肉、动物内脏以及过甜、过黏的食物，这对痰湿体质的人来讲更为重要。再者，烹调方法上，应多清炖、清蒸、水煮、拌等，以不必加油的烹调方法为主，少吃含脂肪成分多的干果，如花生、瓜子、腰果、松子、核桃等。

《素问·脏气法时论篇》中有一段名言说："五谷为养，五果为助，五畜为益，五菜为充，气味合而服之，以补精益气。"五谷是指稻、黍、稷、麦、菽。稻指稻米；黍指黄米或玉米；稷指小米；麦指小麦、大麦、荞麦、燕麦等麦类；菽指一般的豆类，如红豆、绿豆、大豆等。

现代人动物性食品吃得较多，尤其是在节日聚会时，多大鱼大肉，那么平时就应该多吃"杂"粮，杂粮指的是除了水稻、小麦以外的杂食，现在比较受推崇的是燕麦片，燕麦含有丰富的膳食纤维，能促进胃肠蠕动，防止便秘，由于燕麦有庞大的吸附基团，经常补充膳食纤维，不仅能保持健康的体质，还能有效预防大肠癌、冠心病、糖尿病等多种疾病。

总之，改善体质是一项系统工程，需要有正确的方向和顽强的意志，但"有志者，事竟成"，生活中不乏一些通过改变生活起居方式改善体质的案例，我们要向他们学习，保持良好的生活方式，痰湿体质者在避免让体内的痰湿继续滋长的基础上，逐渐去除身体中滞留的"垃圾"。

第五章

湿热体质

湿热体质是什么意思

范小美从小偏食，虽然瘦瘦小小，但是每顿饭都离不开肉，基本到了"无肉不欢"的地步。进入青春期以后，爱美的她发现鼻头变红了，而且脸上长了很多又红又大的粉刺，痛得不敢去碰，月经量也是时多时少，周期也不准。焦急的妈妈赶紧带着她去看中医，中医大夫说小美是湿热体质，要注意忌口。上一节我们刚刚讲过了"痰湿"，大家对于"热"也不难理解，那么，什么是湿热体质呢？

清代叶天士和近代医家陆晋生明确提出湿热体质。湿热体质是平和体质之外的八种偏颇体质之一，是以湿热内蕴（即湿热之邪蕴于脾胃及肝胆）为主要特征的体质状态。湿热体质只是一种偏颇状态，只有疾病发生的倾向性和易感性，还没有达到疾病的阈值，所以不被界定为病理体质。湿热体质已成为现今社会中常见的体质类型之一，具有明显的时代特征，这一体质类型在众多的现代疾病，如高血压、高血脂、糖尿病、肥胖病、中风等病的防治中同样具有重要的意义。

湿热体质的形成因素如下。

遗传因素　体质的形成与遗传有很大关系。比如妈妈在怀孕期间经常吃一些牛羊肉、烤串、油炸食品、麻辣火锅等，就会造成身体内的热比较重，与羊水相遇后就会化为水湿，胎儿在这样的环境下就会遗传妈妈的湿热体质，出生后容易长湿疹，比其他孩子更爱哭、发脾气。

饮食习惯　如今，传统的饮食习惯已经被打破，鸡鸭鱼肉和各种快餐、零食成为普通百姓的日常饮食，长期吃辛辣、多油多脂的食物，嗜好烟酒，很少吃蔬菜、五谷杂粮，加之平常又不爱运动，造成湿热内生，正如古语所说："滋味过多，则里易招热"（《医暇卮言》），"姿嗜肥浓，脾胃必多湿痰"（《清代名医医案精华》）。

目前各地区、各民族饮食习惯的高度融合已使全人类的体质特征出现空前的趋同性，即湿热内蕴，所以《琉球百问》说："地食人以五味，味有厚薄，本不可偏，偏于厚者，多郁为热。热胜于胃，则水谷之湿莫不受其熏蒸。湿热互结，清浊相干，气难通泰，腹自痞矣。"告诫人们，饮食要均衡，不能偏嗜鱼肉、多油多脂的食物，以免造成体内湿热蕴结而成病。

滋补太过　随着人们生活水平的提高，一些保健、滋补品备受欢迎，不少体质虚弱的女性更是将滋补品当成改善体质的良药，特别是食物滋补品倍受青睐。但是她们忽略了一个问题，那就是"度"，滋补也需要适当，不能乱补，如果滋补过了，就会使湿热内聚。

长期情绪压抑

中医讲"肝主怒"，怒就会伤肝。长期情绪压抑不得发泄，就会造成肝气郁结，在体内疏散不出去，日久导致内热郁积。面对压抑的情绪，有的人选择暴饮暴食，有的人选择借酒消愁，不仅不能解决实际问题，反而造成湿热内生。

长期熬夜或者疲劳过度

如今熬夜的人越来越多，尤其青年人，享受夜生活，晚上约上几个朋友大吃大喝，或者熬夜工作，睡眠不足，过度疲惫，使气血消耗太大，容易造成湿热和阴虚状态。

季节和环境因素

湿热体质是由"热"与"湿"相互作用形成的，仅有"热"或者仅有"湿"不能形成湿热体质。有调查显示，广东、广西、云南、湖南等湿热地区常见湿热体质，而甘肃等地区虽然夏季炎热，但因为气候比较干燥，所以湿热体质并不常见。如果长年累月生活在炎热而潮湿的环境下，湿气就会进入人体，遇热就会形成湿热。

有湿热体质的人，应当注意以下调养要点。

日常调养

养成定时吃饭和排便的习惯。早晨5~7点，大肠当令，此时大肠蠕动是一天中最强的，所以正常情况下，这个时间应该去解大便，这样大便就不会太干燥，容易形成香蕉式的黄软便。7~9点、9~11点分别是胃经和脾经当令，此时脾胃血液循环最佳，而大肠已经排空，胃酸及各种消化液分泌均有所增加，是胃肠蠕动功能最强的时候，故应做到早饭、午饭吃好。而到了晚上，人体活动减少，整体血液循环有所下降，胃肠蠕动减弱，各种消化液分泌也相应减少，所以应做到晚饭吃少，养成一个好的习惯。

改善饮食结构

遵循"五谷为养,五果为助,五畜为益,五菜为充,气味合而服之,以补精益气"的原则(《素问·脏气法时论篇》),以五谷作为各种谷物的代表,五谷为养是讲谷物是最养生的,湿热体质人群一定要注重对五谷杂粮的摄入。此外,还应少吃或者尽量不吃多脂多油、甘甜或者辛辣的食物,忌烟、酒等。

药膳调养

药食同源,湿热体质人群在坚持合理饮食结构原则下,可以适当增加以下食物的摄入。

熬粥时可以加入薏苡仁、红豆、莲子、山药、绿豆等。

煲汤时可以加入冬瓜、丝瓜、黄瓜、苦瓜、鸭肉、鲫鱼等。

适宜调拌凉菜,如芹菜、卷心菜、白菜、莲藕、苦瓜等。

适宜的水果如西瓜、柚子、梨等。

红豆薏米粥能祛除脾胃湿热吗

历代治疗脾胃湿热的方剂不胜枚举。但炎炎夏日,人们看到苦而难闻的汤药常常望而却步。那么,有没有更容易被大家接受,又简便而有效的办法呢?我们给大家推荐一款保健粥——红豆薏米粥。为何如此简单的一个组合就能祛除脾胃湿热呢?那就得详细分析一下红豆薏米粥。

红豆薏米粥不仅是一种常见的食用粥,也是一款物美价廉、疗效好的保健品。

红豆薏米粥是将红豆和薏米同煮熬成粥,其有效成分更容易被人体吸收,达到养生保健的作用,在长夏季节食用,可以有效祛除脾胃湿热。

🍚 红豆薏米粥的熬制方法

红豆和薏米的质地都比较硬（特别是薏米），煮起来比较困难，第一种方法，是在熬红豆薏米粥之前，先将红豆和薏米泡一泡，最好是前一天晚上放入锅中加上适量的水，煮开后一起倒入保温壶中，第二天早上再熬就非常容易了。这种方法简单、省时、易行，很适合上班族。第二种方法，是将红豆和薏米加入适量的水放入锅中煮沸后，关火焖四五十分钟后，再开火煮沸，再关火焖二三十分钟即可。

值得注意的一点是，千万不要在熬红豆薏米粥时放入大米，虽然放入大米后粥汁会黏稠一些，口感好一些，但是这样会降低甚至失去祛湿的效果。

🍚 服用红豆薏米粥的注意事项

红豆和薏米都是粗粮，多食会出现胃脘不适，尤其是空腹食用，更容易引发，所以建议不要空腹吃，而且不能多吃，尤其是脾胃功能较弱的老人和小孩尤须注意。红豆和薏米熬制出来的粥，有效成分大都在粥汁中，所以对于脾胃虚弱且有湿热的人，只喝粥汁即可。

🍚 服用红豆薏米粥的最佳时间

中医理论认为，人体的五脏六腑有自己"工作"的时间，胃经当令（经气旺盛）是早上 7~9 点，脾经当令是上午 9~11 点，所以脾胃有湿热的人宜上午吃红豆薏米粥，有事半功倍的效果。

人体某一脏腑出现问题的时候，往往会牵连相关脏腑，所以当某一证候出现时，多会伴有其他一系列症状。如果除了脾胃湿热证的一些症状外，还有心烦、睡眠不好，可以加入莲子、百合；如果感觉精神不足，心胸部空虚、心慌，可以加入桂圆肉；胃脘怕冷，加生姜；食欲不振，加山药。

苦瓜、丝瓜应该怎样吃

苦瓜功效

苦瓜味苦，性寒，入心、肝、脾、肺经，具有清热消暑、解毒明目的作用，还可以降血压、血脂、血糖，是一种常见的蔬菜，尤其在南方，人们往往把它作为夏季必备佳肴。这么好的食材，怎样吃才最好呢？

苦瓜最好的烹饪方式

中医认为，夏季气温高、雨水多，湿热最容易侵袭人体而使湿热内蕴，湿热体质的人也在夏季最感不适。此季，每天吃上适量的苦瓜，会让人神清气爽。那么苦瓜怎样吃才起到清热祛湿的作用呢？清代王孟英《随息居饮食谱》云："苦瓜清则苦寒；涤热，明目，清心。"所以，苦瓜适合凉拌，或者用热水稍微过一下，这样虽然味道比较苦，但是正是这苦味才起到清热祛湿、清心降暑的作用，还能降血压、血脂、血糖。如果只追求口感，采用热炒或者加入过多的调味料来减少苦味的话，它的营养价值也会随之降低。

苦瓜的适宜人群

苦瓜对每个人都有益吗？苦瓜因其味苦而得名，而苦能泻火，又因其性寒，故苦瓜适合脾胃湿热、心火旺盛者，但苦瓜对于脾胃虚寒者不适用，并且苦瓜中含有奎宁，具有收缩子宫的作用，可引起流产，所以孕妇也不宜食用。苦味食品不宜过量食用，所以即使普通人也不能过量食用苦瓜，以免损伤脾胃。

🍲 丝瓜功效

丝瓜味甘，性凉，入肝、胃经，具有清热、解毒、凉血止血、通经络、美容、抗癌等功效。炎炎夏日，人们常把丝瓜作为一道佳菜，因为它翠绿鲜嫩，清香脆甜，既能清热泻火，又能凉血解毒，不仅营养丰富，还具有药用价值，是湿热体质人的必选之品。

🍲 食用丝瓜的注意事项

①丝瓜不能生吃，最好清炒，现切现做，以免营养成分随汁水流走。烹制丝瓜时应注意尽量保持清淡，少油少盐，这样才能保持丝瓜香嫩爽口的特点，而且还能起到清热消暑的作用。②食用以嫩者为美，药用以老者为优。也就是说如果要吃丝瓜的话，要选择嫩一些的；而如果要拿丝瓜入药用，则以老的丝瓜最好。③《滇南本草》云："不宜多食，损命门相火，令人倒阳不举。"所以丝瓜不能多吃，吃多了容易引起滑肠腹泻，久病体虚、脾胃虚弱、消化不良的人还是少吃为宜。

🍲 适宜人群

丝瓜适宜热病期间身体烦渴、痰喘咳嗽、肠风痔漏，以及夏季疖肿患者食用；适宜妇女带下、产后乳汁不通者食用。

🍲 丝瓜各部位的功效

丝瓜浑身都是宝，可以根据自己的情况来选择。丝瓜：清热化痰，凉血解毒。丝瓜子：清热，利水，通便，驱虫。丝瓜根：活血通络，清热解毒。丝瓜叶：清热解毒，止血，祛暑。丝瓜皮：清热解毒。丝瓜络：通经活络，解毒消肿。丝瓜花：清热解毒，化痰止咳。丝瓜蒂：清热解毒，化痰定惊。丝瓜藤：舒筋活血，止咳化痰，解毒杀虫。我们在日常生活中，可以用丝瓜络洗碗，还可以用丝瓜络洗澡、洗脸，不仅有机环保，而且有益于我们的身体健康，何乐而不为呢？可以看出，丝瓜几乎全部都有清热解毒的作用，所以特别适合湿热体质的人食用。

你会泡清热利湿茶吗

对于湿热体质者而言，身体内既有热，也有湿，在治疗上既要清热，又要利湿，其中湿热又分脾胃湿热、大肠湿热、肝胆湿热、膀胱湿热等，该如何选择适合自己的保健茶呢？我们需要对体质以及一些清热利湿药物功效有一定的了解。

常见清热利湿药物

我们首先要选择具有清热利湿作用的药物，常见的有茯苓、猪苓、车前子、泽泻、薏苡仁、冬瓜皮、金钱草、茵陈蒿、垂盆草、蒲公英、赤小豆、玉米须、滑石等，不同的中药功效不完全一致，在应用时，须在中医大夫或营养专家的指导下进行。

适合不同湿热证型的药茶

湿热又分为脾胃湿热、大肠湿热、肝胆湿热、膀胱湿热。

脾胃湿热的表现有胃脘胀闷，纳呆，口苦，肢体困倦，尿少色黄，大便溏泄不爽等，适合的中药有黄连、牡丹皮、当归、生地黄、升麻等，可选用其中几味药煮茶喝（水煎，取汁200ml，分2~3次喝）。中成药可选择藿朴夏苓丸。

大肠湿热的表现有腹痛，大便有脓血，小便少而黄，肛门有灼热感，午后发热，舌苔黄腻，适合的中药有葛根、黄芩、大黄、芍药、甘草、防风等，可以选择几味药煮茶喝（水煎，取汁 200ml，分 2~3 次喝）。中成药可选择葛根芩连片。

肝胆湿热的表现有口苦，尿少或者淋漓不尽，胁肋处疼痛，女子带下色黄黏稠且有异味，舌苔黄腻，适合的中药有龙胆草、泽泻、栀子、茵陈、柴胡、当归、生地黄等，可选择其中几种煮茶喝（水煎，取汁 200ml，分 2~3 次喝）。中成药可选择龙胆泻肝丸。

膀胱湿热的表现有尿频，尿急，尿浊，尿道有刺痛感，小腹部胀痛，尿黄，舌红，苔黄腻，适合的中药有木通、车前子、牛膝、茯苓、石菖蒲、甘草等，可选择其中几种煮茶喝（水煎，取汁 200ml，分 2~3 次喝）。

代茶饮

湿热体质的人平时喝以下几款茶可以起到除内热、祛湿气的作用。

①栀子 2g，小叶苦丁 2g，红巧梅 3g，用开水闷泡几分钟或者煮几分钟，代茶饮。

②艾叶 3g，佩兰 3g，荷叶 3g，竹叶 3g，每天泡茶喝，可以清除体内湿热。

中医讲辨证论治、因人制宜，建议在医生指导下选用药茶，以免辨证有误，引发不适。

一吃油腻的东西就恶心怎么办

恶心是一个比较常见的症状，很多疾病都有恶心的临床表现，比如病毒性肝炎、急性肠炎、食物中毒、胆囊炎、晕动症及一些药物过敏反应等。

吃油腻就恶心的缘由

排除以上疾病因素，如果只是一吃油腻的东西就感觉恶心，可以考虑是因为体内有湿热。因为油腻的食物本身会让人体产生湿热，所以当体内有湿热时，再吃油腻的东西，便会更加阻碍脾胃的运化，使胃气上逆而产生恶心。

紧急处理

这种情况下，首先要停止对油腻食物的摄入，改为清淡饮食，再尽快找中医就诊，除了药物疗法外，可以根据自身情况，采用适当的养生保健方法。

精神调养

要保障充足的睡眠和良好的心情。睡眠对于一个人的精神状态至关重要，所以，湿热体质的人要避免熬夜，一定要保证良好而充足的睡眠。另外，湿热体质的人容易急躁，易怒，精神紧张，情绪压抑，应该"静以养心"（多做深呼吸，多听流畅、舒缓、悠扬的音乐），保持心胸开朗豁达，处事大度，与人和谐相处，加强沟通。

饮食调养

调理湿热体质，多吃具有清热化湿作用的食物，如红小豆、绿豆、薏米、玉米须、海带、紫菜、茯苓饼等，少吃甚至不吃油腻、辛辣、烧烤类食物。禁烟酒，多喝白开水或者淡茶、凉茶。

运动调养

较大运动量的锻炼，比如登山、跑步、游泳、球类、武术、气功、太极拳等可以帮助消耗身体内多余的热量，排泄多余的水分，经常锻炼有利于调养脾胃，起到健脾清热化湿的作用。

起居调养

避免长时间在炎热潮湿的环境中居住，不要穿紧身衣裤。春季多做筋骨肌肉关节的抻拉舒展运动，以利肝胆。夏季适当应用空调以减少外界湿热的侵袭，但是一定注意室内外的温差不宜过大。初秋季节多吃清甜、水分多的水果，多喝白米粥，每天清晨喝一杯淡盐水或者蜂蜜水，以润肠通便。冬季不宜多补，补得过多反而助湿生热。

药物调养

吃油腻食物就恶心，可能为脾胃湿热，也可能是肝胆湿热。脾胃湿热表现为胸腹部胀满不舒服，食欲不振，口干但不喜欢喝水，肢体困重，大便不成形，有臭味等；肝胆湿热表现为口苦，小便短而有尿不尽的感觉，胁肋处隐痛，女子带下色黄黏稠，或有异味。如果吃油腻食物恶心的同时还有上面的症状，最好请中医大夫辨证治疗。常用清热化湿的药物有茯苓、泽泻、车前草、薏苡仁、金钱草、茵陈蒿、蒲公英等，可以加柴胡、郁金、木香、绿萼梅、玫瑰花等疏肝利胆。

中医外治法调养

中医除了药物疗法、食疗外，还有一些外治疗法，可以健脾化湿，疏肝利胆等，比如刮痧、拔罐、推拿、艾灸、沐浴疗法、足浴疗法等都有一定的疗效。

口臭有简便的解决办法吗

口臭是现实生活中经常困扰人们的敏感问题，甚至有些人因此产生心理疾病，影响与他人的正常社会交往。据调查，全世界约有 1/4 的人患有不同程度的口臭。中国 2006 年的调查报告显示，口臭患者占受检者的 27.5%。随着生活水平的提高，我们应更多地关注口臭问题。那么，口臭是怎么造成的呢?

口臭的成因

中医认为口臭是脏腑功能失调的结果，某些口腔、鼻咽疾病和呼吸消化系统等疾病均可引起，主要与脾胃功能失调、情志不舒、劳累过度等因素有关，而与脾胃的关系最为密切。有研究者对口臭证型进行了总结研究，认为口臭以脾胃湿热型和湿热内蕴型（湿热之邪侵袭人体而成的湿热证）居多，可见湿热是口臭的最主要病理因素。

🍂 口臭的主要分型与药物治疗

　　研究者在对口臭证型进行研究时，发现治疗脾胃湿热型和湿热内蕴型口臭有 6 味药相同，即藿香、佩兰、茵陈、黄芩、半夏和甘草，那么我们就可以以这 6 味药为基础，根据个人情况加减。比较重的可以考虑喝汤药，较轻的可以用药代茶饮，还可以通过食疗的方法治疗。

🍂 食疗粥

藿香粥

　　藿香 15g，如果用鲜藿香，可用 30g（藿香味辛，性微温，入肺、脾、胃经，化湿和胃），粳米 50g。藿香水煎 5 分钟，弃渣取汁，与粳米共煮成粥食用。此粥具有芳香化浊的作用，对脾胃湿热引起的口臭效果比较好。

生芦根粥

　　生芦根 30g（生芦根味甘，性寒，归胃、肺经，具有清热生津、除烦、止呕、利尿的功效），粳米 50g。生芦根洗净，加水煮取药汁，与粳米共煮成粥，早晨起床后空腹食用，清热除烦，辟秽除臭，对湿热型口臭有良好效果。

荷叶茯苓粥

　　荷叶 1 个（鲜、干均可，荷叶味苦、辛、微涩，性凉，归心、肝、脾经，有消暑利湿、健脾升阳的功效），茯苓 50g（味甘淡，性平，入心、肺、脾经，具有渗湿利水、健脾和胃、宁心安神的功效），粳米或小米 100g，白糖适量。荷叶水煎 5 分钟，弃渣取汁，再把茯苓和洗净的粳米或小米放入药汁中，同煮成粥，出锅前放入适量白糖即可。此粥有健脾化痰、清热利湿的作用，对脾胃湿热引起的口臭效果较好。

苦瓜莲肉粥

苦瓜 30g，鲜荷叶 1 个，猪瘦肉 50g，盐适量。先将苦瓜、鲜荷叶、猪瘦肉切成片，然后放入锅内，加适量清水，大火煮沸后，小火熬 1 小时左右，至肉熟时，加入适量盐即可。

红豆薏米粥

取红豆和薏米，加入适量水，放入锅中煮沸，关火焖 40~50 分钟，再开火煮沸，再关火焖 20~30 分钟即可。

除了以上食疗粥外，日常饮食可多吃些空心菜、黄花菜、冬瓜、苦瓜、丝瓜、四季豆、豇豆等，还可以喝点药茶，简单易操作，并可以缓解口臭。

🍵 茶饮保健方

荷叶绿豆汤

鲜荷叶 1 个，绿豆 50g。先将绿豆加水熬成绿豆汤，然后趁热将荷叶放入锅内，不用搅拌，再加热 2~3 分钟，把荷叶捞出来扔掉即可。此汤具有清热解毒的作用，可以缓解湿热口臭。

冬瓜绿豆汤

冬瓜 200g，绿豆 100g，盐适量。将冬瓜去掉外层深绿色硬皮（保留白色肉和深绿色皮之间的浅绿色皮），去瓤，洗净后切块。先将绿豆洗净后放入锅中，加适量水煮软后，再放入冬瓜，待冬瓜软而不烂时，加入适量盐即可。该汤具有清热解毒、除湿消肿的作用，对湿热口臭者适用。

进食辛辣能除脾胃湿热吗

脾胃湿热证发生的原因和主要症状前文已有详细说明,其病位在脾胃,就体质而言,湿热体质的人易患脾胃湿热证,尤其是在南方,气候温热潮湿,患脾胃湿热证的人更多,这就是地域环境对人体质及发病的影响。

有的人认为吃辣椒可以祛除体内的湿气,事实真是如此吗?对于湖南等比较潮湿的地区,吃辣椒确实能祛除体内湿气,并不会增加内热,但是,对于北方大多数地区,吃辣椒不但不会祛除体内湿热,反而会助长内火,使出现发热、面红目赤、口舌干燥、舌红、苔黄腻等湿热症状。所以,对一些人而言,进食辛辣不但不能祛除脾胃湿热,反而会加重脾胃湿热。

脾胃湿热形成的原因之一即为长期食辛辣食物造成脾胃损伤,使湿热蕴结在脾胃。那么,怎样消除脾胃湿热呢?要祛除脾胃湿热或者说改善湿热体质,应该从以下几个方面进行调养。

运动强脾胃

适当运动可以增强脾胃功能,中医学理论认为"脾主四肢",反过来四肢运动也可以促进脾胃消化,增强食欲,营养充足则精、气、神旺盛,脏腑功能不衰。所谓"流水不腐,户枢不蠹",我们必须适当运动,才能使机体气血调畅,经脉疏通,脏腑安和。可以选择太极拳、八段锦、导引吐纳、散步、慢跑等,活动关节,运动发汗,对调整气血、增强体质有很大的帮助,持之以恒可以使气血通畅,机体得到平衡,帮助脾胃气机运化,有利于降低湿热在体内聚集成疾的机会。

饮食养脾胃

脾胃湿热者一定要饮食有节，切忌暴饮暴食，减少摄取辛辣油腻等刺激性强、热量高和不好消化的食物，以降低脾胃负担，避免使脾胃受到伤害。"鱼生火，肉生痰，豆腐青菜保平安"，脾胃湿热者更应该清淡饮食。日常饮食可以多吃些荸荠、百合、海带等具有清热降火功效的蔬菜；新鲜水果如苹果、香蕉、梨、柚子等最为适宜；避免过食生冷，以免寒伤脾胃，使运化失调；减少嗜食质硬、质黏、煎炸、辛辣性食品，因其难消化，助湿生热，故少用为佳；尽量忌酒，因为酒是造成脾胃湿热的始作俑者之一。

情志调脾胃

"思伤脾"是指过度思虑会对脾有所损伤，影响脾的运化功能，所以要保持心情愉快，头脑清醒，参加有趣的社团活动，如唱歌、跳舞、琴棋书画等，或者学习调节身心的课程，到室外春光明媚的地方踏青，以豁达心扉。

中药健脾胃

中医素有"药食同源"之说，表明药物和食物来源相同。药膳是中国中医学知识与烹调经验相结合的产物，是一种具有食疗作用的膳食。它"寓医于食"，既将药物作为食物，又将食物赋以药用；既具有营养价值，又可防病治病，强身健体。所以脾胃湿热可以采用药膳，将药物和食材一起煲汤或者熬成粥、羹等。常用的防止形成脾胃湿热的中药有黄连、蒲公英、茵陈、薏苡仁、藿香、佩兰等。一定要养成良好的饮食习惯，这对于脾胃的养生保健很重要，同时，药食同源亦应适度摄取，避免造成其他问题。

综合调理法

传统中医对于养生保健有很多行之有效的方法，如针灸、推拿、按摩、拔火罐、气功，甚至温泉浴、日光浴等。例如，针灸疗法可以通过调整交感神经和迷走神经张力，调节胃肠动力，抑制胃酸分泌，保护胃肠黏膜等。经常按摩一些保健穴位，也可以起到保护脾胃的作用。如脾俞、胃俞、中脘等，具有化痰祛湿、消食导滞、健脾和胃的作用；曲池、承山等清热除湿；足三里、阴陵泉、阳陵泉、太冲等健运脾胃，化生气血，强筋健骨，有助于脾胃的调养。运用以上中医学传统保健方法调养，对预防或消除脾胃湿热有较好的疗效，且方式简便易学，经济实惠。

排便不畅可以通过按摩缓解吗

对排便不畅的理解

排便不畅即大便艰难，指排便间隔时间延长，粪便艰涩难下。粪便一般不太干燥，也有的患者粪便干结如枣如粟，但一般小腹没有疼痛等不舒服的感觉。《素问·至真要大论篇》云："太阴司天，湿淫所胜……大便难。"这里太阴指的是脾，湿淫包括自然界的湿气和体内的湿气，即脾为湿所困，影响脾胃的运化，蕴湿生热，下迫大肠，造成湿热蕴结大肠而排便不畅。

伴随症状

粪便黏着垢腻，或先干后溏（大便稀），或者腹泻与便结（大便干硬难解）交替出现，小腹部有坠胀的感觉，胃部、腹部胀满不舒服，身重，口苦，不渴，小便短少而黄，舌苔黄腻，这是湿热体质的人常会出现的症状，是湿热蕴结大肠的结果。

按摩治便秘的手法

在中脘、天枢、大横穴处施一指禅推法，顺时针方向摩腹，再沿脊柱两侧从肝俞、脾俞到八髎穴往返施一指禅推法或㨰法，按、揉肾俞、大肠俞、八髎、长强穴。

基本治法

患者取仰卧位，以轻快的一指禅推法在中脘、天枢、大横治疗，每穴约1分钟，顺时针方向摩腹约8分钟，以理气通腑，加强胃肠蠕动，从而使便秘得以缓解。患者取俯卧位，用轻快的一指禅推法或㨰法沿脊柱两侧从肝俞、脾俞到八髎往返治疗，时间约5分钟，能够疏肝理气，清胃肠燥热，最后用轻柔的按、揉法在肾俞、大肠俞、八髎、长强治疗，往返2~3遍以行气引导，理肠通便。

平时调护

患者早、晚各顺时针方向摩腹10分钟，以促进胃肠蠕动。多喝开水（晨起时可饮淡盐水），平时多食蔬菜、水果，适当进行户外活动，多做下蹲起立及仰卧屈髋压腹动作，加强腹肌锻炼。养成定时排便习惯。配合使用推拿手法，临床效果较好，特别是对长期功能性、习惯性便秘患者，疗效明显，对器质性疾病所致的便秘，则效果欠佳。

青春痘与脾胃湿热有关系吗

中医学对青春痘的认识

中医学认为青春痘属于"肺风粉刺""面疱"等范畴。因为痤疮好发于面、胸、背部，这些部位又与肺、胃、大肠等脏器相关，因此传统中医将痤疮称为"肺风粉刺"。根据《中药新药临床研究指导原则（试行）》，将青春痘分为脾胃湿热型、肝郁脾虚型、气血虚弱型三种证型。

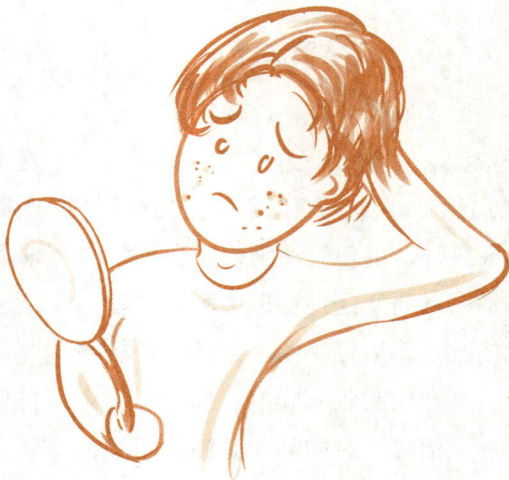

《素问·生气通天论篇》云："汗出见湿，乃生痤痱。高粱之变，足生大疔，受如持虚。劳汗当风，寒薄为皶，郁乃痤。"中医学认为，过食肥甘厚味，易损伤脾胃，脾胃受损，脾虚生湿，湿久化热，变生湿热之邪，久之，胃肠湿热上攻于面部，则发为痤疮。所以，青春痘与脾胃湿热有很大的关系，而饮食失宜又是造成脾胃湿热型青春痘发生的关键因素。

脾胃湿热型青春痘有如下临床表现：患者胸背部或面部皮肤油腻，皮疹红肿疼痛，疮性较大，偶见脓包，伴有便秘，口臭，舌红，苔黄，脉滑数。

西医学对青春痘的认识

西医学称青春痘为痤疮、暗疮，一般认为与以下六大因素有关。

晚睡习惯

经常熬夜非常容易诱发青春痘，因为睡得不好，人的皮肤油脂会分泌得更多，因而青春痘也长得更多。

不良饮食习惯

吃动物性脂肪及其加工品或奶油、油炸等食物过多，会促进皮脂腺旺盛地分泌皮脂，促使青春痘生长及恶化。另外，辛辣刺激性调味品及酒精也能刺激皮脂分泌过剩，使皮肤长出青春痘。甜食也是诱发青春痘的主要因素之一。

心理压力

工作压力过大，心理上经常处于紧张状态，烦躁的情绪，也同样会使油脂分泌增加，促使长青春痘。

环境因素

空气污染、水污染都有可能造成青春痘。

内分泌激素水平紊乱

不良的生活习惯、工作压力过大，都会影响内分泌激素水平，从而造成痤疮。

遗传因素

如果父母曾经有长青春痘的烦恼，儿女可能会继承这种体质。

🍲 脾胃湿热型青春痘的调养

首先应"管住嘴"，日常饮食要从"三多两少"做起。

多维生素

维生素对肌肤有再生作用。富含维生素 A 的食物包括红萝卜、菠菜、生菜、杏仁、芒果、金针菜、韭菜、牛奶、动物肝脏和鱼肝油等。绿叶蔬菜、鱼类、蛋类含有丰富的维生素 B_2，蛋黄、奶类、谷麦胚芽、鱼类和蔬菜如胡萝卜、菠菜、香菇等则含有丰富的维生素 B_6，可参与蛋白质及脂肪代谢，平复暗疮。维生素 C 能有效修复被暗疮损伤的组织，多食新鲜水果、蔬菜可补充维生素 C，维生素 E 也具有一定的美容作用。

多锌

锌可增加抵抗力，促进伤口愈合，含锌多的食物有蘑菇、坚果、动物肝脏和扇贝等。

多粗纤维

粗纤维能促进肠胃蠕动，加快代谢，使多余的油脂排出体外。此类食品有全麦面包、大豆和笋等。

少肥甘厚味

少食肥甘厚味，如动物油、芝麻、花生和蛋黄等含油脂丰富的食物及所有甜食。

少辛辣腥臊

辛辣食物易刺激神经和血管，容易引起暗疮复发；而腥臊则容易起过敏反应，使患暗疮的皮肤恶化。

其次，采用食疗及中药治疗。中医认为清热降火解毒类中药具有抗菌、消炎的作用，可抑制皮脂腺增生和分泌，控制炎性皮损和修复瘢痕，所以服用一些清热祛湿的药膳或中药会有良好效果。有清热解毒功效的食物有瘦猪肉、蘑菇、银耳、黑木耳、芹菜、苦瓜、黄瓜、冬瓜、茭白、绿豆芽、黄豆、豆腐、莲藕、西瓜、梨等。

第六章

血瘀体质

血瘀是什么

有些人久坐不动、熬夜，经常脸色发暗，甚至面部有一些斑点，嘴唇颜色也较深或紫暗，这些症状提示体内血液运行不畅，皮肤得不到充足的养分滋养，中医把这种状态称为"血瘀"，经常处于这种状态，就容易形成血瘀体质，必须通过改变生活方式，多加运动，或用药物或食疗加以调理，否则长此以往容易引起各种心脑血管疾病。

"瘀"字是中医学中的常见词语，表示血脉内部变得像有淤泥的河道一样，难以正常传送富有营养的血液，流行缓慢的血液甚至会在一些地方停滞下来，凝结在一起，变成"瘀血"；外伤后血管破裂，血液外溢，停在皮下组织中，引起局部发青和疼痛，亦为"淤血"。

在中医理论中，"血瘀"和"瘀血"是两个紧密相关，但又不完全相同的概念。血瘀指的是血液在经络中流动不畅、凝聚成块的病理状态，而瘀血是指导致血液停留于一处，积聚不动的病理产物，瘀血是血瘀的病因之一。

如果因情绪或环境导致一时性瘀血，多无大碍，但若长期体内有瘀血，或经体质测评确诊为血瘀体质，就需要去医院就诊了，否则长期瘀血，旧血不去，新血不生，体内脏腑组织得不到充足的营养供应，易生各种病症。

外伤导致血瘀

生活中总难免磕磕碰碰，跌打损伤或者手术造成的创伤都可导致脉管破裂而出血，这些血未能排出体外或逐渐消散，积停于体内，就会形成瘀血。中医伤科学有许多治疗跌打损伤的处方，此外还有针灸疗法，治疗瘀血有较好的疗效。

长期气滞导致血瘀

血液的运行需要气的推动。清代唐容川在《血证论》中说："气为血之帅，血随之而运行……气结则血凝。"如果人长期郁怒，即情绪抑郁、压抑，会影响肝气对其他脏腑之气的疏导作用，中医称之为"肝失疏泄"，导致人体血液运行不畅，日久血液在体内某些部位瘀积而成瘀血。

气虚导致血瘀

老年人最常出现气虚血瘀的情况。气为血之帅，"领导"和推动血液运行，当人常年患病，或者随年龄增长而身体渐衰，脾胃和肺产生气的功能下降，导致心气虚、肝气虚等，那就意味着对血液的推动力减弱，导致血液在体内某些部位停积而成瘀血。

血寒导致血瘀

人体的体温必须保持在37℃上下，血液"得温则行，得寒则凝"，如果人体遭受寒邪，损伤推动血液运行的阳气，血脉挛缩，则血液运行不畅，在体内某些脉管比较细小的部位瘀积不散，形成瘀血。需要特别提醒的是，避免寒邪入侵不止在冬天，即使是夏天，在空调屋里也应避免穿得太少，如果再加贪食冷饮，将会导致由皮肤而入的冷风和胃肠里的冷饮对人体的阳气"两面夹击"，造成脾胃受寒，出现腹痛、腹泻等情况，而且会逐渐引起血行不畅，时间久则瘀血越积越多。

血热导致血瘀

当人体发热的时候，"血热互结，煎灼血中津液"，使血液黏稠而运行不畅。或者血液中的水分减少，一些细微的成分凝聚，也会导致血瘀。对此，需要清热解毒，活血凉血，中医经常会使用水牛角、牛黄、牡丹皮、赤芍、当归等药物进行治疗。

中医主要通过医生的望闻问切去诊断瘀血，典型的瘀血会导致以下这些情况。

痛	肿
中医认为"不通则痛"，意思是说人体局部有气血阻滞，就会出现疼痛，一般表现为针扎样刺痛。	跌打损伤导致的瘀血停积于皮下，可见局部青紫，肿胀隆起，称为血肿；如果长期气滞血瘀，就有可能在体腔内部形成肿块。

出血

有一部分人瘀血可伴有出血的情况，这是因为局部脉管破裂，通常出血量少而不畅，血色紫暗，或夹有血块，女性月经不调时如果见到这种情况，就需要适当应用活血化瘀药。

紫暗

瘀血较重的患者，容易看到面色紫暗、口唇发紫的情况。体内有瘀血的患者往往舌头颜色比正常人暗一些，有时候舌头上可以看到瘀斑、瘀点等，如果让患者翘起舌尖，可以看到舌下系带两边的静脉比一般人更加粗大、扭曲和紫暗。

涩脉

这需要专业的中医师去切脉，如果医生感觉患者寸口脉跳动不流利，如"轻刀刮竹"，就会认为是涩脉，往往与气滞血瘀有关，此外，也可以触摸到搏动缓慢而节律不整齐的结脉、代脉等。

需要提醒读者注意的是，上面讲到的都是比较典型的症状，许多血瘀体质的人暂时处于健康与疾病之间，即所谓"亚健康"状态，症状不典型，所以，一方面不必过虑，另外一方面要提早防范，及时干预，免得转为病态。要改善血瘀体质，除了适当锻炼身体、促进气血流通、防止寒邪入侵、避免情绪长期抑郁之外，还可以从食疗的角度加以调节，有的活血化瘀中药性温而不猛，没有耗伤血液的弊端，可以通过加入汤、水中服用，来调理和改善血瘀体质。下面我们介绍一些常见的具有活血化瘀功效的药物和食物。

山楂和山楂叶都能活血吗

南宋爱国诗人陆游写过一些描述农村生活的诗歌，其中有一首《农家》写得很有趣："东舍女乘龙，西家妇梦熊。翁夸酒重碧，孙爱果初红。栗烈三冬近，团栾一笑同。营生无缪巧，百事仰天公。"这里说的"果"，就是俗称红果的山楂。

李时珍在《本草纲目》中指出山楂可以："化饮食，消肉积、癥瘕、痰饮、痞满吞酸、滞血痛胀。"癥瘕是指腹腔肿块，痞满是指胃部胀满。山楂药性微温，味酸甘，从药物归经而言能入脾、胃、肝经，有消食健胃、活血化瘀、收敛止痢之功效。

古人认为山楂能活血化瘀，所以常用山楂治疗妇科病中的痛经、产后腹痛等。一些女性在月经期间如果出现小腹疼痛、月经血排出不顺畅的情况，可以用山楂煮水饮用。现代研究认为山楂能降低血清中胆固醇及甘油三酯水平，有效防治动脉粥样硬化，还能通过增强心肌收缩力起到强心和预防心绞痛的作用。

山楂价格低廉，是一味理想的食疗佳品。比如可以用山楂15g与罗布麻叶6g制成降压茶，久服可降低血脂、血压，防治冠心病；山楂15g加菊花10g、草决明子10g制茶，能润肠通便，降压降血脂，适用于高血压患者饮用；山楂15g加荷叶15g，水煎，制成山楂荷叶饮，代茶饮，能降低血脂，扩张血管，适用于高血脂兼高血压患者饮用；山楂10g、肉桂6g加红糖，可制成桂皮山楂煎，能温经散寒，活血化瘀，适用于妇女小腹或下肢受寒导致的月经延期及痛经。

山楂虽有诸多功效，但不可滥用。元代名医朱震亨认为："山楂，大能克化饮食。若胃中无食积，脾虚不能运化，不思食者，多服之，反克伐脾胃生发之气也。"在临床上，对于胃酸多的人不宜使用山楂，因为山楂中含有大量的果酸，这种物质具有刺激胃黏膜的作用，胃酸过多的人在服用山楂之后，容易导致恶心以及吐酸水的情况，甚至还有可能引起消化性溃疡的发生。

山楂叶子也具有一定的药用价值，一般在夏、秋两季采收，采收后晾干就可使用。《中华人民共和国药典》指出，山楂叶性平味酸，功能是活血化瘀，理气通脉，化浊降脂，可用于治疗气滞、血瘀、痰凝引起的心脏病、高脂血症，常规用量是 3~10g，可以泡茶饮用。

木耳能活血吗

木耳是深受大众青睐的食药兼用菌，口感清爽，营养价值高。它们生长于腐木上，外形似人的耳朵，所以叫作木耳。

人们经常食用的木耳有两种：一种光木耳，为黑褐色，两面光滑，口味质软滑爽；另一种是毛木耳，外形与光木耳相似，但是背后长有黄褐色绒毛，叶片也较黑木耳厚一些、大一些，又称黄背木耳或野木耳。毛木耳较光木耳形态稍大，价格稍低。毛木耳质地稍硬，吃起来有点像海蜇皮，比较适合做凉拌菜，被称为"树上蜇皮"。光木耳和毛木耳所含的水分不一样，20 多千克新鲜的光木耳能晒出 1kg 干木耳，而毛木耳却只需要 8kg 就能晒出 1kg 干木耳。一般说的木耳主要是指光木耳。

据营养学研究表明，每 100g 光木耳干品中含蛋白质 10.6g，脂肪 0.2g，碳水化合物 65g，粗纤维 7g，钙 375mg，磷 201mg，铁 185mg。黑木耳性平味甘，具有补血、活血、止血和清肺润肠的作用。李时珍在《本草纲目》中记载，木耳生于朽木之上，性甘平，有益气不饥、轻身强志之效，并可治疗痔疮、血痢下血等。木耳可以用来治疗腰腿疼痛、手足抽筋麻木，也是痔疮出血和产后虚弱等病症常用的配方药物。

　　黑木耳所含的多糖类物质具有一定抗肿瘤作用，民间也有用黑木耳加水煎服治疗宫颈癌和阴道癌的报道。木耳多糖能明显抑制溃疡的形成，促进口腔溃疡和胃溃疡愈合。治疗口腔溃疡时，可将木耳研成细粉，在清洁口腔后将黑木耳粉涂在溃疡面，以能覆盖溃疡面为宜，一天至少3次。

　　一般健康成年人为了保健，可以一周吃木耳4~5次，每次食用15g左右，可用凉水或温水泡发，以浸泡1~2小时，木耳变为半透明状即为发好。如果用米汤浸泡木耳，泡发的木耳看起来肥大、松软，味道也更鲜美。木耳富含蛋白质和碳水化合物，容易给细菌的繁殖提供养料，所以木耳不可过长时间浸泡，凉拌木耳放久了也很容易滋生细菌，细菌会产生生物毒素，变质的木耳引起的症状与毒蘑菇中毒一样，因此，需要注意，如果气温在20℃以上，特别是在夏季，木耳在水中泡发时间不可超过8小时，否则变质滋生细菌产生的生物毒素有可能让人产生中毒反应。

　　由于木耳具有活血的作用，有出血倾向的患者不宜食用，比如脑出血患者在发病后3个月内不可过多食用，咯血、便血、鼻出血患者也不可过多食用，刚做过手术的患者也不宜服用。由于木耳所含的膳食纤维较多，脾胃虚寒的人不可多食木耳，以免引起腹泻。孕妇也不宜多用。

洋葱对预防血瘀有用吗

　　洋葱又名圆葱、玉葱或葱头，是生活中常见的一种食物，植物学上属于百合科葱属。洋葱原产于西亚，现有很多品种。在现代中医著作《全国中草药汇编》中简单记录了外用洋葱治疗创伤的方法，就是将鲜洋葱捣烂，适量敷在患处。

　　虽然传统中医对洋葱的研究不多，但结合现代研究来看，洋葱有一定的活血化瘀作用，适合血瘀体质的人食用。

洋葱的抗血栓功能是通过抗血小板凝集和溶解血栓两方面来实现的，而其中的活性成分硫代亚磺酸酯是生洋葱中抗血小板凝集的主要成分。洋葱所含的槲皮素有助于防止低密度脂蛋白氧化，预防动脉粥样硬化，对血管提供重要的保护作用。

洋葱是目前所知唯一含前列腺素的蔬菜，前列腺素是主要存在于动物和人体中的一类由不饱和脂肪酸组成，具有多种生理作用的活性物质。洋葱中含有前列腺素 A_1、前列腺素 A_2、前列腺素 B_2、前列腺素 E_1、前列腺素 $F_{1\alpha}$ 等。其中，部分前列腺素能扩张血管和降低血液黏度，因而会产生降血压、减少外周血管和增加冠状动脉血流量及预防血栓形成等作用，此外，洋葱还可降血压，经常食用对心脑血管病患者有保健作用，从而降低患心肌梗死和脑血栓的风险。

洋葱富含硒元素和槲皮素。硒是一种抗氧化剂，能刺激人体免疫反应，从而抑制癌细胞的分裂和生长，同时还可降低致癌物的毒性。作为一种典型的类黄酮，槲皮素则能抑制致癌细胞活性。一份调查显示，常吃洋葱比不吃的人患胃癌的概率少 25%。多项研究发现，洋葱中富含的硫化物还对人体结缔组织的形成具有十分重要的作用。吃洋葱有助于增强骨密度，中老年女性在绝经期后骨密度明显降低，在摔倒后更容易骨折，经常吃洋葱可降低髋骨骨折危险。此外，洋葱含有与降糖药甲苯磺丁脲相似的有机物，能降低血糖含量。

不喜欢生吃洋葱的朋友们也不必为吃不下去这种保健菜而发愁，下面介绍几种搭配食用洋葱的方法。

洋葱搭肉

在吃油腻的肉类食物时，可以搭配几片洋葱，有助于消除高脂肪食物的多种弊端。比如在吃牛排时，通常可以搭配洋葱一起食用。

紫洋葱泡水

洋葱皮中的色素成分含有槲皮素等物质，具有溶解血栓、防止血液凝固的作用，可以经常少量服用。

红酒配洋葱

洋葱和红酒中的色素都对心脑血管有好处，两者搭配食用能更加有效地疏通血管。

醋泡洋葱

取1个洋葱，剥去外皮，切成薄片，用微波炉或普通的锅文火加热大约2分钟，再放到瓶子中，加入5大汤匙食用醋，然后密闭放入冰箱里，第二天就能食用。每天吃饭时夹几片醋泡洋葱，可有效降低血糖，并使体重减轻。这种做法有点像"腊八蒜"，但不需要拘泥于寒冬腊月才去做。

选择洋葱时，应选用表皮完整、没有裂伤、没有腐烂的新鲜洋葱。由于紫皮洋葱相对于白皮、黄皮洋葱味道更辣，这就意味着其含有更多的蒜素，而且紫皮洋葱含有更多的槲皮素，所以应当选用这种深色的洋葱作为保健品。现在超市里卖的调料中，有的就以洋葱配姜蒜作为复合调料；洋葱切丁后添加谷氨酸钠、肌苷酸钠等调味料，然后调酸，加热，酶解，最后密封包装，制成洋葱酱成品，可以添加到鱼、肉中改善风味，也可以添加到汤中，别有风味。

需要注意的是，洋葱像许多蔬菜一样，不宜加热过久，以免一些有效成分挥发，既难闻，又减少保健作用。

需要提醒的是，洋葱也不是人人适宜，皮肤病患者、眼炎患者不能食用洋葱，以免加重病情，胃肠炎患者也不宜食洋葱，容易刺激胃肠黏膜，使病情加重。

玫瑰花也是活血药吗

麝炷腾清燎，鲛纱覆绿蒙。

宫妆临晓日，锦段落东风。

无力春烟里，多愁暮雨中。

不知何事意，深浅两般红。

这是唐代诗人唐彦谦的一首诗，诗名即为《玫瑰》。

在现代的人眼里，玫瑰花不仅好看，还代表爱情，不仅好闻，还可以吃，能保健，即玫瑰花是集观赏、药用、食用、美容于一体的植物，用它来提炼的玫瑰精油柔和细腻，甜香若蜜，有"液体黄金"之称。

玫瑰花在我国现主产于山东、甘肃、内蒙古等地，品种众多。在我国汉代即有玫瑰种植的记载，到明朝已有利用玫瑰花酿酒的佳话。清代玫瑰开始大规模种植，但玫瑰正式入药很晚，大约在明末，玫瑰花作为可供食用的药物，载入《食物本草》。这本书由明代末期江苏人姚可成编著，他指出玫瑰能："主利肺脾，益肝胆，辟邪恶之气，食之芳香甘美，令人神爽。"到了清代，王士雄在《随息居饮食谱》说它能："调中活血，舒郁结，辟秽，和肝。酿酒可消乳癖。"赵学敏在《本草纲目拾遗》中指出："活血行血，理气，治风痹。"这种说法已经是正式将玫瑰当作药材了。

中药玫瑰花味甘、微苦，性温，有活血行气、疏肝解郁、芳香开窍的功效，常规用量为 1.5~6g，可用于治疗慢性胃炎、迁延性肝炎和胃神经官能症。玫瑰花疏肝行气，活血止痛，又常用于治疗月经不调、乳房胀痛，近年来也辅助用于治疗抑郁症。

早在宋代，民间就有食用玫瑰花的习俗，人们用鲜花浸酒、做粥、做糕点和调味品，可以做出玫瑰花粥、玫瑰锅巴、玫瑰豆腐、玫瑰糖、玫瑰花酱等美味食品。玫瑰浸酒饮效果最佳，但不宜为此过多饮酒。用玫瑰花蕾加红糖煎炼可制成玫瑰膏。

茶饮用时应注意正确的泡法：将茶杯先用热水温一下，以防止温度迅速下降，这样才能使茶香充分飘散出来。泡玫瑰花茶时不宜用温度太高的水，一般用80~90℃的水冲比较好。冲入水后加盖闷约10分钟，趁热饮。热饮时花的香味浓郁，闻之沁人心脾。每次放5朵左右，或干玫瑰花瓣6~10g，一般可以冲泡3次。玫瑰花茶汤颜色与一般绿茶汤色相似，但略深一些，偏土黄或淡红。如果茶汤的颜色是通红的，可能是劣等花瓣加色素了。鲜花比干花泡茶效果更好。

如果不喜欢玫瑰花茶的口味，还可少量添加冰糖或蜂蜜，以减少玫瑰花的涩味，加强功效。蜂蜜应在水变温后加入，以免破坏其中的营养。

应用时应注意，玫瑰花茶具有收敛的作用，容易便秘的人不要过多饮用玫瑰花茶，或者饮用时添加适量蜂蜜。玫瑰花茶具有活血的作用，孕妇不宜饮用。

第五篇

用药选名方
重在调脾胃

　　疾病的症状千变万化，中药材和中成药品种繁多，我们在这一篇中会谈一些常用的中药方面的问题，还特别汇集了一些治疗脾胃病常用的中药材和中成药，将它们做成表格形式，以方便查阅。

甜甜的蜂蜜和大枣是补气药吗

《本草纲目》中指出蜂蜜能:"和营卫,润脏腑,通三焦,调脾胃",又指出:"枣味甘,性温,能补中益气,养血生津。"

在生活中,蜂蜜除了可以直接冲饮外,还可以同柠檬、柚子等制成饮品,在美容方面,可用来制成面膜。相传唐玄宗李隆基的女儿永乐公主面容憔悴,肌肤不润,后因战乱避居陕西,常以当地所产的桐花蜜泡茶饮用,三年过后丰美娇艳,与之前相比判若两人。宋代大文豪苏轼和仲殊和尚都爱食用蜂蜜,苏轼在流放黄州和惠州时,曾经养过蜜蜂,仲殊和尚用餐时,喜欢先把素菜浸于蜂蜜中,或以蜂蜜沾菜后才吃,仲殊和尚与苏轼的嗜好相同,两人都爱食蜂蜜,因而一见如故,成为好友。

大枣在半红半青时经常被用来当作果品直接食用,晒干后的大枣被认为是滋补脾胃、养血安神、治病强身的良药,除此之外,大枣还可以用来泡茶、炖汤、煮粥。大枣在《红楼梦》中的贵族膳食中应用广泛,人参养荣丸、枣泥馅山药糕都体现了红枣是进补养生的好食材。

蜂蜜和大枣的共性

蜂蜜、大枣在中药学中同属补气类药,两者都味甘,归脾经,有补脾益气的作用。甘味药能补、能和、能缓,多用来补益,调和诸药,缓解疼痛,还能解毒。《金匮要略》中用蜂蜜缓急补虚,并抑制乌头的毒性;《伤寒论》中的十枣汤用大枣保护胃气,缓和其他药物毒性。

下面我们再分别说说蜂蜜、大枣各自的特性和使用注意事项。

🍃 内外皆用的蜂蜜

蜂蜜除了能补气，还有润燥通便的作用，沸水冲饮蜂蜜会破坏其营养成分，所以最好用不超过35℃的温水冲饮，便秘的人每天早上可以用35℃以下的温水冲一勺蜂蜜水喝，以达到润肠的目的。

蜂蜜外用能生肌敛疮，把蜂蜜直接涂抹在伤口上，能够促进伤口愈合，治疗烧伤、烫伤、虫咬伤。

此外，蜂蜜还是非常好的天然防腐剂，在制作中药蜜丸时常被当作辅料使用，多用于慢性病和需要滋补的疾患。蜜丸分大、小两种。大的蜜丸一般重3~9g，小蜜丸同水丸大小差不多。为了保证蜜丸质量，用蜜时选择稠如凝脂、含水分少的蜜。北方产的蜂蜜一般水分较少，而南方产的蜂蜜一般含水分较多。

蜂蜜中一般含有葡萄糖、果糖、微量维生素等营养物质，适用于老年人、体弱者、大病初愈者及产妇，由于蜂蜜升血糖作用较明显，糖尿病患者不建议食用。蜂蜜虽然滋补，但患有湿疹、疥癣的湿热偏重之人食之，反会使病情加剧，使难以痊愈；胃寒腹泻者也不宜服用蜂蜜；饭前1~2小时服用蜂蜜或服用温热蜂蜜水会降低胃酸浓度，反之，食用蜂蜜后立即进食或饮用冷蜂蜜水会升高胃酸浓度。

🍃 食用蜂蜜的小提示

蜂蜜虽好，也有禁忌，不能与生葱、韭菜、莴苣同食，会引起腹泻；蜂蜜与鲫鱼同食会中毒；蜂蜜还不宜与孜然、豆浆、茭白、茶同食。

再有，选择蜂蜜还要注意挑选，蜂蜜由于蜜源植物不同，也会呈现不同的颜色，国际市场上把蜂蜜的颜色分为7个等级，即水白色、特白色、白色、特浅琥珀色、浅琥珀色、琥珀色及深琥珀色，这需要用专门的仪器测定，有种说法认为浅色蜜的质量高于深色蜜，但深色蜜的矿物质含量要比浅色蜜高很多。市场上经常有假的或劣质的蜂蜜，鉴别起来不容易，但在购买常见品种的蜂蜜时，通过查看蜂蜜的外观、颜色，可大致做个判断。水白色的蜂蜜有洋槐蜜、棉花蜜等；特浅琥珀色的蜂蜜有油菜蜜、椴树蜜、荆条蜜等；浅琥珀色的蜂蜜有紫云英蜜、紫苜蓿蜜、向日葵蜜、柑橘蜜等；琥珀色的蜂蜜有枣花蜜、桉树蜜等。

此外，如果能打开瓶盖闻一闻，优质蜂蜜多具有蜜源植物特有的花香味，而低等蜂蜜有刺激性气味。

大枣的药性

大枣不仅是一种常见的食物，同时其也是一味颇有疗效的中药药材。如临床上有一种病，名为脏躁，多见于妇女，主要是由于情志不舒，思虑过度导致以无故悲伤欲哭、神疲乏力、心烦失眠为主要表现的疾病。《金匮要略》中著名的甘麦大枣汤治疗脏躁，就充分发挥了大枣的养血安神功效。这个处方的原方为甘草三两，小麦一升，大枣十枚，现在可以用炙甘草 10g，浮小麦 30g，大枣 10 枚，将它们水煮去渣取汁，代茶饮。

在美容方面，由于大枣可补气养血，减少皱纹和老年斑，所以日常可饮用红枣豆浆或煮粥时加些大枣。

现代研究表明，大枣因其含有蛋白质、脂肪、钙、铁及丰富的维生素等营养物质被称为"百果之王"。大枣可增强肌力，消除疲劳，防治心血管疾病，增强胃酸浓度，还有抗癌、抗过敏的作用，适用于中老年人、青少年、女性、大病初愈者，对于从事脑力劳动的人及神经衰弱者，用大枣煮汤代茶，能安心守神，增进食欲。

食用大枣的小说明

大枣进补的最佳方式是水煮，如果食用干枣，由于枣皮纤维含量过高，易影响消化，故在食用时要充分咀嚼。

春、秋季节，在大枣中加点桑叶煎汤代茶可预防伤风感冒；夏季，大枣与荷叶同煮可利气消暑；冬季，大枣煮汤加生姜、红糖，可祛寒暖胃。红枣可以和粳米、菊花制成红枣菊花粥，用来保健美容。

注意：湿热内盛而胃脘胀满、舌苔厚腻者忌食；患有疳积和寄生虫病的儿童，经期出现水肿或体质燥热的女性忌食；大枣糖分丰富，糖尿病患者应少吃。在食用红枣后应当用适量的水漱口以防止蛀牙。此外，如果大枣与退热药同时食用，会因其含糖量高影响药物吸收速度。大枣与胡萝卜、黄瓜同食会破坏大枣中的维生素 C，所以应当分开，在不同的时间去吃。

人参和党参有什么区别

人参是一味人尽皆知的中药，在《红楼梦》中出现频次高，比如林黛玉服用的人参养荣丸、秦可卿服用的益气养荣补脾和肝汤里都用到了人参。但人参价格贵，一般老百姓多不能承受，而党参价格较人参低廉，效果亦佳，是现代中医处方中最常用的补药之一。

党参和人参的共性

党参和人参同属补气类中药，均味甘，归肺、脾经。甘味药有补益作用，所以两者的共同作用是补脾肺气，进而生津养血，补益正气，达到治病的效果。党参和人参可以用来治疗具有饮食减少、大便溏薄、身体虚弱、自觉乏力等症状的脾气虚证患者，对于咳嗽气促、语声低弱、气短自汗等表现肺气虚证的患者，也有很好的疗效。此外，党参和人参还能用于治疗热病气津两伤，口渴或体弱多病的患者。

作用平和的党参

党参又名上党人参、上党参、狮头参、中灵草等，主产于山西、陕西和甘肃，古代以山西上党地区出产的党参为上品，一般在秋季采挖。

生党参片有特殊香气，味微甜，益气生津力强。蜜炙党参成品表面为黄棕色，显光泽，味甜，增强了补中益气、润燥养阴的作用。米炒党参成品表面为老黄色，有健脾和胃、止泻作用。

党参与黄芪、白术、山药等搭配食用，可以治疗各种气虚不足所引起的病证，如倦怠乏力、气虚喘促、食欲不振、久泻脱肛等；与熟地黄、当归等搭配同食，在补气的同时，也可以补血养血，有利于改善血虚引起的面色萎黄及多种慢性出血症状。

党参的作用较人参缓和，药力较人参薄弱，经常用来治疗轻症、慢性疾病。党参还有补血的功效，所以可以用于有面色苍白、头晕乏力等表现的气血亏虚患者。临床用药时，经常将党参加大用量，以代替人参。

党参可以用来煲汤，当归红枣党参鸡汤能补养气血，鲫鱼党参汤能益气健脾，利水消肿，党参莲藕猪蹄汤健脾胃，滋阴润燥。党参还可以搭配大枣、糯米、白糖做成参枣米饭；粥类有参芪粳米粥，参苓粥；制成饮品的有黄芪党参枸杞酒补中益气，此外还有党参枸杞茶、乌枣党参养生茶等。下面就来介绍几种食疗方。

参枣米饭

用料：党参 5g，大枣 10 枚，糯米 100g，白糖适量。

制作：将党参洗净切片，大枣洗净，加白糖与水浸泡半小时，再煎煮取药汁；糯米淘净，加水适量，放在大碗中，蒸熟后叩在盘中；把枣摆在糯米饭上，再把药汁与白糖熬至浓稠，浇在糯米饭上。

功效：补脾气，养胃气，增食欲，增气力。

党参大枣茶

用料：党参 10g，大枣 10 枚，陈皮 3g。

制作：将党参、大枣、陈皮洗净，沸水冲泡，10 分钟后饮用。

功效：补脾益气，用于脾虚患者。

党参菊花粥

用料：党参 15g，菊花 15g，大米 150g，红糖适量。

制作：将党参放入砂锅中，用温水泡 2 小时，然后放入大米、菊花，加水，大火煮沸后，改小火煮至参烂粥稠，根据个人口味加入红糖。

功效：疏肝健脾，用于倦怠无力、食欲不振、头晕目眩、高血压患者。

根据中药配伍禁忌，党参等参类药物都不宜与藜芦、莱菔子、萝卜、茶同用。

感冒发烧、阳气偏盛的人、湿热体质的人都不宜使用。

在选购党参时，要挑形体粗壮、质地油润、气味香浓、嚼后味微甜的党参，购买后放入密封罐中保存。

回阳固脱的人参

人参因其根部像人体的外形而得名。人参别名山参、园参、神草、黄参、地精等，野生者名山参，栽培者称园参。主产于吉林、辽宁、黑龙江，其中吉林参产量最大，质量最好。人参有"百草之王"之称，是"东北三宝"（人参、貂皮、鹿茸）之一。

人参归肺、脾、心经，可大补元气，安神益智，临床上常用于急症、重症，急危重症时不宜用党参。人参因为有益气救脱的功效，所以常用于大汗、大泻、大失血或大病久病所致的元气虚脱患者。人参较党参长于益气助阳，安神增智，故可用于治疗失眠多梦，健忘。

以优质鲜人参为原料，经两次蒸制加工而成者称为红参，红参有温补的功效，适合在晚秋或冬天较冷时使用。鲜人参经过晒干或低温干燥等方法处理后，称为生晒参。生晒参比红参性平和，有补气生津的功效，适合在春天或者早秋时吃。自然生长于深山密林15年以上的人参称为野山参，野山参无温燥之性，可大补元气，但资源少，价格贵。

服用人参的方法有煎汤服、隔水蒸、泡茶、研磨吞服等，用来泡药酒可以补元气，温通血脉。长期大量服用人参会出现失眠、血压升高、烦躁等，故应小剂量服用，可以把人参切成薄片含在嘴里，直到没有味道，再嚼碎后咽下。

人参也可以用来做粥，人参莲子肉羹可以补脾气，定神志，抗衰老，止汗固精人参茯苓粥有补气和中、健脾养胃、增进食欲、安神定志的功效，人参炖鸡适用于久病虚损、产后气血不足、各类贫血等病症。下面我们就来简单介绍一下人参炖鸡汤。

人参炖鸡汤

用料：鸡1只，人参10g，姜片5片，盐适量。

制作：将鸡去内脏洗净，与人参、姜片、适量水倒入砂锅中煲汤，等鸡熟烂后调入盐即可。

功效：大补元气，生血补血，适用于贫血、体虚者以及大病初愈者、大出血者、产妇等。

人参虽好，对于体质强壮者却不适用；感冒发烧时要停止服用，否则易加重病情。

吃人参时吃萝卜、喝浓茶会降低人参的药效，所以不宜同时食用。在中药配伍禁忌中，也不宜与藜芦、五灵脂、皂荚同用。

人参作为贵重药材，鉴别至关重要。在选购时以条粗、质硬、完整者为佳。如果闻之有淡臭味，食之有腥臭味或者质坚并易折断，断面较平坦，有层环或放射状裂缝则为仿品。人参易受潮，易遭虫蛀，所以应当密封保存在干燥且阴凉处。

养生家推崇的茯苓是健脾利湿药吗

茯苓在中国养生文化中可谓是大名鼎鼎，茯苓是多孔菌科真菌茯苓的干燥菌核，是一种好气性腐生真菌，一般寄生在赤松或马尾松等的树根上，它的外形近似球状，或为不规则的团块，外皮为淡棕色或黑褐色，内部呈白色的为白茯苓，呈粉红色的又名赤茯苓。茯苓的菌核体一般重 1~2kg，大的可以重达 10kg。

茯苓又名伏灵、伏菟、松腴等，李时珍说："盖松之神灵之气，伏结而成，故谓之伏灵。"茯苓产于海拔 1800 米以下的林丛或山谷中，在我国云南等地有野生，现在有人工栽培的茯苓。大别山地区（安徽、湖北、河南三省的交界处）是最大的茯苓产地。传统上认为云南产的茯苓质地优良，被称为"云苓"。在越南、泰国和印度也有茯苓。

我国现存最早的药物学专著《神农本草经》中将茯苓列为上品，说它："味甘，平，无毒。主胸胁逆气，忧恚惊邪恐悸，心下结痛，寒热，烦满，咳逆，口焦舌干，利小便，久服安魂养神，不饥延年。"茯苓为道家非常重视的养生佳品。

陶弘景指出茯苓能"止消渴，好睡，大腹，淋沥，膈中痰水，水肿淋结。开胸腑，调脏气，伐肾邪，长阴，益气力，保神守中"，以及"通神而致灵，和魂而炼魄，利窍而益肌，厚肠而开心，调营而理胃"，称之为"仙药"。后面的说法有些夸大，但茯苓有益于人是没有疑问的。他还认为白茯苓长于补虚，赤茯苓长于利湿。

古人将茯苓用于延缓衰老已有两千多年的历史。茯苓在《千金翼方》中出现25次，在《寿亲养老新书》中出现28次，在《遵生八笺》中出现多达60次。被英国的李约瑟称为"中国古代和中世纪最伟大的博物学家和科学家之一"的北宋时期宰相苏颂也通晓药物学，在其主编的《本草图经》中提到："茯苓五斤，去皮捣细，蒸熟，取牛奶二斗，煮如膏，随性饱食，避谷不饥也。"

宋代诗人陆游85岁高寿，他在《道室即事》中曾写道："松根茯苓味绝珍，瓿中枸杞香动人。劝君下箸不领略，终作邙山一窖尘。"

古人对茯苓养生都很重视。从中药学来看，茯苓性平，味甘淡，入心、肺、脾经，具有健脾和胃、渗湿利水、宁心安神等功效，多用于治疗小便不利、水肿胀满、痰饮、惊悸、健忘等症。茯苓既能健脾，又能渗湿，所以对于脾虚运化失常所致泄泻、带下，能标本兼治，常与党参、白术、山药等配伍。配伍茯苓的常用方剂主要有参苓白术散、苓桂术甘汤、四君子汤、归脾汤、天王补心丹、五苓散以及六味地黄丸等。

在汤剂中，茯苓的常规用量是10~15g。民国时期名医张锡纯在《医学衷中参西录》中指出："茯苓若入煎剂，其切作块者，终日煎之不透，必须切薄片，或捣为末，方能煎透。"由于茯苓药性平和，不但在中医的处方中屡屡出现，而且适合在潮湿季节或潮湿地区用作食疗。

现代研究表明茯苓含多糖、蛋白质、脂肪、卵磷脂等成分，主要有效成分为多糖和三萜类成分，药理作用有：①镇静作用；②利尿作用；③降血糖作用；④抑菌作用；⑤预防胃溃疡及松弛平滑肌作用；⑥抗肿瘤作用与免疫增强作用。茯苓对防治老年人常见的失眠、糖尿病、浮肿、肥胖症以及预防癌肿都有一定的价值。

其实，茯苓的食疗方法多种多样，我们在这里介绍几种很简单的食疗方法。

茯苓酒

将 100g 茯苓切成薄片，放在小酒坛中，用 1kg 好酒浸泡，封好坛口，1 个月后启开，每日服几片，可同时少量饮酒，有利于通脉利湿，适用于慢性关节炎患者。

茯苓茶

将茯苓 100g、薏苡仁 300g、山楂 50g、赤小豆 100g 研成粉末，每日冲饮 2~3 次，每次 10~15g。

茯苓薏米粥

茯苓 15g，薏苡仁 60g。共研细粉，放入锅中，加水适量，煮熟即可食用。适于因长期使用抗风湿药而脾胃受损的慢性关节痛患者食用。

茯苓芝麻粉

取茯苓、黑芝麻各 1kg。先将茯苓捣烂，研成细末，再将芝麻炒熟，放冷后也研成细粉，将两者混匀，密封。每天早、晚各取 20g，用热水冲服，有健脾益智、补气益精血的作用。

茯苓香菇枸杞粥

取茯苓 20g，香菇 10g，枸杞子 10g，先将茯苓泡软，捣成颗粒状，再将香菇切片，与枸杞子和大米一道煮粥。有安神益智、补益精血作用，适宜心慌、眩晕、胃弱、神经衰弱和免疫力低下的人食用。

茯苓酥

将茯苓蒸熟碾碎，浸于蜂蜜中，密封，经 1 周左右，取出即可食用，是补气的佳品。

阳春白雪糕

明代江西名医龚廷贤在其所著的《鲁府禁方》中提到一些明代宫廷食疗验方，其中很多延缓衰老的药膳以健脾为主，他特别推荐阳春白雪糕，称"每日三餐，不可缺此糕也。""王道之品，最益老人"。现特将阳春白雪糕的制作方法附录于下，以飨读者。

原料：白茯苓（去皮）60g，山药 60g，芡实 90g，莲子肉（去心、皮）150g，神曲（炒）30g，麦芽（炒）30g，大米、糯米各 500g，白砂糖 300g。

制法：将诸药捣粉，与大米、糯米共放布袋内，再放到蒸笼内蒸熟取出，放簸箕（或大木盘）内，掺入白砂糖一同搅匀，揉成小块，晒（或烘）干贮存，备用。

用法：每日吃 2~3 次，每次吃 1~2 块。

除了以上食疗方外，还有一种以茯苓为原料的常见小吃，即御膳佳品茯苓夹饼。本着"糕贵乎松，饼利于薄"的饮食要求，饼就越来越薄。在清代出现了"薄若蝉翼，柔腻绝伦"茯苓夹饼，简称茯苓饼，是把松仁、桃仁、桂花和蜂蜜调制成香甜的果馅，用茯苓粉和精白面粉混合摊烙成外皮，将两张外皮裹着馅合起来，就成了夹馅茯苓饼。

现如今驰名中外的北京特产茯苓饼，据说是由清宫御膳房流传而来。它外皮薄如纸，白似雪，夹心为多种果仁和蜜糖，味美甜香，价格不贵，非常适合走亲访友时作为馈赠佳品。但由于其中茯苓用料不多，所以滋养效力有限，而且由于茯苓饼中糖分较高，并不适合痰湿重的人食用。

需要注意的是，肾虚多尿、虚寒滑精、津伤口干者慎用茯苓；古人认为服用茯苓时忌米醋。还需要说明的是，另外有一种中药名叫土茯苓，能解毒，除湿，利关节，经常用来治疗皮肤病、梅毒等，虽然它与茯苓名称相似，但土茯苓是百合科植物光叶菝葜的干燥根茎，外皮为黄棕色或灰褐色，在记录处方或按照处方取药时，切莫混淆这两味中药。

香草佩兰能治疗脾胃湿热吗

幽植众宁知，芬芳只暗持。

自无君子佩，未是国香衰。

白露沾长早，春风到每迟。

不如当路草，芬馥欲何为！

这是唐代诗人崔涂的诗，名为《幽兰》，借佩兰这种香草比喻有才华的人，抒发了一种不得志的幽怨。作为一种芳香类植物，佩兰主治夏季脾胃湿热证，通过调理脾胃，从根本上治疗口中发甜、发腻的异样感觉，还能减轻口臭，所以前些年有人戏称佩兰泡的水为"液体口香糖"。

佩兰是菊科植物兰草的茎叶，为中医常用药之一。它生长在池泽、溪涧水旁，一般在夏、秋季割取植物的地上部分。佩兰在我国产地分布较广，其中江苏产量最大。从历史上看，佩兰之名始于清代药物学专著，之前用的名字较多，如汉代的《神农本草经》将这种植物称为兰草，列为中品药，明代《本草纲目》中称它为香草、女兰等，说它："嫩时并可挪而佩之，八、九月后渐老，高者三、四尺，开花成穗，如鸡苏花，红白色，中有细子。"

佩兰气味芳香，性平，味辛，归脾、胃经，中医常用它治疗湿阻脾胃，经常与藿香同用。佩兰辛能发散，香能去秽，有良好的化湿解暑功效。夏季为了防暑，可以用开水冲泡 10g 佩兰、藿香和薄荷，放温后当茶饮，可根据口味加入少量冰糖等，有解暑避浊、化湿和中的功效，为夏令解暑佳品。在 200g 绿豆中加入 5g 佩兰、5g 薄荷、5g 藿香和 10g 冰糖，熬汤饮用，可以消除暑热。

我国民间自古有在端午节戴香囊的保健风俗，将各种具有化浊辟秽功效的草药放入香囊内佩戴，可以预防多种经呼吸道传播的疾病。湖南长沙马王堆汉墓中出土的香囊中就有佩兰。

如果居家附近有佩兰生长，夏天可以摘一些佩兰叶子，直接把佩兰叶搓出汁后，涂搽到被咬处，可立止蚊虫叮吸之瘙痒。佩兰含有的挥发油成分有一定的抑菌作用，在夏天用佩兰煎水，加到浴盆中，能帮助预防和治疗多种夏季皮肤病，还可起到开窍提神、祛风止痛、舒筋活络等医疗保健功效。

芳香类植物药有一定的提神醒脑开窍功效，佩兰曾被称为"醒头草"，对于患有慢性鼻窦炎、神经性头痛的人，可以用佩兰做药枕，将适量佩兰加入枕芯做内枕，午睡时使用，有芳香行气、开窍提神之功效。

口臭原因比较多，因吃蒜、葱、韭菜等食物引起的，只需要饭后刷牙、嚼口香糖就可以了，但有些消化不好的人，即使不吃上述食物，也会有口臭，这是因为脾主运化和胃主通降的功能失常，导致胃肠中的食物不能被及时消化，积累在肠道中，逐渐腐败，污浊之气不断上犯。由于佩兰既能调理脾胃，又没有明显的温燥性，可以单用或配成处方去治疗因脾胃湿热引起的口气腐臭症状。方法很简单，取佩兰叶 50g，水煎服，或热水浸之代茶饮。此方对因胃热引起的口臭、口苦、苔腻等症，确有良效。

佩兰也是治疗夏季感冒的常用药，其药力不强，可与藿香等药物配伍应用，治疗由感冒引起的全身不舒、胸腹闷胀、食欲不振等症状。在其他季节，凡有湿滞、困倦乏力、纳食不香、舌苔白腻等症者，也可用佩兰。经临床观察，佩兰在常规剂量内水煎服没有明显不良反应，但由于它气味偏辛，有一定的行气和燥湿作用，所以对于体质虚弱、气虚乏力或阴虚口干者，一般忌单独服用，可以配伍其他药物一起使用。

三七有哪些功效，怎么选，怎么用

有一位女中医，快 70 岁了还面色红润，皮肤细腻，让周围的同龄人羡慕不已，她说自己的养生秘诀除了注意保持心情调畅、饮食卫生等之外，每天还在早餐的米粥里加 1g 三七粉。众人听了之后感叹：三七"金不换"的美誉真是名不虚传啊！

三七是一味名贵的化瘀止血药，也是常用的保健药品。三七全身都是宝，从根茎到花朵都能入药。一般主要以根部入药，其性温，味辛，具有活血化瘀、消肿定痛等功效，是大名鼎鼎云南白药的主要成分。

关于三七的名字由来，说法不一，李时珍在《本草纲目·草部·三七》中提到："彼人言其叶左三右四，故名三七，盖恐不然。或云本名山漆，谓其能合金疮，如漆黏物也，此说近之。金不换，贵重之称也。"有人从文字发音考证，认为古代西南地区的人说"须"时发音与"七"相近，就用"七"来简写其名。还有解释说，三七是典型的阴生植物，在生长过程中，宜接受漫射光，忌强烈阳光的直接照射，三七荫棚需要"三成透光，七成蔽荫"，所以有此名。但最新研究表明，三七棚的透光度以 8%~12% 为宜，超过 17% 就会不利于三七种苗的生长。

三七还有一个常用名叫"田七"，有人说这是人工栽培的三七，多种在田野，但其实三七是长在山坡上的，之所以叫"田七"，是因为早期的三七产于广西田州，现在叫百色。但后来，人们发现云南生产的三七产量高，质量好，称为云南三七或滇三七。现在，云南省文山州是三七的主产地。

野生者已少见，多为栽培。

三七入药的历史不过500多年，明代中药书籍中才有记载，但古人对它很重视，对其化瘀止血、活血定痛等作用评价很高。

清代黄宫绣在《本草求真》中说："三七，世人仅知功能止血止痛。殊不知痛因血瘀而疼作，血因敷瘀散而血止。三七气味苦温，能于血分化其血瘀。"清代赵学敏在《本草纲目拾遗》中更是夸赞："人参补气第一，三七补血第一，味同而功亦等，故称人参、三七，为中药之最珍贵者。"

民国名医张锡纯在《医学衷中参西录》中提到："三七，诸家多言性温，然单服其末数钱，未有觉温者。善化瘀血，又善止血妄行，为血衄要药。病愈后不至瘀血留于经络，证变虚劳……其善化瘀血，故又善治女子癥瘕、月事不通，化瘀血而不伤新血，允为理血妙品。外用善治金疮，以其末敷伤口，立能血止痛愈。若跌打损伤，内连脏腑经络作疼痛者，敷之可消（当与大黄末等份，醋调敷）。"

目前，三七除了作为伤科的"金不换"之药，还被广泛应用于心脑血管疾病的治疗和保健。通过大量的实验研究和临床观察，研究者认为三七主要有以下方面的作用。

（1）活血作用：三七总皂苷能抑制血小板聚集。

（2）止血作用：三七止血是通过多方面机制实现的。三七能促进凝血过程，缩短凝血时间，促进凝血酶生成，使局部血管收缩，促进血小板数目增加。

（3）补血作用：三七能促进造血，改善红细胞功能，升高白细胞。

（4）保护心肌作用：三七总皂苷能改善患者的心肌缺血状态，且能逆转仅有舒张功能不全的早期心衰患者的心功能。三七有明显增加冠状动脉血流量的作用，使心肌耗氧量减少，又能降低动脉压，稍降低心率，减轻心脏负荷。

（5）抗心律失常作用：三七总皂苷能非竞争性对抗异丙肾上腺素加速心率作用，且此作用不为阿托品所抑制，提示其抗心律失常作用并不是通过竞争性阻断β肾上腺素受体或兴奋M–胆碱受体实现的，而是与心肌的直接抑制作用有关。

（6）保护血管作用：三七能够降血脂，防治动脉粥样硬化。高脂血症可导致血管内皮损伤、脱落或者血小板黏附和聚集，而动脉壁内皮损伤可能是动脉硬化的始动因素。

（7）降血压作用：三七总皂苷有明显的降血压作用，目前通常认为三七总皂苷是钙通道阻滞剂，其扩血管的机制可能是阻断去甲肾上腺素所致钙离子内流。

总之，对于心脑血管疾病患者，长期适量服用含有三七的中药，对预防粥样斑块的形成和促其消退，改善血液黏稠度，减少心脑血管血栓形成具有重要作用，可作为动脉硬化、冠心病、高血压、糖尿病、血小板减少性紫癜等疾病的保健性药物。曾有临床报道用三七治疗心绞痛，让患者每次服 0.45g，日服 3 次，病情严重者加倍服用，结果表明原来需要长期服用复方硝酸甘油片者，服用三七后即可停服复方硝酸甘油片。

三七通过活血调理内部脏器和血管，起到清理毒素、消散面部黄褐斑的作用，即所谓"自内而外的调理"，所以三七也可以用于皮肤科疾病。正如本文开头所讲的三七粉有祛斑养颜的功效，现在市面上不少主打养颜美容的保健品都以三七为主要成分。

由于三七和人参同为五加科人参属植物，地上部分长的花和叶相似，容易混淆。三七的化学成分与人参亦相似，一些有效活性物质多于人参，所以也经常用来补养，加工过的熟三七有补血生津、促进人体新陈代谢、助长发育等功能，让人精力旺盛。比如有些地区的妇女，在产后吃三七炖鸡，或者三七粉蒸鸡蛋，既能化瘀，又能补养气血。现在，云南不但有三七酒，而且有的糖果厂也在制作三七奶糖。但一般用于保健最方便的还是三七粉。

虽然民间过去有将三七切片炖鸡、泡茶、泡蜜的服用方法，但为了不浪费，现在多数是将三七的根茎研磨成为粉末服用。制作三七粉简单，但选购三七可不是件简单的事情。三七常在春、冬两季采挖，开花前挖的"春三七"质量好；在开花结籽，收了种子后挖的"冬三七"，质量稍差一些。市场上卖的多数是春三七，业界一般按照"头"数来卖，比如 30 个一斤，就叫 30 头，100 个 1 斤，就叫 100 头。每一斤的头数越少，意味着生长的时间越长，个头越大，质量就越好。但现在人工栽培的三七不需要很久的生长年限，个头就长得比较大，所以现在选购三七，需要看一看颜色，皮色苍老的较好，掂一掂分量，相对沉重的较好。

一般都是用 20~50 头的三七用来打粉，这样打出来的三七粉属于优质粉末。

三七粉泡水较为苦涩，为了能坚持服用三七粉，可以去药店买一些空心胶囊灌装，每 1 粒 0 号空胶囊装 0.5~0.6g 三七粉，用药盒密封保存，这样既方便携带，又不浪费。

服用三七粉的注意事项如下。

（1）服用三七粉应忌食蚕豆、鱼类及酸冷食物。

（2）感冒期间忌服三七等补品。

（3）孕妇慎用，以免扰动胎气。

（4）儿童如没有跌打损伤所致的瘀血，也不建议服用。

（5）痛经或血瘀型月经不调的女性可以服用三七粉调理月经，但没有瘀血的女性在月经期间最好不要服用三七粉，因为三七粉的主要作用是活血化瘀，如果在月经期间服用可能导致出血过多。

（6）有血虚而无血瘀者忌服生三七。

（7）有些人在刚开始服用三七粉的时候，会出现四肢无力以及口干舌燥的情况，如果这些症状很快消失，则不必担心。

（8）个别人会出现皮肤过敏的情况，应停止服用。

（9）血瘀体质的人每天服用量不超过 6g；普通人为了养颜，每天服 1~3g 即可，分 1~3 次饭前送服。具体剂量还应根据药材质量和个人情况确定，例如优质三七粉每天只需要服用 1g 即可。

以上讲的都是生三七，熟三七是三七经高压蒸制的加工品，熟三七中多糖含量高于生三七，熟三七有补气血、强身健体之功，主要用于妇女产后虚弱，气血不足，也可用于身体虚弱之人。

附：三七花

三七花是种植 2 年或者更久的三七的黄绿色干燥花絮，到 8 月底开始有新花上市。9 月份以后三七花是最好的，颜色好，花朵大。三七花的皂苷含量是全株最高的，三七花总皂苷含量为 28.48%，总皂苷元含量高达 15.36%，高于三七主根。

三七花性凉味甘，具有清热解毒、平肝明目、生津止渴、降压功效，但不能补血。三七花适用于高血压、偏头痛、急性咽炎、头晕目眩、耳鸣、失眠等病症。购买时应注意选择干花大而圆紧，花柄短粗者。市场上的三七花主要有 2 年三七花和 3 年三七花，3 年三七花比 2 年三七花功效更佳。不带柄的 3 年三七花可依据花的颜色、大小、带柄情况分为特级、一级和中级。4 年或 4 年以上三七花很稀有。

有些药厂用三七花作为原料制成三七花颗粒、三七花冲剂、复方三七花精等中成药。在食品工业中，常以三七花作为原料制成三七花茶、三七花糕、三七花藕粉等。有的人用三七花炒肉做菜。三七花可以直接用开水冲泡，代茶饮，每次 3~5 朵。有些心律失常的人饮用三七花茶 1 个月后自觉精神清爽，心悸、胸闷等症状逐渐缓解。

在家里也可以用三七花配冬瓜或苦瓜煮汤或榨汁，可以加少量冰糖做成减脂、利水的保健饮料常服。高血压患者可将三七花、槐花、菊花各 5g 混匀，用沸水冲泡，代茶饮用，每日 2 次。需要注意的是，由于三七花性凉，脾胃虚寒的人不适宜服用。

补中益气丸适合什么样的人服用

在门诊，有一位 50 多岁的女性患者来咨询："大夫，我觉得我经常有疲乏感，偶尔还会胸闷、心慌，和朋友聊天，说几句话就觉得气短，我觉得我就是中气虚呀，我吃了一盒补中益气丸，还是不舒服，是不是这个药不对症？"

中国有句老话："久病成医。"现在很多中老年人身体不舒服，就根据症状自行购药服用，这其实是就医误区，疾病的发生发展并不是那么简单，自我治疗的行为很可能延误病情。

补中益气丸的说明书上介绍其功效、适应证为补中益气、升阳举陷，用于脾胃虚弱、中气下陷所致的体倦乏力、食少腹胀、便溏久泻、肛门下坠。以上案例患者只根据疲劳感和气短的症状就自行服用补中益气丸，并没有仔细审查自己的其他症状，胸闷和心慌这两个症状结合气短和疲劳感，需要考虑心气不足，而补中益气丸侧重于补益脾胃之气，患者并没有明显具有与脾胃相关的症状，所以服用补中益气丸属药不对症。

补中益气丸功效良多，是一种应用广泛的中成药，下面我们就来讲一讲怎么用好它。

补中益气丸的来源

现在药店售卖的补中益气丸源于补中益气汤，出自李东垣的《内外伤辨惑论》。李东垣是中国医学史上一位著名的医学家，在中医医学史中就有这样一句话："外感法仲景，内伤法东垣，热病用河间，杂病用丹溪。"这里的"内伤法东垣"就是说内伤疾病的治疗要效法李杲，李杲自称东垣老人，所以他人又称他为李东垣。

李东垣一生都处在金元战乱之中，硝烟四起，农业受到极大影响，百姓的生活环境十分恶劣，经常是饥一顿，饱一顿，久而久之，很容易损伤脾胃，很多人就出现了发热、周身无力、多汗、大便不成形的症状，李东垣深切了解人民的疾苦，认为饮食不节、中气不足是造成此类疾病的主要原因。因此他重视调理脾胃，创立了补中益气汤，挽救了很多生命，成为金元时期的著名医家。

🌱 补中益气丸怎么用

补中益气汤的创立有 700 多年了，随着后世医家的临床应用与临证发挥，它的应用范围越来越广，凡是有劳倦损伤脾胃，属脾胃失调、中气不足的疾病都可以应用补中益气丸（汤），适用的临床症状有饮食减少，体倦乏力，少气懒言，面色萎黄，大便质稀不成形，或者身热自汗，渴喜热饮，时发时止，手心较手背热，气短乏力等。在妇科方面也常使用补中益气丸（汤）治疗因脾胃虚弱、气血不足而引起的月经不调、痛经、月经过多、妊娠期胎动不安等疾病。

现代研究表明，补中益气丸（汤）可以用来治疗慢性胃炎、慢性结肠炎、慢性细菌性痢疾、慢性腹泻、慢性肝炎、支气管炎、肺炎、肺心病、冠心病、低血压、白细胞减少症、重症肌无力、眼睑下垂、顽固性头痛以及胃下垂、脱肛、子宫下垂等内脏下垂病症。药理研究也表明，补中益气丸（汤）能够调节免疫系统、消化系统、泌尿系统，增强机体抵抗力。

补中益气丸是一种非处方药，但是也要注意辨证用药。补中益气丸适用于脾胃不足、中气虚弱引起的发热及一系列脾胃相关症状，且应用时注意不可多种药物同时服用，必要时，在专业医生指导下使用。

什么样的人适合用健脾丸

有位患者经常出差，饮食、作息不规律，日积月累，出现体重减轻，无食欲，经常食入即腹胀，诊查后未发现器质性病变，只是脾胃虚弱导致的消化不良，医生给他开了健脾丸，每日2次，每次9g，饭前服用。

健脾丸出自明代王肯堂的《证治准绳》一书，用于治疗脾虚食积所致的饮食量少、口淡无味、消化困难、脘腹胀满、大便溏薄和体倦乏力。

🔸 健脾丸的组成及功用

健脾丸原方中，白术75g，木香、黄连、甘草各22g，白茯苓60g，人参45g，神曲、陈皮、砂仁、麦芽、山楂、山药、肉豆蔻各30g。在制药时，将上述药物研成细末，蒸饼为丸，如绿豆大，每服50丸，饭前服用，1日2次，米汤送服。

健脾丸中白术、茯苓可以健脾祛湿止泻，人参、山药补气健脾，山楂、神曲、麦芽可以消食和胃，木香、砂仁、陈皮理气和胃，芳香化湿，肉豆蔻温中行气，涩肠止泻，黄连清热燥湿，甘草补脾益气，调和诸药。方药组成可以用一首简单的方歌来概括："健脾参术苓草陈，肉蔻香连合砂仁。楂肉山药曲麦炒，消补兼施不伤正。"全方配合，以健脾和胃为主，消食止泻为辅。

健脾丸的应用

健脾丸经常用于大病、久病后，或平素脾胃虚弱，饮食过饱而造成食滞不化者，还可以用于长期饮食不规律，造成脾胃功能受损者。服药期间需要清淡饮食，避免不易消化、油腻、生冷食物。服用健脾丸1个月不见效，或者出现其他不良反应者，需要及时去医院就诊。因组方中有人参，所以不能同时服用五灵脂、皂荚、藜芦及其制剂，不宜喝茶或吃萝卜，否则会影响药效。

鉴别用药

健脾丸和保和丸都是治疗小儿消化不良的常用药。健脾丸和保和丸相比，前者偏于益气健脾，对于因脾胃虚弱而消化不良的人来说更适合。

类似健脾消食药还有枳术丸，由枳实和白术两味中药组成，重在健脾。方中白术的用量大于枳实，原方以荷叶烧饭为丸，也是为了升阳健脾来促进消导。健脾丸补脾消食力较枳术丸强，而且兼有清热燥湿、止泻的功效。

启脾丸由人参、白术（炒）、茯苓、甘草、陈皮、山药、莲子（炒）、山楂（炒）、六神曲（炒）、麦芽（炒）、泽泻组成，就是在四君子汤的基础上加焦三仙、陈皮、山药等而成。启脾丸与健脾丸组成相近，用来健脾和胃，治疗脾胃虚弱，消化不良，腹胀便溏。因为启脾丸的药物组成中没有黄连，味道酸甜，所以很受儿童的喜爱，适用于食欲不好，稍食即消化不良，腹胀，大便不成形，容易感冒，甚至面黄肌瘦、身体瘦弱的儿童。药物组成中有人参，会使大便干，所以建议在服此药同时，大便干燥的儿童多吃蔬菜、水果，如服用梨水加冰糖，以利于通便。

四君子汤含有哪四味中药

明代有一个财主，找到李时珍求医，说他以前服用过中药，但吃了未见效。李时珍看他拿的处方是四君子汤。在给财主诊查完后，李时珍认为此人气虚，服用四君子汤没有错，之所以没有效果，是因为疗程未够。李时珍给患者开了四味药：鬼盖、杨木包、松腴、国老，然后让其按药方连服半个月。财主连服15天，果然药到病除，于是登门道谢："还是您的药方灵呀！"李时珍笑道："我给你开的药也是四君子汤，因为人参的别称叫鬼盖，杨木包就是白术，松腴正是茯苓，国老和甘草就是同一味药啊！"财主听罢，恍然大悟。

四君子汤的组成及功用

四君子汤是非常著名的方剂，最早见于宋代著名的方书《太平惠民和剂局方》，主要治疗脾胃气虚患者，面色苍白、语声低微、气短乏力、饮食量少、肠鸣泄泻的人适合服用此药。《太平惠民和剂局方》卷三中提到其："治荣卫气虚，脏腑怯弱，心腹胀满，全不思食，肠鸣泄泻，呕哕吐逆，大宜服之。"药物组成有人参、茯苓、白术、甘草，是中医补气第一方，被赞誉为中药中的"四君子"。

中医学认为，脾主运化，脾气虚则无力运化，继而出现饭量减少，饮食不化，气血不能化生，所以出现面色泛白、四肢乏力、声音低微等表现。

方中人参为补脾要药，白术健脾燥湿，茯苓健脾渗湿，炙甘草益气和中，全方有益气健脾的作用。理中丸和四君子汤都用人参、白术、炙甘草来补益中气，理中丸中用干姜温中祛寒，主要治疗喜温喜按、畏寒肢冷、呕吐泄泻、胸满腹痛等中焦虚寒证。四君子汤是调理脾胃气虚的常用方，也经常作为补气的基础方，比如有养血安神、补益心脾功效的归脾汤，有健脾消食作用的健脾丸，枳实消痞丸中都含有"四君子"。

对四君子汤的现代研究

四君子汤常用于面色苍白、肢体无力、精神不振、腹胀泄泻等属脾气虚的慢性胃炎、消化性溃疡、慢性肠炎患者。四君子汤能调节胃肠，增强肠道蠕动，加强肠道排气，还能抑制胃肠推进运动，减轻腹泻，能抑制胃酸，有利于胃肠溃疡的愈合，能提高胃蛋白酶活性，改善消化吸收功能，增强免疫力。

四君子汤中的人参能够补气养血，调节人体免疫功能，增加红细胞、血红蛋白、网织红细胞数而促进机体的造血功能。此外，四君子汤还有促进代谢、护肝、增强垂体－肾上腺皮质系统功能、抗肿瘤与抗突变、改善微循环、抗血小板聚集、延缓衰老、抗应激反应等作用。

四君子汤的变化方

异功散 异功散出自儿科名医钱乙的《小儿药证直诀》，方药组成是在四君子汤的基础上加陈皮，陈皮理气化滞，所以异功散主治脾胃虚弱兼气滞，有胸腹胀闷不舒、呕吐泄泻等症状者。

六君子汤

六君子汤是在四君子汤的基础上加陈皮、半夏以理气化痰，主要治疗脾胃气虚兼有痰湿，常见表现有咳嗽痰多、胸腹胀满、食少呕吐等。香砂六君子汤是六君子汤加木香、砂仁，用于症见胃脘胀痛、食少痰多、恶心呕吐的慢性胃炎、胃及十二指肠溃疡患者，较四君子汤多行气化痰的功效。

参苓白术散

参苓白术散是四君子汤加山药、莲子肉以健脾益气止泻，加白扁豆、薏苡仁以健脾渗湿，加砂仁以行气化滞，加桔梗以宣肺利气，全方治疗脾虚湿盛证，比四君子汤多宣肺、渗湿、行气的功效。参苓白术散适用于平时饭量小，脾虚腹胀，饮食不消，呕吐泄泻，胸脘满闷的患者。

需要注意的是，四君子汤中有人参、白术，所以温燥之性比较强，夏季不适合饮用，对于身体强壮或者容易上火的人也不适用。由于方中有人参，服药时不宜同时服用藜芦、五灵脂或其制剂，不宜吃萝卜，否则会影响药效。

健胃消食药什么时候吃

在平常家庭聚会或者好友聚餐的时候，大家多会选择大餐厅或饭店，饭菜丰富多样，每多饱食不消化，这种情况下健胃消食片就经常被用到。

健胃消食片功效及用法

健胃消食片主要治疗脾胃虚弱所致食积。方中药物组成有太子参补气健脾，陈皮理气和胃，山药健脾和胃，山楂消食化积，善于消油腻肉食积滞，麦芽善于消米和面等淀粉类食物积滞，全方共奏健脾消食之效。平日脾胃功能不好，饮食不规律，经常食积的患者，可以在饭前嚼碎服用。健胃消食片每片重 0.8g，成年人可以每天吃 3 次，每次吃 4 片。在用于有食欲减退、嗳气腹胀、呕吐腹泻、上腹部不适的小儿消化不良时，8 岁以下患者每次 1~2 片，每天吃 3 次，9~15 岁患者每次 3~4 片，每天吃 3 次，均需在饭前 15~30 分钟咀嚼。

治疗消化不良的常用中药

说到消食药，不能不提起山楂、神曲、麦芽，这三个药并称为"三仙"，用以消食化积。在中药处方中经常会见到焦三仙，即这三味药经过炮制，炒制而成。山楂、神曲、麦芽炒出焦香味之后，会增加醒脾的功效。

《素问·金匮真言论篇》说："中央黄色，入通于脾，开窍于口，藏精于脾，故病在舌本，其味甘，其类土，其畜牛，其谷稷，其应四时，上为镇星，是以知病之在肉也，其音宫，其数五，其臭香。"这里的"臭"是指气味，也就是说，芳香的气味对应脾，香味的药物或食物可以醒脾开胃。

在中药中，谷芽与粟芽的功效与麦芽相似。麦芽是大麦的芽，谷芽是稻米的芽，粟芽是小米的芽。因为在植物的芽中有丰富的消化酶，可以有针对性地帮助人体消化，麦芽最擅长治疗面食导致的食积，谷芽最擅长治疗米食导致的食积，粟芽最擅长治疗小米导致的食积。神曲其实不是一味单纯的中药，它是由麦粉、麸皮与杏仁泥、赤小豆粉、鲜青蒿、鲜苍耳、鲜辣蓼自然汁混合发酵而成，含有酵母菌、淀粉酶等，具有促进消化吸收的作用。

大鱼大肉吃多了该用什么药

大山楂丸

我们在前面详细介绍了山楂，山楂善于消肉食积滞，是许多消食类中成药的重要组成成分。大山楂丸是开胃消食中成药中最常见的一种，由山楂、神曲和麦芽三味药组成。山楂含有多种脂肪酶，能促进肉类等油腻食物的消化，神曲能消食健脾，麦芽富含淀粉酶，擅长促进米、面、薯、芋等淀粉类主食的消化。这三味药组成的大山楂丸，对各种饮食积滞都具有很好的促消化作用，多用于食积内停所致食欲不振，消化不良，脘腹胀闷。

儿童自制力较差，容易暴饮暴食，难免会导致饮食积滞，大山楂丸因其口感好，容易为广大儿童接受。大山楂丸适用于以下几类儿童。

第1类是平素食欲欠佳，胃胀腹胀，便秘的儿童。由于他们年龄较小，脾胃功能发育不够完善，容易出现消化不良的问题。

第2类是缺少运动，喜欢久坐的儿童。久坐伤肉，脾主肌肉，缺乏运动则脾胃消化、运转气血的能力下降，脾胃功能受到损伤，容易导致积食。

第3类是暴饮暴食，饮食无节制，吃饭不规律，容易出现腹胀、恶心等症状的儿童，这是由于父母管理不善，小孩子贪吃油煎、肉类和海鲜等较难消化的食物，给胃肠消化增加负担，以致消化不良。

第4类是喜欢吃零食，易出现口臭、腹胀、便秘的儿童，因零食类食物吃得过多，导致脾胃功能受损而出现积食。

以上4类儿童适合服大山楂丸，一次1丸，一日3次。成人如果偶尔一次吃太多，尤其是摄入肉食过多引起腹胀时，也可以吃大山楂丸。但由于山楂有活血化瘀的作用，所以孕妇不宜服用。大山楂丸的辅料中有蜂蜜、蔗糖，糖尿病患者慎用，不得不吃时注意监测血糖变化。

🍶 保和丸

如果平日胃肠功能不好，口苦腹胀，有生痰化热现象，出现饮食不消化、胸闷、嗳气、恶心呕吐、舌苔厚腻发黄，可选择保和丸。《丹溪心法》卷三中指出："保和丸，治一切食积。"保和丸不仅包含大山楂丸中的山楂、神曲、麦芽以消食化积，还含有茯苓、陈皮、制半夏等，可以健脾理气，燥湿化痰。此外，还含有降气化痰的莱菔子（萝卜籽）和清热的连翘，标本兼治。病情好转后要及时停药，孕妇不宜服用此药。

此外，如果患者平时胃酸不多，没有胃溃疡，也可以试试自制或购买酸梅汤，它的原料是乌梅、山楂、桂花、甘草、冰糖。据说满洲人喜欢狩猎，多吃肉食，为了消食，发明了酸汤子这种满族食物。后来，酸汤子被带到了北京城。酸汤子由玉米面发酵而成，其糖分高，常吃含热量较高的牛肉、羊肉、鹿肉等，接着喝玉米面做的酸汤子，易使体内外湿热相搏，增肥长胖，因此，乾隆帝下令对饮食结构进行调整，御茶坊最终调制出了替代酸汤子的酸梅汤。乾隆皇帝茶前饭后都喝酸梅汤，酸梅汤被推行为皇宫日常的保健饮料。

胃肠安丸适用于什么样的腹泻

小赵和朋友出去吃火锅，其平时饭量比较小，跟朋友吃饭比较尽兴，所以吃了很多，并且种类很杂，结果半夜回到家开始腹泻，上了好几次厕所，一晚上没有睡好。小赵第二天找医生看病，医生在诊查完后给他开了胃肠安丸。

　　胃肠安丸是近些年使用频率较高的中成药，下面就来对这种丸药做一介绍。

　　据说胃肠安丸源自《千金翼方》中的十香丸，还有另一种说法是胃肠安丸是在明清宫廷秘方"小儿止泻方"的基础上研制而成的水丸剂型。胃肠安丸药物组成有木香、沉香、檀香、麝香、厚朴、枳壳、大黄、巴豆霜、川芎、大枣，具有芳香化浊、理气止痛、健胃导滞的功效。其中木香、沉香、檀香和麝香为君药，可以行气调中止痛，木香、沉香、檀香既能燥湿，又能化湿，还能温运脾阳，不仅使湿浊得化，脾阳得健，还能理气和胃，行气止痛，从而使胃脘痞满不舒、恶心呕吐等症得到缓解。麝香通常是中医急症用药，有很强的开窍辟秽作用，方中麝香合川芎可以活血行气，麝香能活血散结，通行十二经脉，有升清降浊的功效，可使诸药速达病所。厚朴、枳壳为臣药，辅助君药理气和中，除胀止泻，行气破积，既能改善胃肠痞满、腹胀、腹痛，又能助大黄、巴豆霜消积导滞。

　　本方的特色是将大黄、巴豆霜两味大寒大热的泻下药物放在一起使用。明代医学家李中梓在《医宗必读》中提出了治泻九法，分别为淡渗、升提、清凉、疏利、甘缓、酸收、燥脾、温肾、固涩，其中疏利就是中医治法中的"通因通用"，大黄、巴豆霜两药合用，符合"六腑以通为用"的原则。大黄苦寒，能荡涤胃肠积滞，腑病多热者宜之，巴豆辛热，善除脏腑沉寒积滞，脏病多寒者宜用，但是巴豆有大毒，为了降低其毒性，所以制成巴豆霜来用，两者相畏而行，胃肠有形腐败积滞尽去，则实邪消散，胃肠自和，嗳腐酸臭、泄而不清、便而不畅的症状即除。大黄、巴豆霜有机结合，最大限度发挥有效作用，同时抑制不良反应，《金匮要略》中三物备急丸也同用此两味药。

　　胃肠安丸中使用大枣可以补中益气，调和诸药，既能缓解大黄、巴豆峻烈之性，又能缓和木香、沉香等香燥之气，并能调补脾胃，缓急止痛。全方有补有泻，寒热并用，标本兼顾，可以用于湿浊中阻、食滞不化所致的腹泻，还可以杀菌、抗病毒，治疗肠炎、细菌性痢疾、秋季腹泻、旅游者腹泻等感染性腹泻，以及小儿食积、乳积、消化不良、空调病、酒后腹泻、胃肠不适等非感染性腹泻。此外，还能治疗功能性胃肠病，如肠易激综合征、功能性腹泻等。

需要注意的是，由于此药中有麝香，所以孕妇禁用，以免对胎儿造成不良影响。

藿香正气水中的藿香有什么作用

作为常见的调理胃肠药之一，藿香正气水，或者藿香正气丸出现在许多家庭的药箱和许多旅客外出旅游常备药盒里。近年来又出现了更方便服用的藿香正气口服液、藿香正气软胶囊。以上几种制剂形式其实都源于藿香正气散。

藿香正气散是宋代政府颁布的《太平惠民和剂局方》中刊载的一首处方，可谓是千年名方。这首处方中共有 13 味药，包括藿香、大腹皮、白芷、紫苏、茯苓、半夏曲、白术、陈皮、厚朴、桔梗、甘草、生姜和大枣。这些药配伍在一起，可以解表化湿，理气和中，主治"外感风寒，内有湿滞"所引起的恶寒发热、头痛、恶心呕吐、泄泻、腹痛等，与通常所说的胃肠型感冒接近。

从名称来看，藿香是这个处方中的主要药物，"正气"在这里指征讨驱除伤人的秽浊之气，"散"是指粉末形式的制剂。因为藿香是这首处方中的关键药物之一，所以重点来介绍它。

藿香指的是唇形科植物藿香或广藿香的全草，在我国分布较广，从东北、中原到南方的山坡上或路旁都可以见到它们的影子，藿香一般高 1 尺到1 米，茎干呈四棱方形，叶子是三角状卵形，对生，边缘有锯齿，茎叶含有挥发油，有强烈的香味，可提取芳香油；顶生的穗状花絮是淡红色或青紫色的。这味药最早出现在南朝齐、梁时期的道教思想家、医药家陶弘景编写的《名医别录》中。爱好古代诗文的读者需要注意，藿香与藿不同，"藿"在先秦时期是一种常见蔬菜——豆苗的嫩叶。《诗经·小雅·白驹》中就有"皎皎白驹，食我场藿"的诗句，但如今这种菜很少出现在餐桌上了。

《名医别录》中指出，藿香能"疗风水毒肿，去恶气，疗霍乱、心痛"。所谓霍乱，本意是指脾胃之气受到病因的影响而"挥霍缭乱"，出现上吐下泻的胃肠道症状，后主要指一种因为食用或饮用受到霍乱弧菌污染的食物或水而引起的烈性肠道传染病。

清末至民国时期的医学家张山雷在《本草正义》一书中指出："藿香，清芬微温，善理中州湿浊痰涎，为醒脾快胃，振动清阳妙品……霍乱心腹痛者，湿浊阻滞，伤及脾土清阳之气，则猝然撩乱，而吐泻绞痛，芳香能助中州清气，胜湿辟秽，故为暑湿时令要药。"这里的"中州"是指体腔中部的脾胃，"清阳"是指人体内无形但重要的阳气。张山雷指出藿香虽然是夏季常用药，但药性不是特别强，他还指出广东产的广藿香质量较好："但必以广产为佳，虽以气胜，而冲和可爱，今江浙间遍地产之，则味苦涩而气亦恶劣。"

此外，张山雷反对民间滥用藿香当茶饮，因为藿香："能耗气，而世俗以为能解暑气，瀹（注：指煮）茶多饮，未尽善也……按藿香虽不燥烈，然究是以气用事，惟舌有浊垢，而漾漾欲泛者最佳。若舌燥光滑，津液不布者，咸非所宜。"以上名医的经验值得读者重视，在使用非处方类中药时，如果服用以包括藿香在内的温性芳香类中药为主药的方剂时，为了判断用药是否恰当，可先对着镜子自我观察舌头，如果舌面上有一层白色的舌苔，则可以用；如果舌面发干，舌苔较少或不全，舌苔颜色发黄，则表明体内有热，不宜使用此类温热药。

藿香正气水价格低廉，疗效可靠，但是一种酊剂，较为难喝。所谓酊剂，就是指为了更好地溶解一些不溶于水的药物，而使用乙醇（即酒精）作为溶解剂，所以酒精过敏的人不宜服用，以免出现皮肤潮红、多处起丘疹、瘙痒难忍、全身发热、心跳加快、烦躁不安等过敏症状，汽车驾驶员也不宜服用。藿香正气口服液、藿香正气软胶囊和藿香正气丸中则不含有酒精，可以选用。在服用各种藿香正气药物时，饮食宜清淡，应当忌烟、酒及辛辣、油腻、生冷等刺激性食物，也不可同时服用滋补性中药如阿胶、熟地黄等。

补养胃阴的常用处方有哪些

> 小林是中学生，喜欢吃冰糕，喝凉饮料，他看到一家店在搞活动，买一份冰粥送一根烤肠，就吃了一份，晚饭时又吃了一份麻辣烫，晚上就开始肚子疼，腹泻，大便稀如水样，服用肠胃康颗粒后缓解。之后小林经常感觉胃部有灼热感，饭量明显减少，咽干口渴，她只好去医院看病，医生给她开了以沙参麦冬汤为基础的处方，她喝了几副汤药后胃痛缓解。下面就了解一下沙参麦冬汤，并向您介绍几个补养胃阴的方剂。

沙参麦冬汤

沙参麦冬汤是清养肺胃、生津润燥的代表方，由清代名医吴鞠通创立，主治咽干口渴，干咳，痰少而黏，舌红少苔。阴液的主要功能是营养和润泽人体各脏腑组织。胃为"水谷之海"，饮食五味入口，留在胃中，经足太阴脾的运化，生成营阴，以充养脏腑百骸。《素问·玉机真脏论篇》说："五脏者，皆禀气于胃；胃者，五脏之本也。"因此胃阴充沛与否可影响全身阴液的盈亏。

沙参麦冬汤的组成有沙参、麦冬、玉竹、甘草、冬桑叶、生扁豆、天花粉。前人为了方便记忆，编有方歌："沙参麦冬饮豆桑，玉竹甘花共此方，秋燥耗伤肺胃液，苔光干咳此堪尝。"

沙参能清肺养阴，且益肺气，益气生津，祛肺之虚火，补而不腻；麦冬为清润之品，能清心降火，润肺止咳，养胃生津；玉竹滋阴润肺，养胃生津；甘草能清宣肺燥，调和诸药；桑叶善于疏散风热，清泻肺热；天花粉能清肺润燥，生津解渴；扁豆健脾化湿，既鼓舞脾胃生津之源，又可防止甘寒滋腻碍胃之弊。全方养阴清热，润燥生津，多用于治疗支气管炎、肺炎、肺结核、口疮、霉菌感染、急性肺炎、慢性胃炎等属肺胃阴伤证者。

🍲 益胃汤

益胃汤与沙参麦冬汤一样，也记载于吴鞠通所编写的《温病条辨》中，具有滋养胃阴的功效，主要用于急性外感发热汗出后伤及胃阴，症见食欲不振，倦怠无力，烦热口渴，口干咽燥，舌红少苔。方中用到生地黄、麦冬，性味甘寒，可以养阴清热，生津润燥；北沙参、玉竹养阴生津，协助生地黄、麦冬益胃养阴；冰糖濡养肺胃，调和诸药。全方甘凉生津，养阴益胃。

这个方剂也有方歌："益胃汤能养胃阴，冰糖玉竹与沙参。麦冬生地同煎服，温病须虑热伤津。"

本方可以用于慢性胃炎、糖尿病、小儿厌食症等属胃阴亏损的患者，研究表明，益胃汤可以有效促进食欲，对神经性厌食有一定的治疗作用。

🍲 麦门冬汤

清代名医叶天士用甘凉濡润的方法来清养胃阴，甘凉可以解燥热，濡润可以养胃阴，此法源于《金匮要略》所载的麦门冬汤。

麦门冬汤也可用来治疗胃阴不足，主要表现有咳吐混浊涎沫，质黏稠，或咳嗽气喘，咳痰带血，咽喉不利，口干咽燥，形体瘦弱，手足心热，或者饮食减少，呕吐呃逆。方中麦冬滋养肺胃阴津，人参益气生津，甘草、粳米、大枣益气养胃以助人参益胃生津，半夏降逆止呕，燥湿化痰。原方麦冬用量是半夏的 7 倍，目的一方面是让半夏去性存用，减其燥性，保存降逆的功用，另一方面是使麦冬滋而不腻。全方益胃生津，降逆下气。

本方常用于慢性支气管炎、支气管扩张、胃溃疡、十二指肠溃疡、慢性萎缩性胃炎等属胃阴不足，气逆呕吐者。

玉女煎能清胃火吗

张老师平时上课任务繁重，再加上是班主任，生活忙碌，经常熬夜，生活压力大，身体比较虚弱，经常腰酸腿软，容易疲劳，食欲旺盛，饭量大，经常口干，饮水量多，常有咽喉肿痛，口腔舌边有溃疡。她去医院看病，大夫给开了以玉女煎为主的中药处方，服药 1 周后，自觉口干舌燥有所好转，饮水量减少，溃疡处疼痛减轻。

玉女煎出自《景岳全书》，具有清胃热、滋肾阴的功效，主治头痛牙疼，烦热口渴，或吐血衄血，口腔溃疡，平常喜欢冷饮，急躁易怒，饮食量大，形体比较瘦弱，容易疲惫等。其中饮食量多是胃中有火的表现，而胃阴亏虚的表现为饥饿但不欲食。这个方剂的药物组成有石膏、熟地黄、麦冬、知母、牛膝，为了方便记住功效与组成，编有歌诀："玉女石膏熟地黄，知母麦冬牛膝襄，肾虚胃火相为病，牙痛齿衄宜煎尝。"

平时喜欢吃辛辣或膏粱厚味，或者肝火犯胃，均能引起胃火，胃热炽盛，腐熟水谷的功能亢进，就会出现饮食量增加，喜冷饮；火热循胃经上炎，就会出现头痛牙疼，热迫血溢则牙龈出血。石膏辛、甘，大寒，清胃中有余之火而不伤阴，熟地黄甘而微温，可以滋补肾水，二者清火壮水，虚实兼顾。知母清热泻火，滋阴润燥，既能协助石膏清胃热，止烦渴，又能助熟地黄滋养肾阴。麦冬微苦、甘，性寒，既协助熟地黄滋肾，益胃生津，又能清心除烦。牛膝导热而引血下行，兼补肝肾，以降上炎之火，止上溢之血。

玉女煎可用于治疗牙痛、口疮、三叉神经痛、鼻衄、上消化道出血等有胃火炽盛表现的疾病，药理研究发现，此方还可以降血糖，用于治疗牙周炎。

有类似功效的中药处方如下。

清胃散

清胃散出自《脾胃论》，有清胃凉血的功效。胃中有热，循经上攻，胃经循行入上齿，所以会出现牙痛，牵引头痛，面部发热，其齿喜凉恶热，或牙龈出血，红肿溃烂，也可出现唇口腮部肿痛，口气热臭，口干舌燥。方中黄连清泻胃火，升麻清热解毒，宣散伏火，同时也是胃经的引经药；胃热炽盛，伤及血分，所以需要生地黄、牡丹皮滋阴清热凉血，当归养血活血，消肿止痛，全方治疗胃火牙痛，重在清火，而玉女煎以清胃热为主，兼滋肾阴。清胃散经常用于治疗口腔炎、牙周炎、三叉神经痛、痤疮等属胃火血热证者。

泻黄散

泻黄散又名泻脾散，出自《小儿药证直诀》，可以用来清泻脾胃伏火，治疗口燥唇干、口疮口臭、烦渴易饥等。方中石膏、山栀子可以清泻脾胃积热，防风疏散脾经伏火，藿香叶芳香醒脾，甘草泻火和中。

清胃黄连丸

清胃黄连丸解毒消肿，清胃泻火，常用以治疗牙龈肿痛、溃烂，口舌生疮，咽喉肿痛。黄连、石膏清胃泻火，黄芩、栀子、黄柏清胃及三焦之火，地黄、牡丹皮、赤芍清热凉血，连翘、桔梗清热解毒消肿，知母、天花粉、玄参清胃火，养胃阴，生津液，甘草清热解毒，调和诸药。此方还有抗菌、消炎作用，其中栀子、牡丹皮止痛，地黄止血。

牛黄清胃丸

牛黄清胃丸清胃泻火，润燥通便，主要用于心胃火盛证，症见头晕目眩，口舌生疮，牙龈肿痛，乳蛾咽痛，便秘尿赤。方中牛黄、生石膏、大黄泻热通便，栀子、黄柏协助牛黄、生石膏清泻胃热，牵牛子、番泻叶助大黄通便泻火，冰片、菊花、薄荷、连翘、桔梗轻清上浮，疏风散热，玄参、麦冬养阴生津，防止苦寒药损伤胃阴，枳实畅达气机，甘草调和诸药，兼护胃气。此药还能改善胃肠功能，有一定的镇痛作用。

第六篇

病从脾胃医
症由本上治

　　中医的基本特点是整体观念，强调人自身上、下、内、外属于一个有机整体，在治疗时应综合考虑，反对只会"头痛医头，脚痛医脚"。中医还强调人与自然和社会也是一个整体，所以我们都应尽可能地顺应自然，与社会和谐相处。

　　由于人体内五脏六腑的气血可以通过经络到达外周的皮脉肉筋骨和五官九窍等组织，所以中医在治病防病时，也注意利用这种密切的关系，通过调理内部脏腑（即"治本"）来改善外部症状。比如胃痛发作时，中医对患者膝盖下方的足三里穴进行针刺，往往就能针到痛减；还有人因为眩晕找中医就诊时，大夫经常通过调理他的肝胆、脾胃等来进行治疗。这些都是在"整体观念"指导下确立的治本之法。下面我们就来谈一些常见的病症，看看中医如何通过调理脾胃这个"气血生化之源"来减轻患者的各种症状，改善身体状态的。

　　本篇的内容主要体现中医"整体治疗"的思路，帮助大家更好地理解中医"治病必求于本"的理念。希望这些内容对您有所启发。

气机升降要调节：
功能性胃肠病应恢复脾升胃降

张经理近些年来由于工作繁忙，经常出差，饮食不规律，有时饥一顿饱一顿，晚上应酬亦多，饮酒多。他过去仗着年轻身体好，即便有些不适也没有太注意，但最近感觉胃肠总是不舒服，反酸烧心，呕恶，乏力，大便不爽，有时候还会胸闷，气短。这让他非常担心，抽空去医院检查，被诊断为功能性胃肠病。

胃肠功能不容忽视

功能性胃肠病，从字面上理解，这个病发生在胃肠，而疾病的特点则是功能性失调。

与"功能性"相对的为"器质性"，功能性疾病与器质性疾病有什么区别呢？

两者的区别就在于身体患病部位有没有发生系统永久性损害。功能性胃肠病的胃肠功能紊乱，并没有发生系统永久性胃肠损害，只要经过正确治疗与调理，还是能完全康复。

虽然功能性胃肠病不算重症，但应该引起重视，如果不及时治疗，任其发展，可转化为器质性胃肠病。

功能性胃肠病是一种较为常见的胃肠道疾病。形成本病的原因也较复杂，饮食失节是最直接的因素，如长期饮食不规律，过食肥甘、生冷、黏腻等食物都可影响胃肠功能；而精神情志刺激也成为导致该病诱发的重要因素，如工作压力、社交问题、过喜过悲的情绪影响等，都可以导致胃肠功能失调，出现腹胀、嗳气、食欲不振、恶心、呕吐、大便失调等症状。

恢复脾升胃降功能

中医学认为功能性胃肠病多归咎于脾胃升降功能紊乱，在生理功能上，脾有升清、胃有降浊的作用，脾升和胃降功能协调，配合起来成为人体之气的运行枢纽。气、血、津液都是构成和维持生命活动的基本物质，但气不像血和津液那样能看到，它是无形的，是一种我们用肉眼无法看到的极细微的物质。气的形式多样，如我们在呼吸过程中，吸入的称为清气，呼出的称为浊气，再如我们饮食吸收的水谷精微，化作的气就叫水谷之气。中医认识气更多是从它的功能上把握，而没有太多研究它的物质组成，气的功能重点是推动和调控脏腑功能等。

脾胃作为枢纽，如果出现问题，则气的功能就会紊乱，进而各脏腑的功能亦会失调。人体的消化吸收功能在中医理论中主要由脾胃来管理，所以功能性胃肠病的中医治疗，多从调理脾胃枢纽作用出发。再者，脾胃升降运动本身也是饮食水谷运化功能的体现，气运行通畅，则有利于脾胃运化，反之，则会影响饮食的消化、吸收，从而诱发疾病发生。

此外，人体之气的变化，多受精神情志影响，如果长期工作压力大，精神紧张，会导致肝气疏泄失常，日久引起肝气郁结，肝失疏泄，不能促进脾胃消化，就会累及脾胃，脾气不升，胃气亦难降，从而出现腹胀、大便失调等问题。

调理脾胃治疗功能性胃肠病

对于西医学所说的功能性胃肠病，中医常常采用健脾升阳与和胃降气的方法，来恢复气的运行通畅，从而推动脾胃运化，调治该类病的各种症状。如金元时期著名脾胃病大家李东垣，他创立的补中益气汤，治疗此类病就颇具疗效。

除了药物治疗外，通过针灸促进脾升胃降，也是治疗功能性胃肠病的很好方式。如针刺梁丘、阴陵泉、天枢、足三里等脾胃经腧穴，配合中脘、脾俞、胃俞、肝俞等穴位，往往可以达到很好的治疗效果。

此外，功能性胃肠病与饮食最为相关，所以饮食上尤应注意，俗话说："脾胃病，三分治，七分养。"如应保持饮食规律，定点定量，细嚼慢咽，尽量多摄入清淡易消化食物，适当吃一些乳类、瘦肉类等高钙、高蛋白质食物，禁忌辛辣、过硬不易消化之品，少食洋葱、土豆等易使人胀气的食物，避免影响胃肠消化功能。同时应注意保持心情舒畅，适度加强身体锻炼。

脾能化生血，又统血：调脾胃论治血小板减少性紫癜

小明在一次与家人旅行长途跋涉后，当晚就出现了发烧、咳嗽、周身无力的症状，当时以为是感冒了，母亲给他吃了些感冒药。但过了几天后，小明的小腿上出现了一些小红点，脚上也有一些，未在意，以为是蚊子叮咬。约半个月后，病情加重，下身红点变成红斑，呈凸起状，甚至脸部有些轻度浮肿，后经医院多方检查，确诊为血小板减少性紫癜。

🔸 对血小板减少性紫癜的一般认识

血小板是血液中的重要组成部分，能够发挥凝血和止血的作用。紫癜

的主要特点是出血，包括皮肤下出血、内脏出血，甚至可能发生主要脏器如颅内出血，在人体皮肤表面常见瘀点、瘀斑，严重的出现口腔血疱，或大片血肿。血小板减少性紫癜就是以血小板减少为标志特点，进而引起各类出血的疾病。

该病以 2~5 岁小儿多发，分为特发性、继发性和血栓性三大类，文前案例中小明所患的就是特发性血小板减少性紫癜中的急性型。

目前，关于血小板减少性紫癜的病因，一般多归咎于人体自身免疫失调，但又是什么原因引起的免疫失调，目前尚无确定结论，仅就儿童患病而言，通常发病前有病毒感染史。此外，该病的脾脏问题也十分突出，这与脾在免疫与储藏血液方面的生理功能密切相关。该病还可能与遗传、造血干细胞病变、微循环损伤等因素存在紧密的病理联系。

脾胃与血小板减少性紫癜的发生

对于血小板减少性紫癜，中医学的认识非常丰富，将其归属于"肌衄""紫癜""发斑"范畴。但与西医学不同，中医学没有血小板、免疫、造血干细胞的称谓，而是多从人体正气盛衰的角度来认识该病，因此关于血小板减少性紫癜，该病的根源就在于脾、胃、肝、肾等脏腑的生理功能失调。

另外，该病以出血多见，中医学认为是邪热侵犯人体，造成血随火热而妄行，脱离本应循行的脉道，进而离经形成瘀阻，出现皮下紫斑、斑色紫暗等症状。同时，该病初期，以邪实毒热为主，但正气尚强大，所以症状表现比较明显、强烈，后期由于人体的正气逐渐被邪气所累，渐趋衰弱，正邪斗争不再明显，所以以人体虚弱为主，气血两虚，表现出面色萎黄、纳差乏力等症状特点。

脾胃的生理功能失常与血小板减少性紫癜的发生较为直接相关，这是因为脾胃能够运化水谷，化生气血，脾又主统血，能够使血液正常运行，而不致溢出脉外。脾胃这两个方面均与该病出血与血不足的特点具有十分密切的联系，所以在治疗中，调理脾胃之气，往往能够达到较好的治疗效果。其中，特别是通过补脾之阳，能够促进人体阳气发挥固摄血液的功能；补脾之阴，而使运化有源，能够滋养周身脏腑、经络、形体；再有通胃泻火，又可以使迫血妄行之邪热外出，使血液运行于脉道内而发挥正常的生理功能。

基于脾胃的调治

中医对于血小板减少性紫癜的治疗，以调治脾胃为主，所用的方药十分常见。如能泻胃火的大黄，性味虽颇为苦寒，但对于胃与大肠之火，均有很好的通泻功效，并能够凉血止血，促进该病痊愈，所以中医常把大黄叫作"乱世良将"。如清代名医唐容川，他就视大黄为止血首选之妙药，并且由此极为推崇医圣张仲景的泻心汤，这个方子就是由大黄、黄连、黄芩、麦冬、白芍、甘草等组成的，同时也有不少实验研究表明，此方对于该病确有很好的效果。

再如根据名方归脾汤化裁加减，治疗气不摄血引起的紫癜，具有非常好的疗效。此方用党参、白术、甘草等强健脾气，从而发挥脾摄血功能，当归、黄芪化生气血，使出血有补偿之源，远志、酸枣仁等益脾养心而安神，再用仙鹤草、蒲黄、紫草等止血消斑，所以全方补中气，而使统摄有源，并将补脾健胃寓于收敛止血之中，从而能达到收补结合的效果。

此外，积极锻炼身体对于预防血小板减少性紫癜具有明显积极作用，合理的运动有利于脾气的升发，帮助气血化生。还应该注意防治病毒感染，如肝炎病毒感染常可引发该病，还有要远离辐射，造血系统常会因此发生紊乱，进而导致该病发生。

胃不和则卧不安：
失眠常需调脾胃

　　吴先生近一段时间睡眠欠佳，每晚总到后半夜才能入睡，休息不好导致他白天打不起精神，迫不得已到医院就诊，医生开了中药，说给他"先调理调理脾胃"，他有些纳闷："失眠与脾胃有什么关系？"其实，从中医来看，两者之间确有关系，下面我们就谈一谈。

🍵 失眠危害大

　　失眠是当今社会困扰人们生活的常见病。现代生活节奏较快，工作压力大，起居不规律，饮食难以节制等，已经成为人们生活中的常见现象，而这些又都是诱发失眠的重要因素。为引起人们对睡眠重要性和睡眠质量的关注，国际精神卫生和神经科学基金会于 2001 年发起了一项全球睡眠和健康计划，并将每年的 3 月 21 日定为"世界睡眠日"（World Sleep Day）。2003 年，中国睡眠研究会将世界睡眠日正式引入中国。

　　中医把失眠又称为"夜不瞑""目不瞑""不得卧""不寐"等。在中医看来，导致失眠的病因繁杂，高龄者、身体虚弱、感受外邪（比如发热、咳嗽之类）、饮食不卫生或没有节制、情绪容易烦躁或低落等这些人体本身存在的问题都可以导致失眠。而失眠的病位在心，涉及五脏六腑，脾胃作为后天之本、气血生化之源，与失眠关系密切。

失眠与脾胃的关系

《黄帝内经》中经常谈到"卧不安",在《素问·逆调论篇》中,对于失眠有这样一段记述:"阳明者,胃脉也。胃者,六腑之海,其气亦下行。阳明逆不得从其道,故不得卧也。下经曰,胃不和则卧不安,此之谓也。"在六腑中,胃负责初步消化和将食糜向下推进到肠的任务,被称作"五脏六腑之海",胃气本应下降,但其气如果在各种因素的影响下,沿着阳明脉向上逆行,而不能沿着经脉下降,就会干扰心神,导致人在躺卧时难受,难以安然入睡。

关于失眠的成因,《黄帝内经》认为在于"营卫失和",人体的营气和卫气源于脾胃所化生的水谷精微,他们各有特点:营气行于脉内,能够发挥濡润营养人的脏腑、四肢、百骸的作用;卫气行于脉外,具有抵御外邪、温养腠理的能力。二者昼夜循行,如环无端,所以能够使人昼精而夜暝。如果脾胃运化和受纳功能失常,则营气和卫气生成减少,运行也可能失和,正常的睡眠也就无法保证。

同时,中医认为脾胃主管水谷运化,脾胃功能失调,宿食停滞或胃肠积热,浊邪或热邪内扰心神,也会造成心神不宁而失眠。所以失眠先调理脾胃是有道理的。而且现代人失眠,除了精神因素外,有相当一部分人是脾胃的原因。不当的饮食习惯是现代人的通病,或因工作繁重,三餐不规律,深夜还要再加一顿夜宵,或以减肥为目的,拒绝正餐,如此不善待脾胃,过饱、过饥或是饮食不规律,都会造成脾胃亏虚,久而久之,开始出现反酸、恶心或者是胃胀等症状,这些都是脾胃不适的表现,也直接影响睡眠。

调治脾胃以改善睡眠

对于有失眠症状,同时脾胃又虚弱的人来说,调理脾胃很关键,也就是在辨证的基础上,调节脾胃功能,使其恢复和谐,睡眠自然也就改善了。

调理脾胃分以下几种情况。

脾气虚弱，如面色发白，四肢乏力，精神不振，可用四君子汤、参苓白术散。

脾胃积滞，如脘腹胀满，大便不畅，可用补脾消积口服液、保和丸。

胃阴不足，如口干舌燥，没有食欲，可用益胃汤。

《伤寒论》中记载了一个针对脾胃不和而导致失眠的方剂——甘草泻心汤，方中甘草、党参、大枣益气补虚，干姜、半夏开结散寒，还有黄连、黄芩，诸药并用，可起到辛开苦降、补气和中、调节肠胃的作用。

除了用中医传统方药调节脾胃外，针灸、推拿、按摩等也是调治失眠的有效方法，如通过手法刺激足阳明胃经、足太阴脾经上的上脘、隐白、血海、阴陵泉、章门等穴位，多能取得较好的效果。

再有关于饮食搭配，注意脾胃功能的保护，对于睡眠多有很好的帮助，如多食小米、牛奶等，往往有助于脾胃消化，以助睡眠。若过食辛辣生冷或肥甘厚腻等品，则常会刺激脾胃，加重脾胃负担，引起或加重失眠状态。此外，调理睡眠不能忽视心情的舒畅以及适量的运动，经综合调理后，多能收获一个好的睡眠。

头痛治头是下医：调脾胃之气除头痛

对于很多上班族来说，经常会莫名其妙感觉头痛，多数认为是由压力大或者太劳累导致，认为睡一觉就可以了，其实不仅仅是这样，头痛的原因很多，一些头痛跟脾胃关系密切。

中医对于头痛病因的认识

中医学关于头痛的记载，最早源于《黄帝内经》，称头痛为"脑风""首风"，并指出头痛的主要病因为外感、内伤以及先天禀赋不足或外伤等。其中，外感多指风、寒、热、湿之邪侵袭，上扰清阳，阻滞经络，使气滞血凝，引发头痛，同时外感又多以风为主，常兼寒、热、湿而发病。内伤则多因情志、劳倦等因素，如情志不调，则肝气郁滞，阳亢化火，内耗阴血，气血上逆于头，而致头痛，再如劳倦、体弱者，多气血化生不足，故头得不到滋养而诱发头痛。人之头中医称之为"清阳之腑""诸阳之会"，五脏六腑所化生之精、气、血、津液皆上输于头，而使之发挥"任物"的功能，所以头痛多因气血逆乱所致，而脾胃又有化生气血的生理功能，头痛与脾胃有关。

脾胃功能与头痛的关系

脾胃功能紊乱会引起头痛不适。"胃为水谷气血之海"，"中焦如沤"，与脾脏交通上下，无论虚实皆可引起头部气血失养，引发头痛。如胃虚，水谷不足以腐熟，直接影响气血的化生，导致头部失养而痛；湿邪困阻中焦，胃气当下不下，脾气当升不升，以致清窍（头脑）被蒙蔽，发为头痛。

与脾胃或脾胃经脉有关的头痛常见以下几种。

第一种是前额眉棱骨疼痛：因为足阳明胃经从前额眉棱骨经过，所以这个部位的头痛被认为与感受外界刺激使足阳明胃经中气血不畅有关，最常见的是风寒感冒。此外，许多人都有大口吃冰的经验，吃得太急常常会出现头痛的症状，如果仔细去感觉，会发现痛的部位会从脸颊沿着一条线向太阳穴偏后的方向延伸，那条线就是足阳明胃经。川芎茶调散可治阳明胃经头痛。

第二种是头部重痛：这是由脾虚湿盛所致。这种头痛自觉昏昏沉沉，头上像盖一个锅一样裹着痛。

第三种是隐隐头痛：这与脾胃虚弱有关，由于脾胃功能低下，营养物质吸收较差，不能生成足够的气血，无法上养于头而出现隐隐头痛，多伴有面色苍白、气短无力、健忘失眠、畏风，畏惧电风扇直吹。

安脾胃治头痛

中医治疗头痛有许多名方，如半夏白术天麻汤，治疗感受湿邪，痰蒙清窍所致头痛之症，方中半夏、茯苓祛湿化痰，天麻、白蒺藜、蔓荆子调肝理气，白术、陈皮健脾和中，在疏肝化痰的同时，促进脾胃的运化功能，使气血生化有源，人体康复有力。

推拿按摩脾胃经络的穴位，对于缓解头痛也具有很好的效果，如头痛如裹，即可点按阴陵泉和头维穴，如前额及眉棱骨痛，则可以针刺陷谷、内庭、公孙等穴位，这些穴位均属足太阴脾经与足阳明胃经，刺激这些穴位往往能够使头痛得到明显缓解。再配合其他穴辨证施用，治疗头痛往往能够事半功倍。

平时出现头痛，可以用白萝卜皮贴在两侧太阳穴上，每晚贴20分钟，可有效缓解偏头痛发作；或者用冰袋冷敷，也能够有效缓解偏头痛。此外，日常应注意保持良好的生活规律，忌生冷与刺激性食物等。再者，还要保持良好的情绪，放松精神，适量运动，保证充足的睡眠。

抵抗力弱要固本：
健脾和胃有益于防感冒

安女士自从生完孩子以后经常感冒，稍微吹点风就易感冒，平均每个月要感冒 1~2 次，伴有面色苍白，不愿意说话。遇到这种情况，医生该怎么解决呢？让我们来分析一下。

卫气虚者易感冒

生活中会发现，身边总有一些朋友经常感冒，他们普遍体质比较弱。这类体质弱的人群抵抗外界邪气的能力较低，易受邪气侵犯。从中医角度来看，体质强弱与脾胃功能的强弱有密切关系。

西医学所说的免疫力，从中医而言，是指人体正气，正气充足，人的免疫力就强，就能战胜疾病。中医认为人体质的好坏是"禀受于先天，充养于后天"，而脾胃是后天之本，一般来说，脾胃虚弱，不能化生精微物质，进而出现气血虚，日久形成气虚体质，而气虚体质的人较易感冒。明代陈实功在《外科正宗》中指出："盖脾胃盛者，则多食而易饥，其人多肥，气血亦壮；脾胃弱者，则少食而难化，其人多瘦，气血亦衰。所以命赖以活，病赖以安。"因此脾胃与体质有十分密切的关系。

脾胃壮者能抗感冒

尽管一个人的免疫功能不完全取决于脾胃功能的强和弱，但是脾胃功能不好，一般会表现为免疫功能低下。现代人饮食无规律，工作过度劳累，精神压力过大，本来已使免疫力长期处于低下状态，感冒之后，如不能得到真正的恢复与调养，就会形成恶性循环，出现反复感冒。对于增强体质而言，调理脾胃功能具有非常重要的作用。人从幼儿，到青年、壮年，再至老年，身体生长发育与成熟，均需脾胃运化水谷，化生气血来滋润濡养，并且脾胃所化之水谷精微也在不断充实先天之肾精，而肾精以及其所化之先天元气，更是人体脏腑、经络、形体、官窍活动的保障，如此先天与后天相互滋养，彼此推动，在很大程度上决定了一个人的体质强弱。

与其说治感冒，不如防病于未然，增强人体的抗病能力，自然一般外邪难以侵害人体。中医强调："邪之所凑，其气必虚。"病邪之所以致病，其基础首先在于人体正气不足。由于卫气根源于脾胃，如果脾胃强，则其所生之卫气足，一般外邪则难以侵害人体。所以关于感冒的防治，人们应该树立防重于治的意识，注重锻炼与合理膳食，为增强体质，抵御外邪，时时做好充足的身体准备。

安女士因为产后气血亏虚，加之反复感冒进而发展为气虚体质，表现为面色苍白，气短乏力，不欲言，易感冒，感觉疲劳。气虚体质的人经常性感冒，多发为气虚感冒，气虚感冒是感冒中比较常见的类型，表现为发病后恶寒重，发热轻，体温一般在38℃以下，骨节酸楚，肌肉疼痛，饮食不节，劳倦伤脾，脾胃气虚，都会诱发本病。

中医认为，气虚感冒主要在于脾胃不足，卫阳不固，最好的治疗方法是补脾益胃，可以服用提高正气的中药制剂玉屏风颗粒，同时加强营养，适度进行身体锻炼，这样才能够起到根本作用。

皮肤问题找根源：
湿疹、荨麻疹可调脾胃

包先生28岁，总是两小腿发痒，起小红点，而且瘙痒难耐，反复发作。自己服用抗过敏西药能暂时缓解皮肤瘙痒的症状，可是停药后易复发，不能从根本上解决湿疹的问题。这位年轻人平时饮食以高蛋白、高脂肪为主，一吃羊肉湿疹即发作，饮食清淡则湿疹减轻。

保养脾胃不生湿疹

据《香港文汇报》报道：香港浸会大学中医药学院 2015 年发布一项研究，通过 3 年对 500 多名湿疹患者的观察发现，近九成的湿疹患者伴有脾虚，多为脾胃不和，即脾虚导致代谢后身体内的废液不能正常排出体外，易溢于皮肤而引发湿疹。造成湿疹的原因是多元化的，工作节奏快、饮食不节、生活作息不规律等导致身体免疫功能下降，成为湿疹的元凶。但从中医角度来讲，导致湿疹的主要病机是湿热内蕴。正常情况下，人体内的湿热通过脾的运化功能排出体外，但是在脾胃功能虚弱的情况下，对湿热的运化和排泄能力也会随之下降，长期不易排出的湿邪就可能会诱发湿疹。

人的很多病是由饮食失节所致，湿疹表面看是人体皮肤问题，实则是脾胃功能问题。包先生湿疹的出现和反复发作与饮食及脾胃功能有很大关系。目前临床常见的湿疹多是慢性湿疹，反复发作，缠绵难愈，日久脾胃功能更弱，因此，慢性湿疹患者一定要加强对脾胃的调理，比如注重饮食有度和起居有常，保持心情舒畅。辛酸辣的食物对皮肤有刺激性作用，贪凉、多食冷饮都会使湿疹恶化，身居潮湿的环境也会有一定程度的影响，注意多吃蔬菜、粗粮（用薏苡仁、山药、红豆、莲子肉煮粥），均能在日常饮食中起到健脾的作用。

预防湿疹，就要保养好肠胃，比如注重饮食有度，且宜清淡饮食，像高蛋白、高脂肪的食物要少吃，牛奶、豆类、海产品之类不要多吃，生冷、辛辣刺激性的食物不要吃，主食可以大米细粮为主，利于机体的消化和吸收，平常吃肉较多的人可以偶尔吃粗粮，但不建议多吃，因为粗粮不好消化，会给肠胃造成负担。需要提醒患者朋友的是，治疗湿疹千万不要盲目听信偏方自救，很多时候反而会对脾胃造成伤害，一定要在专科医生的帮助下接受治疗。

🍂 安脾胃以愈荨麻疹

> 杨女士36岁，不明原因手臂出现红色疙瘩，瘙痒难耐，2个小时后疙瘩消失，在肚子上又出现红疙瘩，2个小时后又消失，这种情况持续时间较长，红疙瘩可全身不定时发作，晚上瘙痒难忍。杨女士平时常有胃痛，消化不良，皮肤症状经自行口服抗过敏药缓解，但停药后又发作，后经服用调理脾胃中药痊愈。

以上案例中杨女士所患皮肤病为荨麻疹，荨麻疹特点是皮肤突然出现鲜红色或苍白色风团，痒而不痛，时隐时现，消退后不留痕迹。荨麻疹病因复杂，西医认为是因身体对某些物质过敏，产生变态反应，属于过敏性皮肤病。中医认为由于脾胃功能障碍，气血不足，卫外不固，人体正气相对虚弱，或内有食滞、邪热，或体弱，阴血不足，或复感风寒、风热之邪，郁于皮毛腠理之间等，导致内不得疏泄，外不得透达，水湿郁积在皮肤而发病。

西医学认为荨麻疹的病因主要有昆虫叮咬，冷、热、风、日光等物理性刺激，花粉、萱麻等植物性刺激，食用鱼、虾、蟹等"发物"，注射血清、青霉素等药物，感染或肠寄生虫感染产生毒性物质刺激等。另外，胃肠功能紊乱、内分泌功能失调、代谢障碍、神经精神创伤等也可能引起荨麻疹。

有资料显示，慢性顽固性荨麻疹患者胃内幽门螺杆菌阳性率达55%，经抗菌治疗消除幽门螺杆菌后，81%患者荨麻疹不再发作，说明与慢性胃炎和胃溃疡有关的幽门螺杆菌很可能是引起荨麻疹的过敏源。这种看法与中医认为荨麻疹发病与脾胃关系密切不谋而合，很多慢性荨麻疹患者往往脾胃虚弱，水湿郁积在皮肤而发病，经过调理脾胃后症状逐渐缓解，疾病痊愈。

荨麻疹中医治疗一般视具体的分型来考虑应用内服中药，例如风寒型治以祛风散寒止痒，风热型治以祛风清热止痒，风湿型治以散风利湿。如果分型困难，可选择中成药肤痒颗粒、浮萍丸或防风通圣丸等内服，还可应用艾叶、苍耳子、花椒等适量煎汤药浴。需要强调的是，不能盲目应用偏方，防止损伤脾胃，进而影响脾胃功能，使正气虚损，荨麻疹情况加重。

对于患有荨麻疹的患者来说，荨麻疹属于过敏性皮肤病，不用担心它的传染问题。平时对可能造成的过敏物质应该记录，尽力避免。注意不刺激皮肤是预防的关键。

心与脾的关系大：
冠心病患者常需调脾胃

苏先生55岁，有冠心病史，总是自觉心悸，不能自我控制，最近发现一旦吃得多了，就特别容易出现胸闷胸痛。他自己考虑冠心病和吃东西的关系还挺密切。苏先生的这种想法是对的，冠心病和脾胃关系密切，中医治疗冠心病一贯重视"心胃同治"。

中医对冠心病的认识

西医学所说的冠心病，在中医内科学中属于"胸痹心痛"范畴，近些年常从脾的角度去分析和治疗该病。冠心病的病位在心，常由于心脏血脉气血阴阳失调，痰浊阻滞，或气血瘀痹所致，同时该病的发生又常与他脏密切相关。冠心病的发病，常表现出本虚而标实的特点，其本虚者常见于宗气亏虚，即聚于胸中之大气，虚而不能发挥主持呼吸、促行气血的功能，而标实者则是指由于本虚，导致气血乃至津液不足及运行不畅，进一步加剧痰浊、血瘀等病理产物生成，积聚于胸，诱发冠心病。

目前许多医家针对冠心病的病机，主要围绕气虚与痰、瘀展开，相关生理、病理无疑又多指向脾胃，从脾胃角度出发治疗冠心病，多能取得很好的疗效。同时，中医认识和诊治疾病一贯注重"整体性"。在中医理论体系中，心与脾胃存在十分密切的联系，首先，在经络上，脾与心联系，即足太阴脾经属脾络胃，并经心中，流注于手少阴心经。再者，从五行关系出发，脾属土，心属火，心与脾为母子关系，故可以相互滋养补充，因此脾与心在生理上相互依赖，相互影响，可谓"一荣俱荣，一损俱损"。

冠心病的脾胃特点

从冠心病特点可以看出其属本虚标实，与脾有重要联系。首先，本虚为气虚，尤其是胸中宗气虚，脾运不健，化生气血之能失常，这里特别提出胸中宗气，由脾胃所化生的水谷精气与肺呼吸之清气结合产生的胸中宗气不足，故不能促进脾的运化，对于冠心病之本虚具有重要的作用。其次，关于标实，脾胃为气血生化之源，而"气为血之帅"，即气有推动行血、生血等作用，脾胃强盛则化源充足，亦有助于行血而化瘀。再者，脾又有促进人体水液代谢的作用，即脾能运化水津，且能主持人体之气升降运动，而气亦有行水之能，故水液在人体的运行有赖于脾的生理功能，而痰浊为水湿滞留的产物，亦为导致冠心病的病理因素，所以健脾对于化痰祛浊亦具有非常明显的效果。

综上，脾与心的生理以及冠心病的病理均有重要联系，为冠心病治疗指明了方向。在日常生活中，也应该注意脾胃功能的保护，防患于未然。

饮食调脾防心病

首先，饮食要求对于冠心病患者十分重要，要以清淡、易消化、健康饮食为主，以"有益消化，不伤脾胃"作为标准。冠心病以老年患者居多，老年人消化能力下降，适当食用粗纤维食品有利于降低血液胆固醇和甘油三酯浓度，减少心脑血管疾病风险。每日进食不宜过多，进食过多将加重胃肠负担，有损脾胃运化功能，不利于冠心病康复。

再有，喜好吃豆类和豆制品的冠心病患者要注意控制进食量，以免损伤脾胃。豆类营养丰富，富含植物蛋白质，是维生素、矿物质和膳食纤维的良好来源，脂肪含量低，几乎不含胆固醇，从理论上讲，豆类对冠心病有利，但实际上，多吃豆类则产气多，引起嗳气、肠鸣、腹胀、胸闷，反而会加重冠心病症状。所以说，豆类和豆制品摄入要适量，同时不偏食，不偏嗜，营养均衡才有益健康。

此外，冠心病患者可以通过适量的运动，帮助脾胃运化，同时也可调畅心身。运动会让人感觉活力大增，但不可过于剧烈运动，尤其是激烈的户外活动，而应以舒缓、轻松为主，如散步、太极等都是不错的选择。

先天后天两根本：糖尿病患者需要调脾肾

糖尿病是现代社会的常见病、多发病，糖尿病本身并不可怕，可怕的是不加以控制，任其发展，若是及时控制血糖，采取综合治疗措施，糖尿病是可以控制发展的。

消渴与糖尿病

糖尿病在中医学属于"消渴"范畴，古人对此病早有论述，《素问·奇病论篇》载："此五气之溢也，名曰脾瘅。夫五味入口，藏于胃，脾为之行其精气津液在脾，故令人口甘也，此肥美之所发也，此人必数食甘美而多肥也。肥者，令人内热，甘者，令人中满，故其气上溢，转为消渴。"肥美之物往往令人产生内热，而味甘之品则会令人胃胀腹满，日久就会影响脾胃功能，进而产生消渴之病。

脾与消渴关系紧密

中医认为，消渴有上、中、下三消之分。上消属肺，主要表现为口渴多饮；中消属胃，表现为多食善饥；下消属肾，以多尿为主。因此，糖尿病具有多饮、多食、多尿、体重减轻的"三多一少"典型症状。中医一般认为该病是由于阴亏燥热，五脏虚损所导致。其中，脾为后天之本、气血生化之源、人赖以生存之本，如果脾之气阴不足，则脾气不升反降，气虚下陷，运化失权，水谷精微无以化生，则上不能奉心肺则燥热，下不能滋肝肾则阴虚。阴虚燥热又可伤及脾阴而不能化生津液，成为消渴。金代著名医家李东垣也指出："脾气不足，则津液不能升，故口渴欲饮。"

先天、后天一起调

肾脏与糖尿病关系亦密切，从中医辨证角度出发，该病虽有多饮、多食等虚热之象，但其根本又在于肾精气亏虚，肾有藏精之能，若肾精亏损，则其真阴耗竭，热燥于是自生，进而肾虚、肺燥、胃热等状俱现，从而发为病。故此，脾肾对于糖尿病的调治具有十分重要的意义。脾主运化，赖肾中阳气以温煦，肾主藏精，亦须水谷精微以充实，所以二者彼此作用，相互影响，治疗时则须脾肾同调，以达事半功倍之效。

重视饮食是大道

治疗糖尿病的方法很多，从脾肾出发，首先要注意饮食调节。比如一日三餐八成饱，不吃过甜的食物，不吃腥辣的食品，同时纠正吸烟、喝酒等不良习惯。饮食方面要注意粗、细粮搭配，可多吃补益脾肾的食物以及含糖量少或不含糖的食品，如荞麦、玉米面、燕麦片、大豆及其制品和新鲜的绿叶蔬菜等。此外，还要远离生冷、油腻之品。再明确注意一点，无论何种食物，糖尿病患者一定要注意控制摄入总量。总的来说，糖尿病并不是可怕的疾病，坚持脾肾共调，饮食控制与运动相结合，可以很好地控制该病的发展。

经期不舒调气血：脾胃对月经影响大

　　很多女性都曾出现过月经时间提前或错后、月经颜色异常、月经量异常、痛经等月经不调的情况，月经到底和哪些因素有关呢？中医认为月经不调和脾胃关系密切。脾虚导致的月经不调，中医又有哪些好的调理方法呢？以下简单介绍。

🍃 中医说天癸

　　关于月经问题，中医学早期多主张其与肝肾关系密切，因为"肾为先天之本"，并且"女子以肝为先天"，但随着中医学的不断发展，越来越多医家开始重视脾胃对于女性气血的作用，通过健脾和胃、补气行血来调治妇科月经病，此法即是"以后天养先天"。后天脾胃能够通过其所化生的气血来滋养先天肾中之精，而肾精及其所化之肾气能化生天癸，促进和维持人体生殖功能，所以补足后天脾胃，能滋养先天，进而帮助调理月经。

🍃 脾生血与肝藏血

　　肝脾同调对于治疗月经病具有积极作用。女子以血为本，以气为用，月经的形成有赖于气血充足，脾胃为气血生化之源，并且脾有统血之能，使血液不妄自溢出脉外，同时女子血海之冲脉又隶属于足阳明胃经，即冲脉调节十二正经之气血，能促进人体生殖功能，而使月经正常排泄，所以脾胃功能正常对月经排泄具有重要作用。如年轻女性出现乏力，食欲不振，月经量不固定，颜色淡等情况，多属于脾虚。脾为后天之本、气血生化之源，脾虚气血生化无源，因而会出现各种血虚症状，表现在月经上即为月经量少、色淡。另外，肝有疏泄及藏血的功能，肝气条达，气血通畅，对于月经排泄具有重要的作用，再者，足厥阴肝经又与冲任二脉相交，而此二脉皆为月经之源，同时脾胃的生理功能亦需要肝气的疏泄条达才能正常发挥，而脾胃生化旺盛，又可以促进肝血充盛，进而又能涵养肝气，发挥疏泄调畅月经的功能。

生化有源调月经

因为脾虚导致的月经不调，应从饮食、作息等方面进行调理。首先，要调理脾胃，很多女孩脾虚都因节食引起，进而出现月经不调，因此应注意营养均衡、全面，尤其不要采用节食的方式减肥。《黄帝内经》说："五谷为养，五果为助，五畜为益，五菜为充"，其中五谷排在最前面，是养人气血最基本的、必不可少的食物。粥是最好的养脾早餐，可以以小米为主，加入大枣、山药等健脾食材；如果气血亏虚，再加入黑芝麻、花生；如果湿气重，可加入薏苡仁；如果睡眠不好，可以加入高粱米。

日常中，首先注意凉性、寒性食物尽量少吃，如苦瓜，肥甘味厚之品也要少吃，过甜、油腻、过咸的食物均不利于脾的运化，所以最好多吃清淡、易消化、多样化食物，每餐八分饱，不要暴饮暴食。其次，注意日常生活作息规律，脾虚的人平时一定要按时作息，不要熬夜，尽量养成午休的习惯，因为午休可以补气养血。再次，脾虚的人一定要保持良好的情绪，切忌大悲大喜，情绪经常波动会伤及脾胃，而脾胃虚弱也会导致心情抑郁，加重月经不调。

人近五十烦恼多：
更年期需要调肝脾

小丽的妈妈今年 49 岁，最近半年总是爱发脾气，整天头痛或牙痛，容易激动，总和别人吵架，这让小丽很是苦恼。经过耐心的劝说，小丽妈妈终于同意去医院检查，结果显示，她的血压、血糖等指标都没有明显异常，医生说小丽妈妈正处于更年期阶段，那些身体和情绪的异常是更年期综合征的典型表现。

身心疲惫的更年期

更年期是现在许多中年女性关注的问题，是指女性在月经自然停止过程中生理与心理发生变化的过渡时期，此时的女性卵巢功能逐步衰退，生理功能转入老年阶段。更年期一般发生在女性 50 岁左右，常伴有更年期综合征，也称作围绝经期综合征，西医学认为是由于更年期女性的性激素波动或减少所致，更年期综合征是以自主神经系统功能紊乱为主，多伴有神经心理症状的一组症候群。

多数女性在更年期阶段，身体都会感觉有一些不适，容易出现潮热、浑身燥热、眩晕、心悸、眼前有黑点或四肢发凉、月经紊乱，甚至闭经等症状，常常伴有情绪不稳定的表现，出现激动、心烦意乱、紧张、抑郁等，不但影响自己的生活质量，还给身边亲人、朋友带来困扰。

中医对于女性生长发育规律的认识

对于女性这种变化，中医学一般认为与人体的肾气渐衰密切相关，如《黄帝内经》中将女性以七年为周期，阐述了从幼儿，至成年，再至步入老年时期的生理特点，《素问·上古天真论篇》说："女子七岁，肾气盛……二七而天癸至，任脉通，太冲脉盛，月事以时下，故有子……七七任脉虚，太冲脉衰少，天癸竭，地道不通，故形坏而无子也。"文中指出肾气盛衰直接影响人体生长壮老已的过程，即女子由一七至二七肾气渐盛，能够化生促进和维持人体生殖功能的天癸，使月经来潮，而在七七，也就是 49 岁左右，正处于更年期阶段，肾气逐渐衰弱，任脉虚，同时太冲脉亦衰，因任脉总领一身阴经，调节阴经气血，为阴脉之海，并且又能主持胞宫，而太冲称"十二经脉之海"，能够掌管女子月经与孕育功能，再者天癸又竭，故生殖相关功能亦逐步衰弱。

所以更年期的形成，在中医学看来即是由于肾气衰弱，导致冲任脉亏，而天癸竭，同时脏腑功能亦随之而变化，进而可能出现精、气、血、津液的化生与运行失常，人体阴阳难以协调，所以表现出诸多更年期症状。

肝脾与更年期的关联

肾气的衰弱对于更年期的发生具有极为重要的意义，这是一个难以逆转的变化。实际上，从改善更年期所伴随出现的各类症状来讲，调理肝与脾的功能在临床上尤为重要。

首先，肾为先天之本，而脾为后天之本，通过后天来滋补先天，是补充肾中精气的重要法门。脾胃能运化水谷精微，为气血生化之源，故健脾又能益气生血，同时脾又能统血，防止血溢脉外。所以补脾对于更年期女性，一方面能够补足机体营养，有利于改善气虚自汗、神疲乏力、失眠健忘等症状，另一方面亦可以防止出现崩漏及其他出血证。

其次，肝对于女性生理颇为重要。中医讲"女子以肝为先天"，因为肝有藏血之能，而女子月经又以血为基础，所以肝藏血对于更年期女性肝血充足具有重要的作用。

再者，女性更年期在情绪方面表现尤其明显，而肝有疏泄的生理功能，能调畅人体气机，调畅情志。

综上，调理脾与肝对于治疗更年期症状具有重要作用。脾与肝还有相互协调的生理功能，即脾运化与肝疏泄相互合作，脾统血与肝藏血也相互支持。脾气旺盛，统摄有权，能使肝有所藏，而肝所藏的血充足，才能调节血量，从而维持气血畅通，二者配合主持血液的正常运行。所以在针对更年期症状进行调理时，注意改善肝脾的功能，使之努力协作，往往颇具良效。

饮食调养有利于平稳渡过更年期

从脾调理不仅需要药物治疗，也离不开饮食方面的调理。更年期女性在日常生活中应当重视以下建议：①要荤素搭配，以蔬菜为主。②少吃甜食。含糖量高的食物会消耗大量 B 族维生素，B 族维生素缺乏会出现情绪不稳等现象。③少盐。过量的盐会加重女性体内代谢紊乱，甚至引发高血压，所以一天盐摄入量以控制在 4g 左右为佳。④少摄入脂肪。肥肉、黄油等动物性脂肪可以少摄入一些，蛋黄、动物内脏等也最好不要吃。⑤适当节制饮食，不偏食，不挑味，粗细搭配，定时进餐，餐次适宜，不过饱。

有一些药食两用的膳食有利于更年期的平稳过渡，如可以常服百合、阿胶、枸杞子，使更年期女性缓解心悸失眠、月经紊乱、手足心热、烦躁不安等症状。此外，更年期女性还应多参加户外运动，因为运动不但锻炼身体，还能转移注意力，调节紧张的情绪，改善生理和心理两方面的状态。

产后母亲多照顾：产后血虚应当调脾胃

　　小芸30岁，自从生完宝宝后，很明显感觉体质变差，身体出现很多问题，如皮肤没有光泽，月经量少、推迟，贫血，头晕乏力，失眠多梦，精神萎靡……有朋友说是血虚，刚开始的时候小芸未在意，但情况却越来越糟，这时应该怎么办呢？

🫃 补血更须滋其化源

　　许多母亲在生完孩子之后，都会觉得自己状态不好，和小芸很像，出现不同程度的血虚情况，时间一长就非常容易生病，必须及时进行调理。当然，很多人都有补血的意识，但很多女性急于求成，认为大量吃补血的药物或保健品就可以，这种想法是不可取的。当身体比较虚弱时，无法全面吸收营养，导致虚不受补。因此，必须从脾胃气血生化之源入手，从根本上改善血虚问题。

🫃 中医对血液化生的认识

　　血液是构成人体重要的基本物质之一，其生成与血虚与否具有明确的联系。关于生血，在中医看来，首先根于脾胃运化、转输水谷精微的功能。脾胃能够提供血液化生所需的营气与津液，所以如果脾胃运化失常，往往会导致血生化无源，进而造成血虚的状态。其次，心肺功能对于血液生成同样具有重要作用，脾胃所化之营气与津液上输于心肺，与肺中清气结合，而后灌注于心脉，再在心气的作用下化生为血液。再有，肾亦有化生血液的功能，肾主藏精，精能生髓，精髓能化血，此亦是中医"精血同源"中的重要意义，即精与血能够相互转化。此外，肾气对于脾胃运化亦有作用，肾气强盛，促进脾胃运化，则气血充足。

调脾胃才能补气血

通过调理脾胃的运化功能，能够使气血生化有源，这是治疗产后血虚的重要基础。具体应用中，无论怎样调理，改善脾胃功能始终是重中之重。其中，饮食调养是最重要的方法之一。日常生活中，适宜多吃一些性平偏温，具有补益作用的食物，如大枣、葡萄干、苹果、红薯、芡实、南瓜、山药等。此外，少吃具有耗气作用的食物，如空心菜、生萝卜、山楂、佛手柑、紫苏叶、薄荷、荷叶等。寒凉、肥甘厚腻的食物也要少吃，以免伤中阳，导致痰湿形成。血虚宜少吃辣椒、肉桂、胡椒、芥末等辛辣热性食物。中医认为，过食热性之品，易助内热，伤阴血。同时，日常调理须戒烟，少酒，饮淡茶。

药膳调养也是调理脾胃的重要途径，常用的补血中药有当归、熟地黄、阿胶等，用这些中药和补血的食物一起做成可口的药膳，如当归羊肉汤、四物鸡汤（当归、熟地黄、川芎、白芍炖鸡汤），具有很好的养血效果。如党参煲红枣：每次用党参15g，红枣15枚，煎汤代茶饮。麦芽糖煲红枣：每次用麦芽糖60g，红枣20枚，加水适量，煮熟食用。此外，对于产后血虚尚应注意平日里的调护，应多休息，避免劳作，这些均是加速恢复的重要条件。

最后，还需强调的一点是，中医学认为"久视伤血"，所以产后血虚的人要注意眼睛的休息和保养，防止因过度用眼而耗伤身体气血。中医认为"肝开窍于目"，眼睛依赖于肝藏之血濡养，因此不可长时间看手机、电脑，以防"久视伤血"。

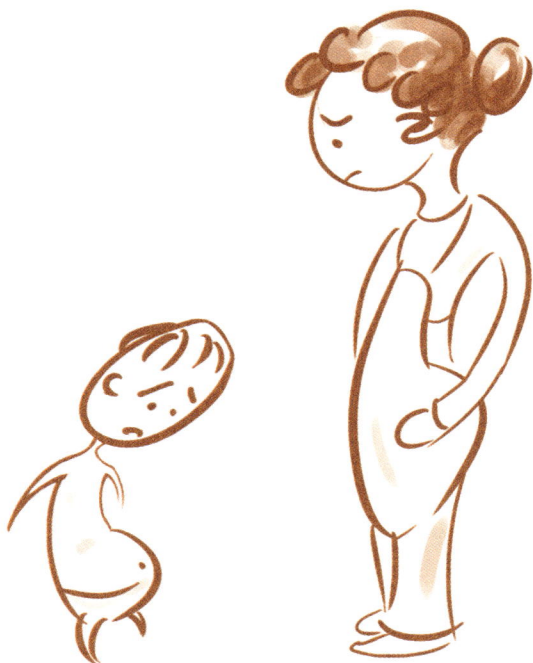

小儿失养烦恼多：
调理脾胃治疳积

王女士的宝贝2岁5个月了，体重才18斤，身高85cm，严重营养不良，形体消瘦，面瘦肌黄，毛发枯焦，不爱吃饭，舌苔有时白，有时无苔。王女士特别着急，不知道是哪出了问题，是孩子本身身体问题，还是做家长的喂养不当，还是给孩子吃多了，于是带孩子看医生，最后诊断为小儿疳积。

小儿疳积中的认识

疳积是一种中医儿科疾病，是由于喂养不当，导致脾胃受伤，影响生长发育的病证，相当于营养障碍性慢性疾病。积滞是由乳食内积，脾胃受损而引起的胃肠病，临床以腹泻或便秘、呕吐、腹胀为主要症状。多见于1~5岁儿童。

古代所说的"疳积"与现代"疳积"有很大区别。在古代，人们常常饥饱不均，对小儿亦喂养不足，导致脾胃亏虚，营养不良。而现在，随着人们生活水平的提高，不再存在喂养不足的问题，多是由于家长缺乏喂养知识，盲目加强营养，加重了脾胃负担，损害脾胃功能，使脾失健运，积滞中焦，食欲下降而营养缺乏，因此现在的疳积多由营养失衡造成。

小儿疳积：脾胃之根

中医学对于小儿疳积的认识颇为深刻、久远，其中就该病的成因，即认为多与脾胃密切相关，这一点北宋著名儿科医家钱乙在其《小儿药证直诀·诸疳》即谓之："疳皆脾胃病，亡津液之所作也。"小儿疳积发病的根本在于脾胃功能失调，而脾胃为气血生化之源，若脾胃失常则生化无源，进而人体津液亏虚，逐步导致该病的形成。

疳积之患多发生于小儿。一方面小儿脏腑娇嫩，身体生理功能尚未成熟，正处于生长发育迅速的阶段，故对于饮食营养的需要量大，容易造成脾胃功能负担过重，所以中医又常言小儿"脾常不足"。另一方面，小儿脾胃失和形成疳积，又常与家长照顾失当有直接关系，特别是零食、冷饮、甘肥等摄入过多，造成脾胃之气不足，水谷消化无力，进而脾胃受伤，气、血、津液化生无源，逐步导致该病发生。

强健脾运是关键

对于小儿疳积的治疗，尤当以健脾之运为方向，中医治疗方法颇多，并且能够取得很好的疗效。如名方健脾丸，该方以健脾消积为治则，方中白术、人参、山药等益气健脾，山楂、神曲、麦芽等消食和胃，全方补中寓消，消补兼施，直接作用于该病的根源，治疗小儿疳积具有很好的效果。

通过针灸、推拿等对脾胃相关经络进行刺激亦是十分有效的防治方法，如针刺足三里、揉板门、推中脘、按摩腹部、捏脊等，均能起到一定的预防保健效果，有助于健脾和胃，消食化积。此外，饮食药膳亦对于该病的调养具有很大帮助，如小儿七星茶，即以薏苡仁、甘草健脾胃，山楂、麦芽消食导滞，再合钩藤、蝉蜕、淡竹叶疏肝清热而安神，为防治小儿疳积常用的保健药茶。

小儿疳积实际是可以避免的，主要是注意饮食方面的调护。如小儿不可食用辛辣、烧烤、油炸、爆炒之品，以免助湿生热；不宜食用生冷瓜果、性寒肥甘黏糯等食物，以免损伤脾胃。可以食用一些有补脾益气、健胃消食功效的食物，如白扁豆，性平、甘，有补脾健胃、和中化湿的作用，做成粥食用，防治食少便溏、久泻不止具有很好效果。南瓜子，性平，味甘，能杀蛔虫，可将南瓜子炒熟吃，蛔疳的幼儿患者最适合适量服用。

大肠癌不可不防：防治大肠癌的几点小建议

大肠癌是指盲肠、结肠和直肠所发生的恶性肿瘤。随着生活水平的提高和膳食结构的改变，近 20 年我国大肠癌的发生率呈上升趋势，特别是在城市的发病率更高。根据 2023 年全球统计结果显示，大肠癌的发病率和死亡率均位居第三，严重威胁人类健康。大肠癌是一种高转移性肿瘤，转移是导致大肠癌患者死亡的主要原因，约有 20% 的患者在初诊时就已经发生远处转移。远处转移是大肠癌的主要特征之一，也是导致大肠癌患者死亡的首要因素。面对这样的情形，民众应做些什么呢？对于大肠癌要以预防为主，防治结合，从改变饮食、起居习惯做起，常年从事脾胃病和大肠癌研究的孟静岩教授向大家提供了几个养生保健的温馨小贴士，首先从预防来说。

吃饭要八成饱，清淡饮食，远离烟酒

脾为中土，有"仓廪之官""水谷之海"之称。李东垣说："饮食不节则胃病……胃既病，则脾无所禀受，故亦从而病焉。"正常合理的饮食习惯对于保持脾胃功能强健具有非常重要的作用。孔子早在《论语》中说："君子食无求饱""不多食"。过多饮食会给脾胃带来负担，影响消化吸收，长此以往，五脏就会受到损伤，影响身体健康。我们饮食要定时定量，少吃多餐，吃饭尽量八成饱，如能持之以恒地保持这种良好的习惯，即使到了老年，也可以保持健康的身体状态。

注意饮食不要过寒过热，营养搭配合理，可以参考一下膳食金字塔。尽量食用应季的水果和蔬菜，生长在热带的水果多偏寒性，所以脾胃偏虚弱的人，如平常胃脘部喜温恶寒，食用水果量宜少，不食用鲜榨的果蔬汁和西瓜等，因为这也属于生冷饮食的范围。

清淡饮食是自古饮食养生的关键，中医养生家在唐宋以前就提出了饮食不可厚味，《黄帝内经》中已有"高粱厚味，足生大疔"的记载，指的就是食物过分滋腻会产生疮疡性疾病。孙思邈在《千金翼方·养性》中说："善养老者……非其食勿食。非其食者，所谓猪豚鸡鱼蒜脍生肉生菜白酒巴大酢大咸也，常学淡食。"他主张饮食清淡，少吃一些厚重之味的动物食品，如动物油脂、动物内脏等，少吃甜食和黏食。现在熬夜的人越来越多，会造成饮食不节，饥饱无常，时冷时热，再加上现在的年轻人都喜欢吃辛辣油腻的膏粱厚味，影响中焦气机运行，导致脾气不升，胃气不降，日久形成各种胃肠疾病。

由于"清浊之气皆从脾胃出"，如脾失升清，水谷运化功能失职，气血生化无源，就会出现神疲乏力、头目眩晕、腹胀、泄泻等症；如果胃失通降，食后不能很好地消化，就会出现脘腹胀满、纳呆、嗳气、口臭、大便秘结等症状。因此日常生活中，要少吃辛辣刺激、油炸油腻、精加工的食品或腌渍食品。

男士也尽量少喝或不喝酒，少喝冰镇的啤酒，若非喝不可，可选用热水温过的黄酒作为替代。抽烟是百害而无一利的坏习惯，为了家人，尤其是家里的小孩子免受"二手烟"的侵害，请大家放下手中的烟，也放下手中的手机，陪伴家人多去室外走走，其实也是件其乐融融的幸事。在生活中牢记这些，我们也会像孙思邈一样长寿。

"修"好这颗心，才能有个好身体

随着现代社会生活节奏越来越快，思虑过度，情绪紧张，恼怒伤肝，使气机不畅，横犯脾土。《素问·举痛论篇》中说："百病皆生于气。"情志内伤可以导致脾胃等脏腑的气机失调，百病由生。孟教授在门诊常会叮嘱有脾胃疾患的患者，注意调畅情志，树立积极乐观的健康生活理念，尤其是有慢性消化性溃疡如胃溃疡、十二指肠溃疡的患者。有大肠癌家族遗传史的朋友也一定要注意，调整心情，保持好心态，有益于病情的恢复。

放下手机，不做"沙发土豆"

英语把天天赖在沙发看肥皂剧的人叫作"sofa potato（沙发土豆）"，因为这些人虽然躺着不动，但是嘴却没闲着，高热量的炸薯片、炸鸡、啤酒全都堆在面前，不停地往嘴里送，常常电视还没看完，东西已经吃完了。现如今，手机和互联网媒体越来越普及，让我们有越来越多的理由留在沙发上做越来越圆的"大土豆"，工作太累、饭没吃饱、熬夜加班等，全都成了我们宅在家里的借口，这些都是非常不可取的。

中医学认为"久坐伤肉"，脾主肌肉，所以做"沙发土豆"伤及脾胃，使脾胃运化失常，导致发生各种慢性胃肠病。大肠癌的发生是由于素体正气亏虚，久居湿地，饮食不节，恣食肥甘，复感外邪，导致脏腑功能失调，大肠传导运化不利，内生湿热，热毒瘀滞于肠道，日久而成肿块。

所以建议大家放下手机，关掉电视，走出房门，这是保持健康的第一步。每天不少于半个小时的慢跑或者快走，瑜伽或者普拉提，可以通过调整呼吸吐纳的方法调整我们的身心。中医学中的太极拳以及八段锦等，都是非常好的养生操，任何年龄段的人群都可以练习，持之以恒一定会有良好效果。

孟教授在治疗脾胃病时非常注重气机的调节，认为治疗脾胃病，应以调气当先。脾与胃同居于中焦，脾胃是全身气机升降的枢纽，具有调节、平衡全身气运行的作用，调节脾升胃降来维持各脏本身及脏与脏之间升降运动的相对平衡，达到"气机畅，脾胃安，气血充，身体健"的目的，从而预防和治疗胃肠病和大肠癌。

附　录

附录 1

"药王"孙思邈论饮食宜忌

在历史上大名鼎鼎的"药王"孙思邈（581—682 年）是唐代医学家、药学家和养生家，他虽然自幼多病，但却享有 101 岁高寿，可以算作是依靠中医养生方法获得成功的代表。孙思邈精通医、道、儒、佛诸家之学，强调饮食是养生防病的重要手段，他在《备急千金要方》中说："安身之本，必资于食"，"不知食宜者，不足以存生也"。

孙思邈在《备急千金要方》中列出了食养、食疗食物 154 种，分谷米、蔬菜、果实、鸟兽四类，多为日常食品，并论述其性、味、功效，以供读者酌情选用。此外，他还提出了老人饮食的具体要求。孙思邈的饮食宜忌观对于现代人仍然很有价值。有些说法现代的读者也基本能看懂，在此，我们精选 2 段原文，以飨读者。

（1）"高平王熙称：食不欲杂，杂则或有所犯；有所犯者，或有所伤；或当时虽无灾苦，积久为人作患。又食啖鲑肴，务令简少，鱼肉、果实，取益人者而食之。凡常饮食，每令节俭，若贪味多餐，临盘大饱，食讫觉腹中膨脝短气，或致暴疾，仍为霍乱。又夏至以后，迄至秋分，必须慎肥腻、饼、酥油之属，此物与酒浆、瓜果理极相仿。夫在身所以多疾者，皆由春、夏取冷太过，饮食不节故也。"（《备急千金要方·食治方》）

（2）"是以善养性者，先饥而食，先渴而饮。食欲数而少，不欲顿而多，则难消也。当欲令如饱中饥，饥中饱耳。盖饱则伤肺，饥则伤气，咸则伤筋，酸则伤骨，故每学淡食，食当熟嚼，使米脂入腹，勿使酒脂入肠。人之当食，须去烦恼（暴数为烦，侵触为恼）。如食五味必不得暴嗔，多令神气惊，夜梦飞扬。每食不用重肉，喜生百病，常须少食肉，多食饭及少菹菜，并勿食生菜、生米、小豆、陈臭之物。勿饮浊酒、食面，使塞气孔。

勿食生肉伤胃，一切肉须煮烂停冷食之，食毕当漱口数过，令人牙齿不败口香……每食讫，以手摩面及腹，令津液通流。食毕当行步踟蹰，计使中数里来，行毕使人以粉摩腹上数百遍，则食易消，大益人，令人能饮食无百病，然后有所修为为快也。饱食即卧，乃生百病，不消成积聚。饱食仰卧成气痞，作头风。触寒来者，寒未解食热，成刺风。人不得夜食，又云夜勿过醉饱，食勿精思，为劳苦事。"(《备急千金要方·道林养性》)

附录 2

90 种脾胃病常用中药一览表

药名	药味、药性与主要功效	煎服剂量或其他用法	补充说明
紫苏	辛；温 发散表寒，行气止呕	5~10g，不宜久煎	紫苏还能缓解食用鱼蟹中毒引起的腹痛、呕吐、腹泻
生姜	辛；温 发汗散寒，温中止呕	3~9g，也可捣汁服	生姜能减缓生半夏等药物毒性；解鱼蟹中毒。阴虚者不宜用，晚上不宜食用
柴胡	苦、辛；微寒 升举阳气，疏肝解郁，解表退热	3~10g，解表退热时用量稍大，其余用量宜小	阴虚火旺、肝阳上亢者不宜使用
升麻	辛、甘；微寒 升举阳气，解表透疹，清热解毒	3~10g	阴虚火旺、肝阳上亢者不宜使用
葛根	甘、辛；凉 升阳止泻，解表透疹，生津止渴，疏筋解肌	10~15g	升阳止泻应用煨葛根；退热和生津止渴应用生葛根
石膏	辛、甘；大寒 清热泻火，除烦止渴，收敛生肌	15~60g，打碎，先煎	内服时用生石膏；外用时煅后研末。脾胃虚寒者忌用
知母	苦、甘；寒 清热泻火，滋阴润燥	6~12g	脾胃虚寒者忌用
芦根	甘；寒 清热生津，除烦止呕	干品 15~30g；鲜品 30~60g	脾胃虚寒者忌用
天花粉	甘、微苦；微寒 清热生津，解毒消肿	10~15g	孕妇忌用
栀子	苦；寒 清热泻火，清利湿热，解毒消肿	3~10g	脾胃虚寒者忌用

续表

药名	药味、药性与主要功效	煎服剂量或其他用法	补充说明
黄连	苦；寒 清热泻火，燥湿止痢，解毒消肿	2~10g；研末每次1~1.5g，一日3次	脾胃虚寒者忌用
苦参	苦；寒 清热燥湿，止痒，治癣	内服3~10g；常制成洗剂、软膏外用	脾胃虚寒者忌用
穿心莲	苦；寒 清热燥湿，解毒消肿	6~15g	脾胃虚寒者忌用
白花蛇舌草	微苦、甘；寒 清热解毒，解蛇毒，抗癌肿	15~60g	脾胃虚寒者忌用
土茯苓	甘、淡；平 解毒除湿，通利关节	15~60g	本品常用于治疗皮肤病、性病。如治疗梅毒时超大剂量浓煎服用
白头翁	苦；寒 清热解毒，凉血止痢	6~15g	脾胃虚寒者忌用。本品为治疗痢疾的良药
胡黄连	苦；寒 清虚热，清疳热，清湿热	3~10g	脾胃虚寒者慎用。本品功效与黄连相似，可治痢疾、小儿疳积发热等
生地	甘、苦；寒 清热凉血，养阴生津	10~30g	脾胃虚寒或脾虚湿滞者忌用
玄参	甘、苦、咸；寒 清热凉血，养阴，解毒	10~15g	脾胃虚寒忌用
大黄	苦；寒 泻火通便，清热解毒，活血祛瘀	5~15g，后下或开水泡服时通便力量强。酒制大黄活血作用较好	孕妇、哺乳期、经期妇女忌用；脾胃虚寒者忌用 本品药力作用强，古代有医生称其为"将军"。将产于四川的大黄称作"川军"
芒硝	咸、苦；寒 清热通便，消肿止痛	10~15g，内服时应冲入药液中；消肿止痛时多与其他药一起外用	孕妇、哺乳期妇女忌用；脾胃虚寒者忌用。用芒硝置于西瓜中，经一段时间而成西瓜霜
火麻仁	甘；平 润肠通便	10~15g，打碎后煎	种子、果仁类的中药由于常含有脂肪油等成分，所以常有一定的润肠通便的作用

续表

药名	药味、药性与主要功效	煎服剂量或其他用法	补充说明
木瓜	酸；温 除湿和胃，舒经活络	10~15g	胃酸过多者慎用。安徽宣城产的质量较好，称为"宣木瓜"
藿香	辛；微温 化湿解暑，和中止呕	5~10g，鲜品加倍	现在多用主产于广东的"广藿香"。传统用的藿香现被称为"土藿香"
佩兰	辛；平 化湿解暑	5~10g，鲜品加倍	多用于治疗口臭、口里发甜发腻、口水多。常与藿香共用
苍术	辛、苦；温 燥湿健脾，祛除风湿，明目	5~10g	江苏茅山一带产的质量好，称茅苍术
砂仁	辛；温 化湿行气，温中止呕，安胎	5~10g，后下（即其他药快煎好时加入，再稍煎3~5分钟即可）	该药产于广东、广西、海南以及东南亚国家。广东、广西的阳春砂质量最佳
厚朴	辛、苦；温 燥湿消积，行气导滞	3~10g	厚朴用药部位为干皮、枝皮或根皮。厚朴的花蕾能芳香化湿，行气
白豆蔻	辛；温 化湿行气，温中止呕	3~6g，入散剂比入汤剂更好	婴儿因胃寒吐乳时，可用白豆蔻、砂仁和甘草研末，让幼儿含少量于口中，一日多次
草豆蔻	辛；温 燥湿行气，温中止呕	5~10g	草豆蔻比白豆蔻稍大，药性更温燥一些
茯苓	甘、淡；平 健脾渗湿，宁心安神	10~20g	现代研究表明，茯苓有利尿、镇静和降低血糖等作用
薏苡仁	甘、淡；微寒 健脾渗湿，舒筋除痹，清热排脓	20~50g，健脾止泻时可炒用	本品又称薏米，药力不强，用量可大，现已是煮粥食疗常用之品
附子	辛、甘；热 回阳救逆，补阳散寒	3~15g，先煎1小时，试尝药液，口无麻辣感为宜	孕妇忌用。阴虚阳亢者忌用 一些名医者治疗危重症时常重用附子。现代研究表明它有显著的强心作用。本品含有乌头碱等，有毒，久煎能使其毒性下降
干姜	辛；热 温中散寒，温肺化饮	3~10g	本品为晒干或烘干的姜，无毒。常配合附子使用

续表

药名	药味、药性与主要功效	煎服剂量或其他用法	补充说明
肉桂	辛、甘；热 补阳散寒，温通血脉	煎服，每剂 3~5g，后下； 研末冲服时每次 1~2g	本品可以"引火归元"，即治疗虚阳浮于上引起的面红、虚喘、脉弱等
吴茱萸	辛、苦；热 温中止呕，止泻，散寒止痛	2~6g	本品有小毒，不宜久服。外用可以研末，醋调敷于涌泉穴，以治疗口疮
小茴香	辛；温 理气和中，散寒止痛	3~6g	小茴香比八角茴香的效力强
高良姜	辛；热 温中止呕，散寒止痛	3~10g	本品主产于广东、广西、台湾等地
丁香	辛；温 温中止呕，散寒止痛，温肾助阳	1.5~6g	本品用时丁香的花蕾，古书记载"畏郁金"，即两药不应一起使用
陈皮	辛、苦；温 行气健脾，燥湿化痰	3~10g	本品是橘子的成熟果皮，以久放的较好。橘子的果核、橘络、橘叶都可以入药
枳实	苦、辛；微寒 破气消积，行气化痰	3~10g	临床常用的枳壳能行气消胀，作用与枳实相近，但药力较为和缓
木香	辛、苦；温 行气止痛	3~10g	本品是治疗脾胃气滞、腹胀腹痛的重要药物
香附	辛、微苦；平 疏肝理气，调经止痛	6~15g	本药为妇科病常用药 用醋炙加工后止痛效果更好
佛手	辛、苦；温 疏肝理气，燥湿化痰	3~10g	本药是植物佛手的果实，在秋季尚未变黄时采收，切片使用
玫瑰花	甘、微苦；温 行气解郁，活血止痛	3~6g	是玫瑰尚未开放的花蕾
绿萼梅	微酸；平 疏肝理气，和胃	3~6g	是白梅花或红梅好尚未开放的花蕾
甘松	辛、甘；温 行气止痛，醒脾开胃	3~6g	"醒脾"即提振脾的运化功能。可用于忧思过度，不思饮食，胸闷腹胀

293

续表

药名	药味、药性与主要功效	煎服剂量或其他用法	补充说明
山楂	酸、甘；微温 消食化积，行气活血	10~30g	本药为消解油腻肉食的关键药物。在止泻时宜用炒过的焦山楂
麦芽	甘；平 健胃消食，回乳消胀	10~30g	哺乳期妇女忌用。本品用于断乳时可单用，大剂量120g煎服
神曲	甘、辛；温 消食暖胃	6~15g	本药为面粉和一些药物混合发酵而成
鸡内金	辛、甘；平 健胃消食，固精缩尿	3~10g。研末比煎服效果好。研末时每次1.5~3g	本品主要用于小儿消化不良，还可治疗小儿遗尿、男子遗精和泌尿系结石等
莱菔子	甘；平 消食除胀，降气化痰	6~10g	本药即萝卜的成熟种子，捣碎炒用。气虚者慎用
槟榔	苦、辛；温 驱虫消积，行气利水	6~15g	脾虚便溏者忌用 可用于驱灭多种肠道寄生虫，需要大剂量60~120g
白茅根	甘；寒 凉血止血，清热利尿	15~30g，鲜白茅根效果更好，剂量需加倍	本药可治疗吐血、咳血、尿血等
三七	甘、微苦；温 化瘀止血，活血定痛	研末，每次1~1.5g。可以外用	本药材与人参同属五加科，也有补养作用。另外有2种药，即菊叶三七和景天三七，两者比本品药力弱
白及	苦、甘、涩；寒 收敛止血，消肿生肌	3~10g，散剂2~5g	白及可用于各种出血，对上消化道出血还能促进溃疡愈合
炮姜	苦、涩；温 温中止痛，温经止血	3~6g	炮姜是将干姜用砂石炒烫而成
延胡索	辛、苦；温 活血行气，止痛	3~10g，研末每次1.5~3g	本品用醋制后止痛效果明显增强
莪术	辛、苦；温 行气逐瘀，消积止痛	3~15g	本品药性强烈，又被认为是"破血"药，又能破气消食积。醋制后止痛效果增强
半夏	辛；温 燥湿化痰，降逆止呕，散结消痞	3~10g	本品有毒性，一般用姜汁等制过后用。有些医生认为制半夏能用于妊娠呕吐

续表

药名	药味、药性与主要功效	煎服剂量或其他用法	补充说明
旋覆花	辛、苦、咸；微温 降逆止呕，降气化痰	3~10g，用纱布包后煎	本药是旋覆花的头状花序。该植物的地上部分称为金沸草，也入药，为止咳药
竹茹	甘；微寒 清热化痰，除烦止呕	6~10g	治疗胃热呕吐时一般用生姜汁炙过的竹茹
枇杷叶	苦；微寒 降气止呕，清肺止咳	5~10g	治疗呕吐时用生枇杷叶；止咳时用蜜炙枇杷叶
石菖蒲	辛、苦；温 化湿和胃，开窍醒神，安神益智	3~10g，鲜品须10~20g	本品常用于健忘、失眠、耳鸣、神志混乱等
人参	甘、微苦；微温 大补元气，补脾益肺，安神益智，生津止渴	3~10g，宜文火另煎。研末吞服，每次1~2g，一日2次	手术前不宜服用；体质无明显虚弱的人不可长期或大剂量服用，以免引起腹泻、皮疹、失眠、血压升高、出血等不良反应
党参	甘；平 补脾气，补肺气，补血生津	9~30g	临床上常以价格较低的党参代替人参，治疗慢性而不太严重的虚证
太子参	甘、微苦；平 补脾气，润肺生津	9~30g	本药药性平和，适合用于较轻的虚证
黄芪	甘，微温 健脾补气，固表举陷，利尿消肿，托毒生肌	9~30g（在补阳还五汤等处方中可用60~120g）	本药作用较多，是许多中医在临床上最常用的一味药。尤其适用于容易感冒、出虚汗的气虚患者
白术	甘、苦；温 健脾补气，燥湿利水，止汗，安胎	6~12g	白术与苍术都能健脾和燥湿，但白术偏于补，苍术偏于温燥
山药	甘；平 补脾气，养脾阴，补肺气，养肺阴，补肾气，养肾阴	15~30g	本品药力平和，属于食疗佳品。过去认为产自河南的怀山药最佳
白扁豆	甘；微温 健脾化湿	10~15g	本品宜炒用

续表

药名	药味、药性与主要功效	煎服剂量或其他用法	补充说明
甘草	甘；微寒 补脾气，补心气，止咳祛痰，缓急止痛，清热解毒，调和药性	3~9g	本药生用时微寒，多用于清热解毒；蜜炙后微温，多用于补气。不与海藻、芫花等药物同用。能调汤药的苦味。有水肿或内湿者慎用
大枣	甘；温 补脾气，养血安神	6~15g，煎煮时先破开	食疗佳品。与有毒的药物一起用时能保护胃气
蜂蜜	甘；平 补脾气，润肺止咳，润肠通便	15~60g，温水冲服	便溏腹泻者忌用。本品能解乌头类药物毒性，外用有解毒消疮的功效
饴糖	甘；温 补脾气，润肺止咳，缓急止痛	15~20g，烊化冲服	本品为米、麦等粮食发酵糖化而成，含有大量麦芽糖
益智仁	辛；温 温脾开胃，敛摄唾液，暖肾固精	3~10g	本药产于南方，用时捣碎
当归	甘、辛；温 补血活血，调经止痛，润肠通便	5~15g	腹泻者忌用
熟地	甘；微温 补血养阴，补精益髓	10~30g	本药是地黄的加工炮制品。药性滋腻，食少便溏者忌用。久用须加行气与健脾胃药，如陈皮、砂仁等，以免本药妨碍消化
白芍	苦、酸；微寒 补血敛阴，平肝柔肝，缓急止痛	6~30g	本药止痛效果好，现有一种制剂，名为白芍总苷胶囊
龙眼肉	甘；温 补脾气，补心血	10~50g	本品又名桂圆。有痰、火者忌用
北沙参	甘、微苦；微寒 养胃阴，生津，补肺阴，清肺	5~10g	另有一种药被叫作"南沙参"，功效相近。北沙参清热作用稍强，南沙参可补气、化痰
麦冬	甘、微苦；微寒 养胃阴，生津，补肺阴，清肺，清心除烦	5~12g	另有一种叫作天冬或天门冬的药，功效相近。但天冬苦寒，清火力强

续表

药名	药味、药性与主要功效	煎服剂量或其他用法	补充说明
石斛	甘；微寒 养胃阴，生津，滋肾阴，清肺热	6~12g，鲜品用15~30g	可代茶饮，能开胃健脾
玉竹	甘；微寒 养胃阴，生津，滋肺阴，清肺热，养心阴，清心热	6~12g	具有一定的强心、升压、降血脂和血糖的作用
黄精	甘；平 补脾气，补脾阴，滋肾润肺	10~30g	具有一定的延缓衰老、抗疲劳、降血糖、强心作用
肉豆蔻	辛；温 温脾止泻	3~10g；入丸散，每次0.5g	主产于东南亚，我国南方也有栽培
赤石脂	甘、涩；温 涩肠止泻	10~20g	本药含水硅酸铝。湿热痢疾忌用，畏官桂
乌梅	酸、涩；平 涩肠止泻，敛肺止咳生津止渴	5~30g	感冒时或内有实热、积食时忌用现在常用于过敏性疾病
莲子	甘、涩；平 健脾止泻，交通心肾，固精止带	10~15g	莲子的绿色胚芽即莲子心，是清心安神药。一般去莲子心，打碎后用
芡实	甘、涩；平 健脾止泻，固精止带	10~15g	健脾止泻宜用炒芡实，捣碎后用

注：本表包含的常用中药都是几千年来古人在大自然中四处探访或意外发现而来，得之不易，验之有效。如果你在看自己的中医处方时，发现有的药物在本表中没有列入，可能是因为一些药物不是直接调理脾胃的，因为处方中需要兼顾调理别的脏腑。

附录 3

44 种治疗脾胃病的中成药一览表

主症	名称	功效	主治	备注
胃脘痛	良附丸	温胃理气	寒凝气滞所致的胃痛吐酸、胸腹胀满	
	温胃舒颗粒	温胃止痛	过食生冷油腻，寒客胃脘所致的胃脘冷痛	
	木香顺气丸	行气止痛，化湿和胃	气滞湿阻所导致的脘腹胀痛、恶心、嗳气	对胃痛兼恶心效果明显
	海贝胃疡胶囊	行气，制酸，止痛	气滞胃脘所致的胃痛、反酸	胃或十二指肠溃疡、胃酸过多者适宜
	摩罗丹	和胃降逆，健脾消胀，通络定痛	气滞血瘀所导致的胃痛、嗳气、胃脘堵闷	气滞则会有胀痛感，血瘀则有刺痛感
	胃康胶囊	行气健胃，化瘀止血，制酸止痛	气滞血瘀所致的胃脘疼痛、痛处固定、吞酸嘈杂，或见吐血、黑便	
	虚寒胃痛颗粒	温胃止痛，健脾益气	脾虚胃弱导致的胃脘隐痛，喜温喜按，遇冷或空腹痛重	胃脘绵绵隐痛者适宜
	舒肝和胃丸	疏肝解郁，和胃止痛	用于肝胃不和导致的胃脘胁肋胀痛，食欲不振，恶心呕吐	胃痛受情绪波动影响者适用本药，不可久服，体弱者不宜服用
	气滞胃痛颗粒	疏肝和胃	用于肝胃不和导致的胃脘及胁肋胀痛等症状	本药的药力较舒肝和胃丸弱一些
	加味左金丸	清肝泻火，降逆止痛	用于肝郁化火、肝胃不和引起的胃痛嘈杂，口干口苦，胸脘痞闷，急躁易怒，嗳气吞酸	

续表

主症	名称	功效	主治	备注
胃脘堵胀不消化	保和丸	消食导滞	饮食不节所导致的胃脘胀满、食欲不振、嗳腐吞酸等症	
	四磨汤口服液	顺气降逆，消积止痛	婴幼儿乳食内滞所致的腹胀，腹痛，啼哭不安，厌食纳差，腹泻或便秘	成人单纯食积，无脾胃虚弱者也可服用
	王氏保赤丸	祛滞，健脾，祛痰	小儿脾胃虚弱、乳食内滞所致的疳积、痰厥惊风、喘咳痰鸣、乳食减少、吐泻发热、大便秘结、四时感冒以及发育不良等症	
	老蔻丸	温寒顺气，消食化湿	寒湿积滞、肝气不舒导致的食不消化，朝食暮吐，胸脘胀闷，嗳气纳少	本品药性温燥，不宜久服
	人参健脾丸	健脾益气，和胃止泻	脾胃虚弱所致的饮食不化，脘闷嘈杂，恶心呕吐，腹痛便溏，不思饮食，体弱倦怠	
	健胃消食片	健胃消食	脾胃虚弱，消化不良所致的脘腹胀满，不思饮食	
	六味安消胶囊/散	健脾和胃，消积导滞，活血止痛	脾胃不和、积滞内停所致的胃痛胀满，消化不良，便秘	
	香砂养胃丸	温中和胃	脾胃虚寒，气滞湿阻导致的胃脘满闷，不思饮食或泛吐清水	
	香砂和胃丸	健脾开胃，行气化滞	脾胃虚弱，消化不良引起的食欲不振，脘腹胀痛，吞酸嘈杂	较香砂养胃丸多了开胃的功能
	香砂平胃丸	行气燥湿，健脾和胃	湿阻中焦引起的胃脘胀痛，嗳气，恶心呕吐，泛吐清涎，大便溏软	
	香砂枳术丸	健脾开胃，行气消痞	脾胃虚弱导致的饮食减少，胸膈痞闷	

续表

主症	名称	功效	主治	备注
口臭、牙龈肿痛	清胃黄连丸/片	清胃泻火，解毒消肿	胃火炽盛所致的口臭，口舌生疮，齿龈肿痛	
	牛黄上清片/黄连上清片	清热通便，散风止痛	胃热炽盛，风火上攻导致的头痛眩晕，目赤耳鸣，咽喉肿痛，口舌生疮，牙龈肿痛，便秘尿赤	
	藿香清胃丸	清热化湿，醒脾消滞	脾胃湿热导致的脘腹胀满，不思饮食，口苦口臭，口中黏腻	
	三黄片	清热解毒，泻火通便	三焦热盛所致的目赤肿痛，口鼻生疮，咽喉肿痛，牙龈肿痛，心烦口渴，尿黄便秘	本药较为苦寒，见效即止，不可久服，以免败胃伤阳
	注意：以上药物都属清胃中实火的中成药，虚火牙痛者（牙痛多不剧烈，牙龈微红、微肿，可伴见咽干口燥、手足心热等阴虚内热表现）不宜用			
泄泻	参苓白术丸/散	补气健脾祛湿	脾虚湿盛所致的体倦乏力，食少便溏	
	香砂六君子丸	益气健脾和胃，行气化痰祛湿	脾虚气滞，消化不良引起的脘腹胀痛，嗳气呃逆，呕恶食少，大便溏泻	适用于脾胃虚弱，大便不甚成形的腹泻轻症
	补中益气丸	补中益气，升阳举陷	脾胃虚弱，中气下陷所致的体倦乏力，食少腹胀，便溏久泻，肛门下坠	
	附子理中丸	温中健脾	脾胃虚寒导致的脘腹冷痛，腹胀肠鸣，呕吐泄泻，手足不温	
	四神丸	温肾散寒，涩肠止泻	肾阳不足所致的泄泻，症见肠鸣腹胀，五更溏泻，食少不化，久泻不止，面黄肢冷	以黎明前泄泻，水样便甚至粪便中夹有大量未消化食物为特征
	固本益肠片	健脾温肾，涩肠止泻	脾虚或脾肾阳虚所致久泄久痢，症见慢性腹痛，腹泻，大便清稀或有黏液及黏液血便，食少腹胀，腰酸乏力，形寒肢冷	
	藿香正气水/胶囊	解表化湿，理气和中	外感风寒、内伤湿滞或夏伤暑湿所致的头痛昏重，胸膈痞闷，脘腹胀痛，呕吐泄泻	不适宜湿热腹泻者（大便黄褐黏滞，味臭，肛门灼热，小便短赤）

续表

主症	名称	功效	主治	备注
泄泻	葛根芩连丸	解肌透表，清热解毒，利湿止泻	湿热蕴结所致的泄泻腹痛，便黄而黏、肛门灼热	风热感冒所致的发热恶风、头痛身痛也可应用
	香连丸	清热化湿，行气止痛	湿热痢疾，症见大便脓血，发热腹痛，里急后重（腹痛，便意窘迫而欲解时又排便不爽）	
	枫蓼肠胃康颗粒	清热除湿化滞	伤食或湿热泄泻，症见腹痛腹满，泄泻臭秽，恶心呕腐，或有发热恶寒	
	胃肠安丸	芳香化浊，理气止痛，健胃导滞	湿浊中阻，食滞不化所致的腹泻，恶心呕吐，腹胀腹痛	本方中含有人工麝香，孕妇忌服
	枳实导滞丸	消积导滞，清利湿热	湿热食滞内阻肠胃所致的脘腹胀痛，下痢泄泻，或大便秘结，小便短赤，舌苔黄腻	
便秘	莫家清宁丸	泻热润便	热结便秘，症见腹肋膨胀，头昏耳鸣，口燥舌干，咽喉不利，两目红赤，牙齿疼痛，大便秘结，小便黄赤	
	通便灵胶囊	泻热导滞，润肠通便	热结，肠燥便秘，症见腹满微痛，大便秘结，小便黄赤	热结不重，肠燥为主的泄泻不宜久服
	复方芦荟胶囊	清肝泻热，润肠通便，宁心安神	肝经实热、肠腑积滞引起的大便秘结，数日不通，腹胀腹痛、烦躁失眠等症状	
	益气润肠膏	润肠通便，健胃利气	气阴不足，肠道失润，传送无力所致的大便秘结，排便费力，腹胀，饮食无味，口干舌燥	老年人便秘多属此型
	麻仁软胶囊	润肠通便	肠燥便秘，症见大便干结，便下困难，腹胀腹痛	
	五仁润肠丸	润肠通便	血虚肠燥便秘，症见大便干结，便下困难，腹胀腹痛，面色无华，头晕目眩	妇女产后便秘多属此型

续表

主症	名称	功效	主治	备注
便秘	木香槟榔丸	行气导滞，泻热通便	食积内停，气机壅塞所致的便秘，症见脘腹胀满，大便秘结，舌苔黄腻	赤白痢疾属湿热者也可以选用此药
	半硫丸	温肾通便	阳虚寒湿凝滞导致便秘，症见大便不甚干结甚或黏滞、排便不爽、每次排便量少、腹胀、畏寒肢冷、口不渴、苔白腻等	

注意：具体用量请参考药品的说明书，或询问医生。